臓器別フィジカルアセスメント	1
症候・徴候からみたフィジカルアセスメント	2
疾患別フィジカルアセスメント	3

救急・急変に役立つ フィジカルアセスメント

NURSINGCARE Q&A 53

　私たち医療人は，「生命を維持したい，健康を回復したい，痛みや不安・苦痛を緩和したい」といった，さまざまなニーズを抱えて病院を受診され，あるいは入院される患者さんと向き合いながら日々を過ごしています．入院ということは，24時間観察や治療の継続が必要ということです．つまり，いつでも急変・救急の可能性があるということです．従って，看護師には，観察や情報収集を密に行い適正なアセスメントに基づく適切な看護判断をすることが求められるのです．その判断が患者さんのニーズを満たすことにもなるし，逆に状況を悪化させることにもつながるといえます．個々の患者さんのニーズを満たすため，すなわち自分の行為が"看護"となるためには適切なフィジカルアセスメントが必須となります．そして，どのような状況であれば医師の指示を求めるか，他職種の支援を受けるのかを判断しなければなりません．

　適正なフィジカルアセスメントを行うためには，システマティックに構成されている人間の臓器の形態と機能・関係性を理解しておくことが必須になります．

　そこで，看護のエキスパートの皆さんには，臓器別と症候別に，その領域の専門の医師の皆さんには主な疾患別に，解剖・生理，病理学的知識を含めて執筆を担当していただき，あらゆる場所で起こるかもしれない"救急・急変看護に役立つフィジカルアセスメント"としてまとめました．

　本書は，第1章は，臓器別フィジカルアセスメント
　　　　　第2章は，症候・徴候からみたフィジカルアセスメント
　　　　　第3章は，疾患別フィジカルアセスメント
で，構成されています．

　血管系のアセスメントはどのようにすればよいかというときは第1章の脳血管，心血管，循環器系のフィジカルアセスメントを見ていただければよいし，「腹痛」，「痺れ」，「知覚異常」，「めまい」，「排尿時痛」といった訴えについては第2章を，疾患名がついている場合は第3章を参考に，フィジカルアセスメントや看護活動に役立ててほしいと願っております．

　わずかの時間でもっている知識を想起させ，新たな知識を増やし，すぐに看護に活用できる，本書はそれに応えるように編集しました．ぜひ，各病棟に1冊おいてほしいと思っています．

横浜創英大学 看護学部 学部長／教授　森田　孝子

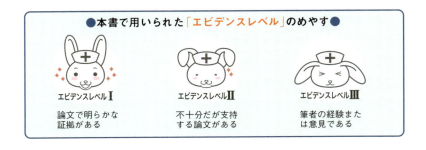

●本書で用いられた「エビデンスレベル」のめやす●

エビデンスレベルⅠ　論文で明らかな証拠がある
エビデンスレベルⅡ　不十分だが支持する論文がある
エビデンスレベルⅢ　筆者の経験または意見である

救急・急変に役立つ フィジカルアセスメント

編集 森田孝子

1章 臓器別フィジカルアセスメント

- Q 1 脳・脳神経のフィジカルアセスメントについて教えてください ……… 2
- Q 2 脳・脳血管のフィジカルアセスメントについて教えてください ……… 5
- Q 3 心・血管のフィジカルアセスメントについて教えてください ……… 8
- Q 4 呼吸器のフィジカルアセスメントについて教えてください ……… 11
- Q 5 循環器のフィジカルアセスメントについて教えてください ……… 14
- Q 6 消化管のフィジカルアセスメントについて教えてください ……… 17
- Q 7 肝・胆・膵のフィジカルアセスメントについて教えてください ……… 20
- Q 8 腎・泌尿器のフィジカルアセスメントについて教えてください ……… 23
- Q 9 骨・運動器のフィジカルアセスメントについて教えてください ……… 25

2章 症候・徴候からみたフィジカルアセスメント

- Q 10 意識障害のフィジカルアセスメントの手順を教えてください ……… 29
- Q 11 麻痺・痺れのフィジカルアセスメントとは？ ……… 31
- Q 12 運動失調のフィジカルアセスメントとは？ ……… 35
- Q 13 言語障害のフィジカルアセスメントとは？ ……… 37
- Q 14 けいれんのフィジカルアセスメントとは？ ……… 40
- Q 15 記憶障害（健忘）のフィジカルアセスメントとは？ ……… 43
- Q 16 異常歩行（間欠性跛行，歩行困難）のフィジカルアセスメントとは？ ……… 45
- Q 17 失神のフィジカルアセスメントとは？ ……… 47
- Q 18 失認・失行のフィジカルアセスメントとは？ ……… 49
- Q 19 姿勢の異常のフィジカルアセスメントとは？ ……… 52
- Q 20 嗅覚障害のフィジカルアセスメントとは？ ……… 55
- Q 21 知覚異常のフィジカルアセスメントとは？ ……… 58
- Q 22 瞳孔の異常のフィジカルアセスメントとは？ ……… 61
- Q 23 頭痛のフィジカルアセスメントとは？ ……… 64

Q	24	胸痛のフィジカルアセスメントとは？	67
Q	25	腹痛を訴える患者さんのフィジカルアセスメントの手順を教えて？	69
Q	26	背部痛，腰痛のフィジカルアセスメントとは？	71
Q	27	四肢疼痛のフィジカルアセスメントとは？	73
Q	28	関節が痛い（ひざ）のフィジカルアセスメントとは？	75
Q	29	肩こり，肩の痛みのフィジカルアセスメントとは？	77
Q	30	血圧低下のフィジカルアセスメントとは？	79
Q	31	高血圧・血圧上昇のフィジカルアセスメントとは？	81
Q	32	四肢末梢の冷感のフィジカルアセスメントとは？	84
Q	33	貧血のフィジカルアセスメントとは？	87
Q	34	チアノーゼのフィジカルアセスメントとは？	89
Q	35	浮腫のフィジカルアセスメントとは？	90
Q	36	脱水のフィジカルアセスメントとは？	92
Q	37	低体温のフィジカルアセスメントとは？	95
Q	38	発熱のフィジカルアセスメントとは？	97
Q	39	徐脈のフィジカルアセスメントとは？	100
Q	40	不整脈のフィジカルアセスメントとは？	102
Q	41	動悸のフィジカルアセスメントとは？	104
Q	42	発汗のフィジカルアセスメントとは？	106
Q	43	黄疸のフィジカルアセスメントとは？	108
Q	44	腹部膨満のフィジカルアセスメントとは？	110
Q	45	食欲不振のフィジカルアセスメントとは？	113
Q	46	便秘のフィジカルアセスメントとは？	115
Q	47	嘔気・嘔吐のフィジカルアセスメントとは？	117
Q	48	吐血のフィジカルアセスメントとは？	120
Q	49	口渇のフィジカルアセスメントとは？	122

Q	50	下血のフィジカルアセスメントとは？	124
Q	51	全身倦怠のフィジカルアセスメントとは？	127
Q	52	体重増加・減少のフィジカルアセスメントで大切なことを教えてください	129
Q	53	呼吸困難のフィジカルアセスメントとは？	131
Q	54	喘鳴のフィジカルアセスメントとは？	134
Q	55	いびきのフィジカルアセスメントとは？	137
Q	56	咳と痰のフィジカルアセスメントとは？	139
Q	57	血痰(喀血)のフィジカルアセスメントとは？	142
Q	58	徐呼吸のフィジカルアセスメントとは？	144
Q	59	頻呼吸・呼吸パターンの異常時のフィジカルアセスメントとは？	146
Q	60	熱傷のフィジカルアセスメントとは？	148
Q	61	凍傷のフィジカルアセスメントとは？	150
Q	62	めまいのフィジカルアセスメントとは？	152
Q	63	耳鳴りのフィジカルアセスメントとは？	155
Q	64	鼻出血のフィジカルアセスメントとは？	157
Q	65	難聴のフィジカルアセスメントとは？	159
Q	66	不眠のフィジカルアセスメントとは？	161
Q	67	手指の震えのフィジカルアセスメントとは？	163
Q	68	眼球突出のフィジカルアセスメントとは？	166
Q	69	肥満・やせのフィジカルアセスメントとは？	168
Q	70	排尿障害(残尿感,尿閉,尿線の異常)のフィジカルアセスメントとは？	170
Q	71	排尿困難(無尿・乏尿・多尿・頻尿)のフィジカルアセスメントとは？	172
Q	72	排尿痛のフィジカルアセスメントとは？	175
Q	73	尿失禁のフィジカルアセスメントとは？	177
Q	74	苦悶様表情のフィジカルアセスメントとは？	180
Q	75	高齢期看護における行動の異常のフィジカルアセスメントとは？	182
Q	76	急な視力障害のフィジカルアセスメントとは？	186

- Q 77 急性期看護における行動の異常のフィジカルアセスメントとは？……………………188
- Q 78 ベッドから転落しているときのフィジカルアセスメントとは？……………………190
- Q 79 くしゃみ・鼻水のフィジカルアセスメントとは？……………………………………193
- Q 80 流涙のフィジカルアセスメントとは？…………………………………………………195
- Q 81 涙が出ないときのフィジカルアセスメントとは？……………………………………197
- Q 82 発疹―紅斑，膨疹のフィジカルアセスメントとは？…………………………………199
- Q 83 掻痒のフィジカルアセスメントとは？…………………………………………………201
- Q 84 乾燥した皮膚のフィジカルアセスメントとは？………………………………………203
- Q 85 紫斑・点状出血斑のフィジカルアセスメントとは？…………………………………205
- Q 86 褥瘡のフィジカルアセスメントとは？…………………………………………………207
- Q 87 落ちつかない(不穏)のフィジカルアセスメントとは？………………………………210
- Q 88 血尿のフィジカルアセスメントとは？…………………………………………………213

3章　疾患別フィジカルアセスメント

- Q 89 呼吸不全のフィジカルアセスメントの進め方は？……………………………………215
- Q 90 急性心不全のフィジカルアセスメントの進め方は？…………………………………217
- Q 91 心筋梗塞のフィジカルアセスメントの進め方は？……………………………………219
- Q 92 COPDのフィジカルアセスメントの進め方は？………………………………………222
- Q 93 急性腎不全のフィジカルアセスメントの進め方は？…………………………………224
- Q 94 肝疾患のフィジカルアセスメントの進め方は？………………………………………227
- Q 95 くも膜下出血のフィジカルアセスメントの進め方は？………………………………232
- Q 96 脳梗塞のフィジカルアセスメントの進め方は？………………………………………234
- Q 97 大腸がんのフィジカルアセスメントの進め方は？……………………………………237
- Q 98 糖尿病のフィジカルアセスメントの進め方は？………………………………………239

索　引………………………………………………………………………………………………241

「ナーシングケア Q&A」第 53 号 『救急・急変に役立つ フィジカルアセスメント』 執筆者

編集 森田　孝子　横浜創英大学看護学部　学部長・教授

執筆者（掲載順）

担当	氏名	所属
Q1,35	藤野　智子	聖マリアンナ医科大学病院 看護部 専門・認定看護師統括師長 急性・重症患者看護専門看護師／集中ケア認定看護師
Q2,30,31	宇都宮明美	聖路加国際大学看護学部 准教授
Q3,40,41	松本　幸枝	榊原記念病院 看護管理室 師長 急性・重症患者看護専門看護師
Q4,17	木澤　晃代	筑波メディカルセンター病院 看護部門 急性・重症患者看護専門看護師 救急看護認定看護師
Q5,32	川原千香子	東京医科大学病院 集中治療部 看護師長 急性・重症患者看護専門看護師
Q6,73	山崎　章恵	横浜創英大学看護学部 看護学科 教授
Q7	萩原　邦子	大阪大学医学部附属病院 看護部 看護師長
Q8,88	高尾ゆきえ	信州大学医学部附属病院 看護部 教育担当部長
Q9,13	剱持　功	日本看護協会 看護研修学校 認定看護師教育課程 救急看護学科 主任教員
Q10	芝田　里花	日本赤十字社和歌山医療センター 看護部 看護副部長 救急看護認定看護師／認定看護管理者
Q11,12	冨岡小百合	大阪府立中河内救命救急センター 看護部 主査
Q14,39	平尾　明美	神戸市看護大学 講師
Q15	佐藤　敏子	横浜創英大学看護学部 教授
Q16	段ノ上秀雄	東京工科大学医療保健学部 看護学科
Q18	片貝　智恵	上武大学看護学部 看護学科 講師
Q19	長谷川直人	自治医科大学看護学部 講師
Q20	桑原　勇治	福井大学医学部附属病院 集中治療部 副看護師長 集中ケア認定看護師
Q21,23	千明　政好	上武大学看護学部 看護学科 教授
Q22,61	森田　孝子	横浜創英大学看護学部 学部長・教授
Q24,50	藤村　朗子	横浜創英大学看護学部 講師
Q25,46	永田　明	天理医療大学 講師
Q26,28	岡部　春香	横浜創英大学看護学部 講師
Q27	小倉久美子	愛知医科大学大学院 看護学研究科 講師
Q29	吉田　紀子	自治医科大学看護学部
Q33,34,56	片岡　秀樹	信州大学医学部附属病院 看護部
Q36	習田　明裕	首都大学東京健康福祉学部 看護学科 准教授
Q37,38	小澤美津子	聖マリアンナ医科大学横浜市西部病院
Q42,45,76	山口　弘子	名古屋大学医学部附属病院 看護部 教育専任師長 救急看護認定看護師
Q43	添田英津子	慶應義塾大学看護医療学部 専任講師
Q44,47	古米　照惠	関西福祉大学看護学部 准教授
Q48,51	橋本真由美	横浜創英大学看護学部 講師
Q49,57	佐藤ゆかり	愛知医科大学看護学部 講師
Q52,64	澤田　和美	横浜創英大学看護学部 講師
Q53,54	江川　幸二	神戸市看護大学 教授
Q55	宮城　芳江	信州大学医学部附属病院 慢性呼吸器疾患看護認定看護師
Q56	北岡　宏太	信州大学医学部附属病院 高度救命救急センター
Q58	中野　和美	信州大学医学部附属病院 東6病棟 副看護師長
Q59,79	栩川　綾子	愛知医科大学看護学部 助教
Q59,79	臼井　千津	愛知医科大学看護学部 教授
Q60	佐藤　憲明	日本医科大学付属病院 高度救命救急センター 急性・重症患者看護専門看護師
Q62,63	三橋　睦子	久留米大学医学部 看護学科 教授
Q65	齋藤　悠里	聖マリアンナ医科大学病院 耳鼻咽喉科病棟 主任
Q66,74	中村　美鈴	自治医科大学大学院クリティカルケア看護学 教授
Q67,75	小林　貴子	大阪医科大学看護学部 教授
Q68,69	佐々木雅史	青森県立保健大学健康科学部 看護学科 助教
Q70	鷲見　保奈	聖マリアンナ医科大学病院 腎臓病センター 腎病棟主任
Q71	山田　寛子	福井大学医学部附属病院 救急部 看護師
Q72	門川由紀江	横浜創英大学看護学部 教授
Q77	堂園　和恵	獨協医科大学越谷病院 集中ケア認定看護師
Q77,87	浅香えみ子	獨協医科大学越谷病院 救急看護認定看護師
Q78	森木ゆう子	摂南大学看護学部 講師
Q78	明石　惠子	名古屋市立大学看護学部
Q80,81	桑田　惠子	横浜創英大学看護学部 教授
Q82,84	金児　玉青	聖路加国際病院 ナースマネジャー
Q83	神山　明子	聖マリアンナ医科大学病院 看護部 腎臓病センター 看護師長
Q85	東海林大輔	聖マリアンナ医科大学病院 別5南病棟 主任
Q86	中川ひろみ	横浜創英大学看護学部 看護学科 成人看護学 講師
Q87	竹内　史江	獨協医科大学越谷病院 HCU 集中ケア認定看護師
Q89,92	岡元　和文	丸子中央病院 特別顧問
Q89	田中　治江	丸子中央病院 救急外来師長
Q90,93	川田　忠典	鹿島田病院 病院長
Q91	阿部　裕之	けいあいクリニック
Q92	若林　淑子	丸子中央病院 看護部
Q94	山中　太郎	横浜旭中央総合病院 内科 病院長
Q95	田口　芳雄	聖マリアンナ医科大学横浜市西部病院 脳神経外科
Q95	松森　隆史	聖マリアンナ医科大学横浜市西部病院 脳神経外科 医長
Q96	邉見　仁	川崎田園都市病院 院長
Q97	月川　賢	聖マリアンナ医科大学 消化器・一般外科 准教授
Q98	大重　聡彦	聖マリアンナ医科大学 代謝・内分泌内科 助教

救急・急変に役立つ フィジカルアセスメント

1章　臓器別フィジカルアセスメント

Q1 脳・脳神経のフィジカルアセスメントについて教えてください

A 脳神経系のフィジカルアセスメントでは，意識の状態や生命維持機能，身体の動きや知覚，認知・記憶・言語・思考・感情などの高次脳機能を査定します．脳神経系の異常には，脳神経系自体の異常によるものと，呼吸・循環・代謝などの異常によるものがあり，いずれの場合も緊急度が高い異常を示します．

エビデンスレベルⅠ

回答者
藤野智子

1 問診のポイント

- 意識レベルの変化は，生命維持に大きな影響を与えます．頭蓋内出血や脳浮腫による頭蓋内圧亢進，呼吸・循環機能異常による低酸素血症や脳血流低下などが原因の多くを占めます．
- 意識レベルは，JCS（ジャパン・コーマ・スケール）表1やGCS（グラスゴー・コーマ・スケール）表2を活用して評価します．意識レベルは，声かけで開眼するか，すぐに目を閉じてしまうか観察します．声かけで開眼がなければ肩を軽く叩き，患者さんの母指の爪や胸骨上を圧迫するなど痛み刺激を加えます．ここで開眼の状況や払いのけ，異常肢位があるかどうかを観察します．見当識や最良言語反応の観察は，氏名や今いる場所，生年月日，症状の有無を聞きながら会話が成立するか否かも観察します．最良運動反応の観察は，離握手や開閉眼，四肢の挙上などの指示動作を正しく実施できるか否かを観察します．

2 意識障害ではどのような疾患が考えられますか？

- 頭蓋内病変としては，くも膜下出血や脳内出血，脳梗塞などが代表的な疾患です．頭部外傷に関連する場合は，硬膜外血腫，硬膜下血腫，脳挫傷などがあります．頭蓋内病変以外では，呼吸停止や肺の酸素化不良による低酸素血症，心停止や循環動態異常による脳血流低下などが考えられます．

3 まず，はじめに何をみる？

- 意識レベルの確認と同時に，瞳孔所見を観察します．正常な瞳孔は，3mm程度の左右対称の綺麗な円形で，まっすぐ中心を向いており，対光反射によって迅速に大きさが縮まります．
- 正常より大きい（または小さい），左右非対称のアニソコリア，対光により縮まり方が緩慢，眼球が一定方向で固定または左右にゆっくり動いている場合は明らかな異常です．綺麗な円形でない場合は，既往に眼の手術をしている可能性もありますので既往歴に注意してください．
- 呼吸状態にも影響を与えます．意識障害による舌根沈下や誤嚥以外に，視床・視床下部の病変でチェーン・ストークス呼吸，中脳・橋上部の病変で中枢性過呼吸，延髄の病変で失調性呼吸や下顎呼吸など異常な呼吸パターンが出現します．このような場合は，緊急気管挿管と人工呼吸器管理が必要となります．

4 得られた情報をどのようにケアに生かせばよいでしょうか？

- 緊急性・重症度の見極めが大切です．
- 気管挿管準備や人工呼吸器のスタンバイ，輸液ルート確保や循環動態維持薬剤の準備，画像診断への移動などさまざまな処置が開始されます．また正確な記録も同時進行で行います．患者さんの不安軽減の声かけをしながら，処置を安全安楽かつ迅速に進めていけるよう，医療チームでの協働が重要になります．

5 その他，関連するフィジカルアセスメント

- 前述したように，意識障害は呼吸や循環動態，代謝異常とも密接に関与しています．全身のフィジカルアセスメントが必要となります．

表1　JCS　ジャパン・コーマ・スケール

	Ⅰ　刺激しなくても覚醒している状態
1	大体意識清明だが，今ひとつはっきりしない
2	時・人・場所がわからない（見当識障害）
3	自分の名前・生年月日が言えない
	Ⅱ　刺激すると覚醒する状態　刺激をやめると眠り込む
10	普通の呼びかけで容易に開眼する 簡単な指示動作に応じ，発語もあるが間違いが多い
20	大きな声または体をゆさぶることにより開眼する 簡単な指示動作に応じる
30	痛み刺激を加えつつ呼びかけを繰り返すとかろうじて開眼する
	Ⅲ　刺激しても覚醒しない状態
100	痛み刺激に対し払いのけるような動作をする
200	痛み刺激で少し手を動かしたり顔をしかめる
300	痛み刺激に対しまったく反応しない

以下の状態があれば記載に加える
R：不穏状態　Ｉ：便・尿失禁　Ａ：無動性無言・自発性喪失

1. 記載方法
JCS　Ⅰ-1
JCS　Ⅱ-30
2. JCSの特徴は，開眼するか否かで大別される
3. 緊急時の意識レベルの評価には有効とされる

表2　GCS　グラスゴー・コーマ・スケール

開眼（E） eye opening	4	自発的に開眼する
	3	呼びかけにより開眼する
	2	痛み刺激により開眼する
	1	まったく開眼しない
最良言語反応（V） best verbal responce	5	見当識あり
	4	混乱した会話
	3	混乱した言葉
	2	理解不明の音声
	1	まったくなし
最良運動反応（M） best motor response	6	命令に従う
	5	疼痛部の払いのけ
	4	四肢屈曲　逃避
	3	四肢屈曲　異常屈曲
	2	四肢伸展反応
	1	まったく動かず

1. 記載方法
E4V5M6/15点　　E2V2M4/8点

2. 見分け方：最良言語反応
V5：時間・場所・相手が正しく言える
V4：時間・場所・相手が正しく言えない
　　　質問に対する返答ではなく，関係ないことを話す
V3：言葉は発するが，まとまった文章ではなく，的外れな言葉，単語
V2：単語にならず，理解不明な声
　　（きゃー，あー　など）
V1：発語なし
失語の場合：aと記載

3. 見分け方：最良運動反応
M6：指示した行動がしっかりできる
M5：痛み刺激の部位を払いのける
M4：払いのけることができない．四肢をねじり逃げようとする．指先への痛み刺激では，肘関節の屈曲と肩関節の外旋位をとる
M3：除皮質肢位
M2：除脳肢位
M1：動きなし

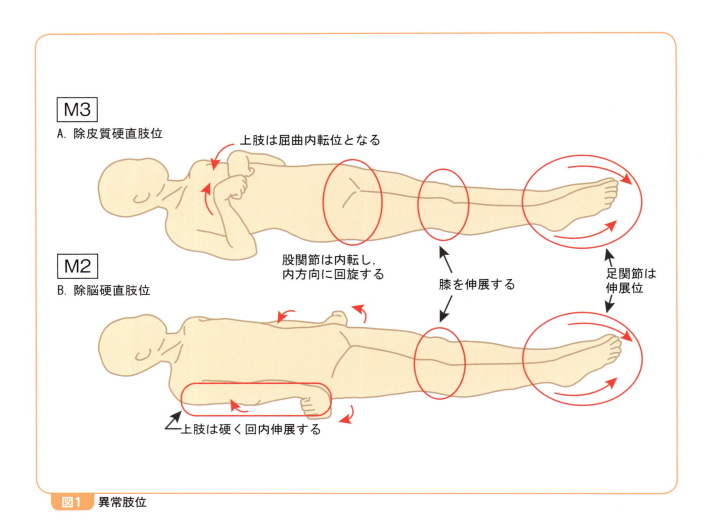

図1 異常肢位

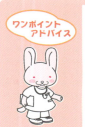

意識レベルの変化は、脳内出血などの頭蓋内病変の発生だけでなく、低酸素や血糖異常などさまざまな原因によって、容易にそして静かに進行します。変化をいち早く察知するには、看護師が適宜観察していくしかありません。呼吸状態の変化や徐脈を伴う頭蓋内圧亢進症状が出現した場合は、生命の危機的状態として大至急対応しなければなりません。

参考文献

1) Lynn S.Bickley(リン S. ビックリー)他："ベイツ診療法. 第1版" 福井次矢 他 監. メディカル・サイエンス・インターナショナル, p573-670

1章 臓器別フィジカルアセスメント

Q2 脳・脳血管のフィジカルアセスメントについて教えてください

A 脳血管障害は発症すると瞬時に臨床変化が生じます．責任血管特有の症状が出現するため，血管支配領域の症状を知っておくことが大切です．

エビデンスレベル I

回答者　宇都宮明美

1 脳血管の走行

●**右総頸動脈**と**右椎骨動脈**は無名動脈（腕頭動脈ともいう）から，**左総頸動脈**は直接大動脈弓から，**左椎骨動脈**は鎖骨下動脈からそれぞれ分岐しています（図1）．また，脳動脈の特殊な構造として，輪状の動脈吻合が存在します（ウイリス動脈輪）．これは内頸動脈系（前方循環）と，椎骨脳底動脈系（後方循環）とを連結する**後交通動脈**と左右の内頸動脈系を連結する**前交通動脈**からなり，一部の血液の流れが悪くなっても補い合うバイパスの役割を果たしています（図2）．中大脳動脈，前大脳動脈，後大脳動脈の走行と分布域は図のとおりです（図3）．脳幹および小脳は，椎骨動脈と脳底動脈の分枝から栄養されています（図4）．

2 脳血管障害の観察ポイント

a) バイタルサイン，意識レベル（JCS, GCS）瞳孔所見，神経所見を同時に観察する

- 血圧が200mmHg以上であれば脳出血やくも膜下出血をアセスメントする
- 徐脈があれば頭蓋内圧亢進による脳幹症状をアセスメントする
- 心房細動があれば脳梗塞をアセスメントする
- 刺激を加え，意識レベルを確認するとともに左右の瞳孔所見を確認し，瞳孔不同がないか，眼球位置異常があるか確認する
- 自発的に四肢を動かすか，意識障害がありはっきりと所見がわからない場合は腕や下肢を曲げ，その落下具合で麻痺の有無を簡便に判別する

b) 急変に備えて対応する

- バイタルサインが不安定であれば，救急のABC（気道の確保，呼吸の補助，循環動態の維持）を優先させる

c) 病歴を聴取する

- 突然の発症か否か
- 発症時刻がわかるか，発症時刻がわかり脳梗塞ならば組織プラスミノーゲン活性化因子（rt-PA）投与ができる可能性がある
- 数日前からの頭痛や嘔吐，発症の前兆があったかどうか
- 不整脈，抗血小板薬や抗凝固薬を内服しているかどうか

d) 原因の検索

- 病歴を聴取している間に，頭部CT施行し，出血の有無，なければ脳梗塞を疑い，MRIまたはperfusion CTなどでさらに検索をすすめる

3 脳梗塞と脳出血鑑別

●脳出血か脳梗塞かは，画像診断でないと臨床所見だけでは判別がつきません．いずれも突発的ではありますが，脳出血の場合は，血圧は高値を示し，頭痛，意識障害を伴うことが多いです．一方，脳梗塞は既往に心疾患や不整脈があることが多く，片麻痺の出現や呂律困難で発症することが多いです．表1で示します．

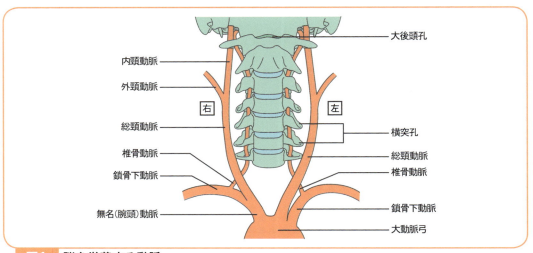

図1 脳を栄養する動脈

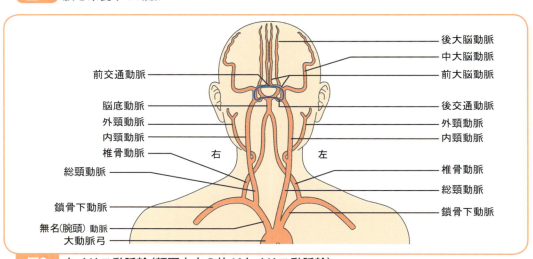

図2 ウイリス動脈輪（顔面中央の枠がウイリス動脈輪）

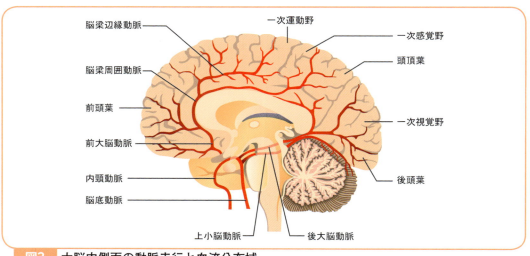

図3 大脳内側面の動脈走行と血流分布域

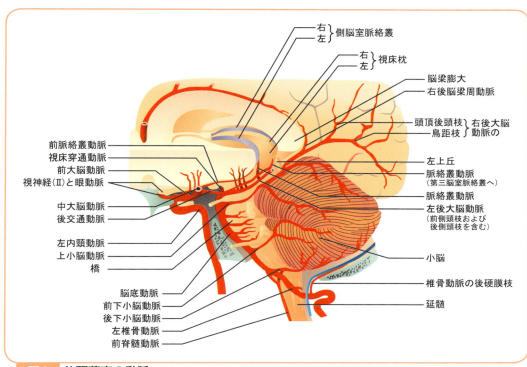

図4 後頭蓋窩の動脈

表1 脳出血と脳梗塞の症状と所見	
脳出血	・我慢できない激しい頭痛，嘔吐，意識障害 ・血圧が高値を示す ・発症様式は突発的で頭痛，意識障害を伴うことが多い ・日中の活動時に発生することが多い ・CTの血腫は高吸収域
脳梗塞	・頭痛はないことが多い ・心疾患，特に不整脈がある ・突発的な場合は，脳塞栓が多い ・時間経過に応じて症状が段階的に変化し，一過性脳虚血発作などの前兆がある場合は，血栓性や血行力学的な場合が多い ・安静時に発生することが多い ・CTの梗塞巣は低吸収域

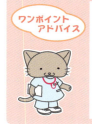

ワンポイントアドバイス　病歴や症状から出血か梗塞かを判断し，その後の循環管理へとつなげていくことが大切です．

参考文献

1) 落合慈之 監："脳神経ビジュアルブック"学研メディカル秀潤社，2010
2) 林 直子 編："成人看護学 急性期看護Ⅱ"南江堂，2014

1章 臓器別フィジカルアセスメント

Q3 心・血管のフィジカルアセスメントについて教えてください

A 心・血管のフィジカルアセスメントでは，心原性ショックに陥るような重篤な疾患の有無を，早期に鑑別することが必要です．胸痛や呼吸困難感，眩暈などの主訴を十分聞き入れながら，バイタルサインを指標にすることがフィジカルアセスメントとして重要です．

エビデンスレベルⅡ

回答者 松本幸枝

1 問診のポイントについて教えてください

- 疼痛の有無や部位，痛みの種類について問診します．具体的には胸痛や胸部の圧迫感，背部痛，腰痛などの疼痛部位の確認を行います．激痛なのか，痛みは持続するのか，その痛みは安静時に起きるのかそれとも運動時に起きるのか確認します．運動刺激の有無によって狭心症や心筋梗塞を，また疼痛の部位によっては冠動脈疾患なのか，大動脈に関連した痛みなのか推察することができるからです．

- 呼吸困難について問診します．会話が成立するのかどうかということも一つの指標になりますが，運動時に呼吸困難感があるのか安静時なのか問診することも重要です．冠動脈疾患のように虚血で生じる呼吸困難のほかにも，心不全の悪化によって肺うっ血になり呼吸困難が生じるケースもあります．心機能分類による呼吸困難感を表したものにNYHA（New York Heart Association）の心機能分類がありますので，**表1**を参照してください．

- 動悸や心悸亢進は，不整脈などの指標となりますが，とくに眩暈や失神を伴う場合，Adams-Stokes症候群などのように，心疾患に起因した一過性の脳虚血により生じている危険が推察されます．詳しくは動悸の頁を参照してください．

- また心疾患は生活習慣が影響しているといわれており，既往歴や服薬，喫煙歴，体重，BMIなども心疾患に影響すると考え問診しておく必要があります．

2 心・血管系ではどんな疾患が考えられますか？

- 心臓は自動能とポンプ機能の役割があり，自動能が崩れると不整脈になり，また加齢に伴って動脈硬化が進み高血圧症になると，胸部大動脈や腹部大動脈が解離し，動脈瘤が拡大して破裂すると致死的状態になります．また加齢や感染症による弁膜症に，心機能の悪化が加わると心不全へと移行します．心臓の栄養を司る冠動脈においても，動脈硬化やプラークの形成で心筋梗塞をひき起こします．心臓の図は**図1**を，疾患については**表2**を参照してください．

3 まず，はじめに何をみる？

- ショックの5兆候（蒼白・虚脱・冷汗・脈拍微弱・呼吸不全）とバイタルサインを測定します．

4 得られた情報をどのようにケアに活かせばよいでしょうか？ 緊急性はあるのか？ 重症度の見極め方は？

- 主訴とショックの5兆候の観察により，緊急度が判定できることで外科的治療を行うのか，薬物療法で保存的な治療を行うのか選択することができます．例えば胸痛が一過性のものであれば狭心症を疑い，心電図を測定しながら薬物療法を行うと症状が安定するケースが多く，また胸痛が激痛として30分以上持続し，ショックの5兆候があれば心筋梗塞を疑って，血液検査や心電図を測定しながら，冠動脈造影や冠動脈インターベンションを行うことで危機的状況から回避することができます．

5 その他，関連するフィジカルアセスメントについて教えてください

- 顔色や口唇のチアノーゼ，冷汗，ばち状指，また痰の色についても観察することで，呼吸困難に関連したアセスメントが行えます．
- 頸静脈の怒張（Kussmaul兆候）や45度挙上した場合の頸動脈の拍動（Lewis法）は肺うっ血を推察できます．

- 頸動脈拍動や血管雑音，過剰心音や心雑音から弁膜症を推察します．
- 胸部の拍動は心肥大を，腹部の拍動は動脈瘤を推察します．
- 四肢の温度や浮腫，尿量から心不全を推察します．四肢の温度や冷汗についてはNohriaの分類などの指標があります．表2を参照してください．
- 脈拍の左右差から動脈瘤解離を，奇脈から心タンポナーゼを推察します．

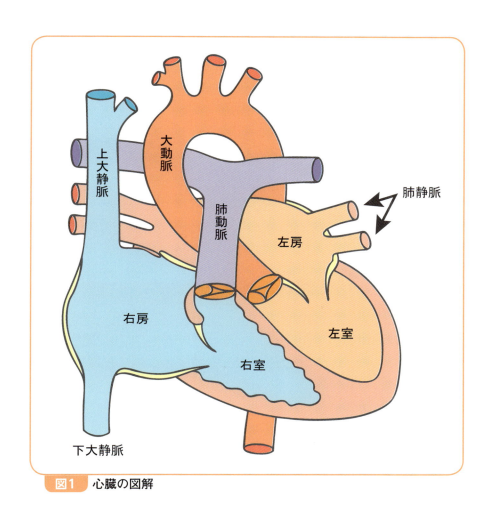

図1 心臓の図解

表1 NYHA (New York Heart Association) の心機能分類

Ⅰ度	心疾患を有するが，身体的活動制限なし 日常生活で著しい疲労，動悸なし
Ⅱ度	心疾患を有し，わずかに身体活動制限あり 安静時の症状なし 日常生活で疲労，動悸あり
Ⅲ度	心疾患を有し，著しい身体的活動制限あり 安静時の症状なし 通常の労作以下で疲労，動悸あり
Ⅳ度	心疾患を有し，無症状では活動制限が行えない 安静時も疲労，動悸あり

表2 心・血管の疾患

虚血性心疾患		狭心症，心筋梗塞
心臓弁膜症		僧帽弁，三尖弁，大動脈弁，肺動脈弁の狭窄症や閉鎖不全症または逆流症
大血管疾患		胸部大動脈解離，腹部大動脈解離
血栓塞栓症	動脈	上腸間膜動脈閉塞症
	静脈	肺血栓塞栓症，深部静脈血栓症，上大静脈症候群，下肢静脈瘤，血栓性静脈炎
心筋症		拡張型心筋症，肥大型心筋症
心不全		
先天性心疾患		ファロー四兆症などのチアノーゼ疾患や心房・心室中隔欠損症などの非チアノーゼ疾患
不整脈		不整脈の頁参照

表3 Nohriaの分類

		うっ血	
		なし	あり
組織還流の低下	なし	Warm-dry	Warm-wet
	あり	Cold-dry	Cold-wet

参考文献

1) 髙本眞一 他："大動脈瘤・大動脈解離診療ガイドライン（2011年改訂版）" 日本循環器学会，日本医学放射線学会，日本胸部外科学会，日本血管外科学会，日本心臓血管外科学会，日本心臓病学会，日本脈管学会，2011
2) 大北 裕 他："弁膜疾患の非薬物治療に関するガイドライン（2012年改訂版）" 日本循環器学会，日本胸部外科学会，日本心臓血管外科学会，日本心臓病学会，2012
3) 山口 徹 他："急性冠症候群の診療に関するガイドライン（2007年改訂版）" 日本循環器学会，日本冠疾患学会，日本胸部外科学会，日本集中治療医学会，日本心血管インターベンション学会，日本心血管カテーテル治療学会，日本心臓血管外科学会，日本心臓病学会，2007
4) 相澤義房 他："心臓突然死の予知と予防法のガイドライン" 日本循環器学会，日本冠疾患学会，日本胸部外科学会，日本小児循環器学会，日本心血管インターベンション学会，日本心臓血管外科学会，日本心臓病学会，日本心電学会，日本心不全学会，日本不整脈学会，2010

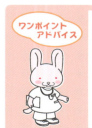

ワンポイントアドバイス
心・血管系のフィジカルアセスメントにはバイタルサインが大変重要な材料になります．

1章 臓器別フィジカルアセスメント

Q4 呼吸器のフィジカルアセスメントについて教えてください

A 呼吸系のアセスメントのポイントは，患者の症状，兆候に基づき解剖生理をよく理解して臓器の位置関係を同定することが重要です．呼吸器系の障害は，循環器系とも密接な関係があることに留意します．

エビデンスレベルⅡ

回答者
木澤晃代

1 病歴聴取

- 患者の言葉で自覚症状を表現してもらいます．いつから始まったのか，以前からあった症状か，症状は増悪してるのか，随伴症状（咳そう，痰の有無，性状など）の有無，程度，内服歴，家族歴，生活歴を聴取します．
- 突発，急性発症は，緊急度，重症度が高くなります．
- 既往歴，家族歴では，結核などの感染症，悪性腫瘍の可能性に注意します．
- 嗜好歴では，喫煙の有無，家族の喫煙などが慢性気管支炎，肺気腫など呼吸器疾患に罹患する可能性が高いのでとくに重要です．
- 睡眠時無呼吸症候群（SAS）は，心疾患との関連性があるといわれているため，睡眠状況についても聴取します．
- 呼吸困難感は，心疾患が原因である可能性もあるため，心不全兆候がないか確認します．

2 身体所見

- 臓器の位置を念頭において確認します．

【視　診】
- 呼吸様式，補助呼吸筋使用の有無，胸郭の動き，胸郭の形状（左右差），呼吸回数，呼吸のリズムをみます．
- 胸鎖乳突筋，斜角筋，僧帽筋など補助呼吸筋が発達していれば，慢性的な呼吸不全を示唆しています．
- 前傾姿勢の起坐呼吸は，気管支喘息やCOPDの急性増悪などでよくみられ，横隔膜を下げることで，換気面積を確保しています．うっ血性心不全の場合は，ベッドにもたれるような起坐呼吸で，静脈還流を減少させ心負荷を軽減するときに多くみられます．

【触　診】
- 胸郭の可動範囲，形状，皮下気腫の有無をみます．胸郭が左右対称に拡大しているようであれば，慢性の呼吸障害の可能性があります．皮下気腫は，気胸や縦隔気腫などによって起こり，皮膚を手で押すと，プチプチといった握雪感が認められます．

【聴　診】
- 各肺葉の位置を同定してどの位置の音を聴くかあらかじめ確認します．両下葉は，側面，背面で聴取します（図1）．
- 呼吸音を聞く位置は大きく分けて，気管音，気管支肺胞音，肺胞音があります．それぞれ音の性状，大きさが異なります（図2）．
- 呼吸音が左右対称か，副雑音は，どの位置で聞こえるのか，吸気時か呼気時か，大きさ，性状を聴取します（図2）．
- 副雑音は，注意深く聞かないと聞こえない場合があります．病歴から，どのような音が聞こえる可能性があるのか，考えながら聞くことが重要です（図3）．
- 音の変化（聞こえていたものが聞こえなくなった）は，狭窄が進行している可能性があります．呼吸音，副雑音の消失は重症化の可能性があります．

【打　診】
- 呼吸音の聴取と同様の部位で確認します．肺の含気量のある部位の打診音で左右ほぼ対称的です．
- 鎖骨上窩，肩甲骨などは肺の含気量が少なく，筋組織があるため，やや低い音が聞こえます．胸水貯留がある場合も同様で，左右対称であるかが重要です．

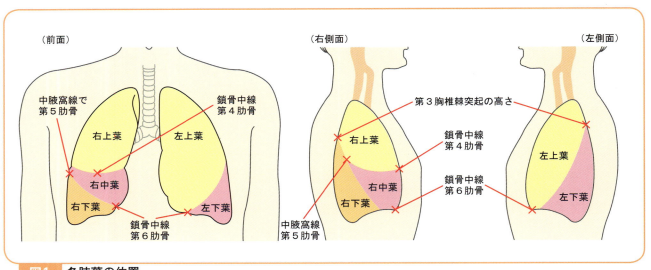

図1 各肺葉の位置

図2 呼吸音の聴取位置と特徴

呼吸音	吸気と呼気の長さの比率	音調	強度	部位	聴取部位
気管音	吸気＜呼気 1：2	高調	大きい	気管直上，およびその周囲	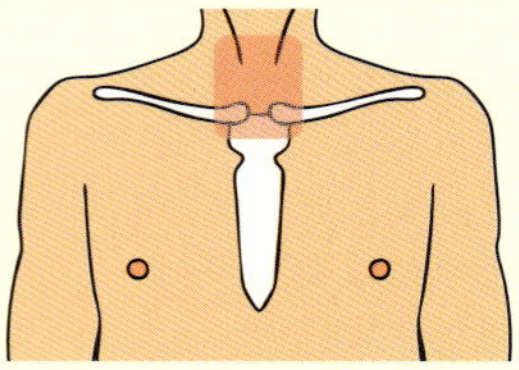
気管支肺胞音	吸気＝呼気 1：1	中音調	中程度	第2，3肋間の左右の胸骨縁	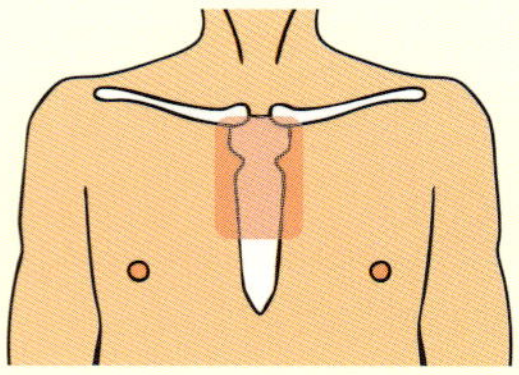
肺胞音	吸気＞呼気 2.5：1	低調	柔らか	全肺野	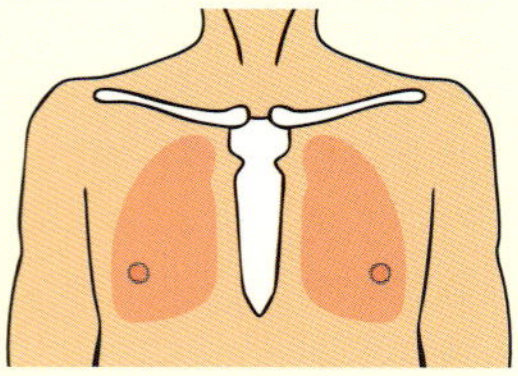

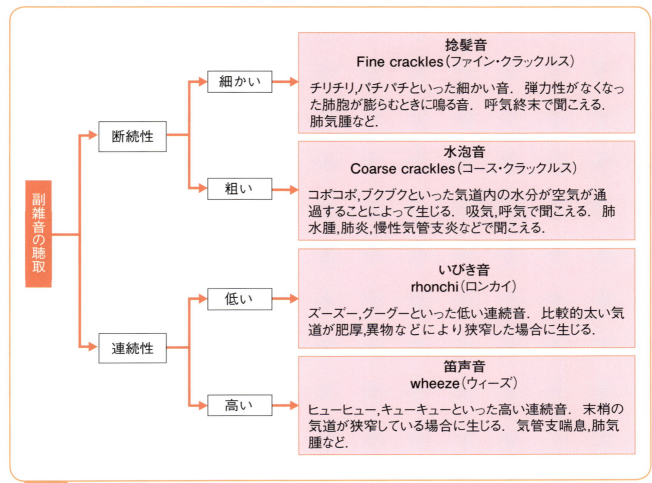

図3 副雑音の種類

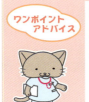

ワンポイントアドバイス

副雑音を聴き分けるポイントは，副雑音の言葉にとらわれすぎず，「右下葉の呼気時の連続性の高調音」と言えば，wheezeが思い出せなくても伝わります．とにかく多くの呼吸音を聴くことが重要です．

参考文献

1) 山内豊明："フィジカルアセスメントガイドブック 目と耳でここまでわかる" 医学書院，2005年
2) 日野原重明編："フィジカルアセスメント ナースに必要な診断の知識と技術 第4版" 医学書院，2006
3) 日野原重明監："看護のための最新医学講座 第32巻 医療面接から診断へ" 中山書店，2002
4) 小谷伸之："診察と手技が見える vol.1" 第2版．メディックメディア，2013

1章　臓器別フィジカルアセスメント

Q5 循環器のフィジカルアセスメントについて教えてください

A 循環系とは，肺から取り入れた酸素と消化管から吸収した栄養を身体のすべての組織に供給し，そこで生じた二酸化炭素や代謝された老廃物を肺や腎臓に運ぶ働きと，体温調節や免疫物質の運搬の働きがあります．血液循環は，**循環血液量，心拍出量，末梢血管抵抗**によってコントロールされており，循環器では，心血管系の働きと，循環血液量についてのアセスメントが重要です．

 エビデンスレベルI

 回答者 川原千香子

1　循環器のフィジカルアセスメント手順

- 循環器の異常は，緊急性が高く迅速なアセスメントが求められます．ここでは循環器全般のアセスメントについて述べます．ショックなどは各項を参照してください．

a) 問診

- 循環器の異常を示す自覚症状には，胸痛，背部痛，胸部不快感・絞扼感，動悸，めまい，失神発作，呼吸困難などがあります．痛みの評価は，一般的にOPQRSTを用います（**表1**）．
- とくに胸痛では，狭心症や心筋梗塞の鑑別に，薬剤の効果の有無，痛みの持続時間も重要です（**表2**）．
- 胸部不快感は，もやもやした感じや重い感じのほか，胃の痛みや嘔気のような消化器症状の訴えに注意が必要です．背部痛は，腎泌尿器疾患との鑑別が必要ですが，大動脈解離の場合，疼痛部位が上下に移動することもあるのがポイントです．
- 動悸は，頻脈発作のほか，心因性にも生じます．時間経過，発症要因などを把握することがポイントです．めまい，失神発作では，徐脈，頻脈などの不整脈，血圧低下などが原因となることが考えられます．呼吸困難は，体位，活動状況との関連，咳嗽（湿性，乾性）などを聴取します．
- その他，水分出納として食事摂取，尿量，排尿回数，発汗の有無や，内服薬（利尿薬など），喫煙の有無，家族歴，意識障害の有無を評価します．

b) 視診

頭部：意識，顔色，チアノーゼの有無，頭部の心拍との連動性をみます．（大動脈弁閉鎖不全：頭部が心拍と同調して動く＜ミュッセ徴候＞）．

頸部：**外頸静脈怒張**の有無は，心不全や心タンポナーデの徴候です．

胸部：心尖拍動，胸郭挙上の有無，左右差，皮下気腫の有無が重要です．

四肢：爪の色調，チアノーゼの有無，ばち状指の有無，浮腫の有無，程度がポイントです．

歩行，姿勢：起坐呼吸は心不全の徴候の一つです．

- その他，外出血の有無，皮膚のツルゴール反応などは，循環血液量の判断に役立ちます．

c) 聴診

- 心音，心拍と脈拍の同調，呼吸音を聴診します（**図1**）．

d) 触診

- 脈拍（速さ，リズム，拍動の強さ，左右差），四肢血圧，冷感，熱感，湿潤の有無，末梢動脈触知を触診します．とくに脈拍触知微弱は，ショック徴候の一つです．また，末梢動脈触知の左右差は，何らかの原因による血流遮断を示し，血腫の存在や出血の徴候の発見に役立ちます．
- 冷汗は，湿潤につながります．心筋梗塞の激痛に伴う冷汗は，心原性ショックの徴候の一つで，緊急性の高さを示します．また，血圧が低値にもかかわらず，熱感がある場合は，敗血症性ショックやアナフィラキシーショックなど血管拡張性のショックを考えます．心不全による肝腫大や，腹部大動脈瘤の拍動が触れることもあるため，腹部の触診を行います．

e) 打診

- 胸部の打診により，肺野は清音，心臓部は濁音のため，心拡大の有無を判断できます．

2　客観的データ

- 客観的データには，心電図モニター，酸素飽和度，血圧，X線写真，水分出納，中心静脈圧，肺動脈圧，尿量，血液データ（電解質，心筋逸脱酵素など），心臓超音波検査，心血管造影検査があります．

表1　OPQRST[1]

Onset	どんな時に，発症様式
Palliative/Quantity	軽減（寛解），増強（増悪）はあるか，誘発因子はあるか
Quality	どんな性質か（刺すようななど）
Region/Radiation/Related symptom	部位，放散の有無，関連症状
Svierity	強さ
Time course	時間経過

（文献1を参照して作成）

表2　胸痛のおもな鑑別診断[2]

狭心症	圧迫感，絞扼感が5～15分程度持続する．寛解と増悪が繰り返されることもある．下顎，左肩，左上肢への放散
心筋梗塞	激痛，圧迫感，絞扼感が30分以上持続する．寛解はあまりみられない．下顎，左肩，左上肢への放散．冷汗，嘔吐など強い随伴症状
急性心膜炎	鋭い痛みが30分以上持続する．感冒様の前駆症状がある．仰臥位で増強，座位で軽減する
大動脈解離	前胸部から背部の引き裂かれるような激痛が，30分以上持続する．痛みの移動性がある
肺塞栓症	圧迫感が30分以上持続する．呼吸困難感を伴う
自然気胸	呼吸に伴う片側性の痛み．若いやせ形の男性に多い．呼吸困難，乾性咳嗽を伴う
肋間神経痛	肋骨下の表在性の痛み．呼気や体動が誘因
消化管潰瘍	灼熱感を伴う痛みが数時間持続する．空腹，刺激物などが誘因

（文献2を参照して作成）

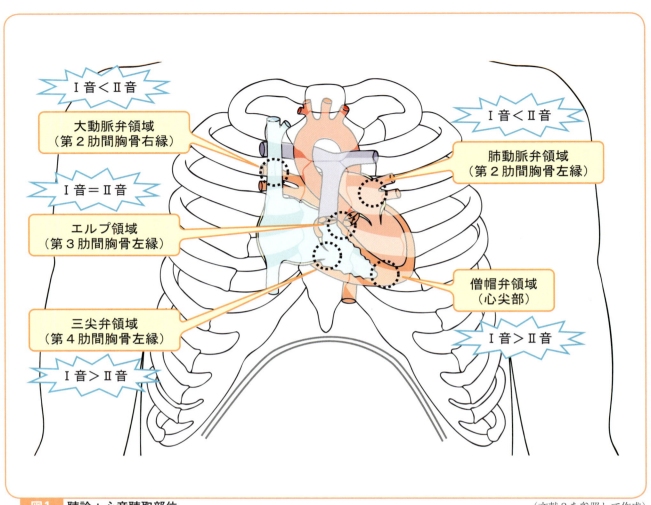

図1 聴診：心音聴取部位 （文献3を参照して作成）

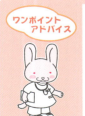

循環器疾患は，緊急性が高い状態も多いため，心電図モニターなどデータにとらわれすぎず，視野を広く持ち，基本的なフィジカルアセスメントを迅速に行いましょう．

参考文献

1) 日本内科学会認定医制度審議会救急委員会 編：救急患者に対する系統的アプローチ．"内科救急診療指針1st Edition"，社団法人日本内科学会，東京，p10，2011
2) 倉田千弘：循環器総論主要症候．"病気がみえる循環器Vol.2" メディックメディア，東京，pp13-22，2009
3) 清村紀子 編：フィジカルアセスメントのおさらいをしよう．看護技術59(4)：11-12，2013
4) 上村美智留：フィジカルアセスメントの進め方⑤循環器系（末梢血管を含む）．月刊ナーシング17(5)：88-98，1997

1章 臓器別フィジカルアセスメント

Q6 消化管のフィジカルアセスメントについて教えてください

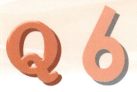

A 消化器疾患で緊急を要する病態はいくつかありますが、腹部には消化器だけでなく泌尿器、生殖器も含まれるため、適切な治療・看護を行うためには鑑別が重要です。そのためには、それぞれの臓器の位置を理解し、特徴的な症状を念頭においてアセスメントを行います。

エビデンスレベルⅠ

回答者
山崎章恵

1 救急・急変場面における消化管のフィジカルアセスメント

- 救急・急変場面で消化管のアセスメントをする際に念頭におかなければいけないのは急性腹症です。消化管に起因する急性腹症で代表的なものは、急性胃腸炎やイレウス、消化管穿孔などです。**急性腹症**は激しい腹痛を主訴として発症するため、ここでは腹痛と随伴症状のアセスメントを中心に解説します。

2 フィジカルアセスメントの実際

- 消化管のアセスメントでは、膝を曲げた状態で仰臥位をとってもらい、看護師は患者さんの右側に立ち、臓器の位置をイメージしながら（図1）、腹部全体、右上腹部、左上腹部、左下腹部、右下腹部の順にアセスメントを進めます（図2）。患者さんの訴えや姿勢から痛みの強さを判断しつつ、問診をしながら視診・聴診・打診・触診の順にアセスメントを行います。

a）問診

- まず、痛みの発症の仕方、痛みの性質、部位について聞きます。痛みの発症が徐々であれば、炎症性疾患や閉塞性イレウスなどが考えられます。急激な発症であれば、消化管穿孔や絞扼性イレウスなどが考えられます。そして、痛みが持続的な激痛であれば、腹膜炎などが考えられ、周期的な**疝痛**であれば胃腸炎やイレウスが考えられます。疝痛の場合は消化管のけいれんや進展によって、激しい痛みが間隔をおいて繰り返し起こります。
- 痛みの部位と考えられる疾患を図3に示しました。これらの情報を合わせて判断し、消化管の疾患なのか、ほかの疾患が考えられるのかを予測します。
- 消化管に起因する腹痛の場合は、食事内容や飲酒、強いストレス、薬物の内服などが関連します。腹痛を誘発したと考えられるこれらの情報を問診によって、明らかにします。
- 随伴症状には客観的に観察できるものもありますが、嘔気の有無や強さは問診によって明らかにします。嘔吐をした場合は、いつ、どのような嘔吐だったかを聞きます。吐物が確認できる場合は、吐物の内容や血液が混じっていないかを確認します。イレウスは排便状態の確認も重要です。最終の排便、排ガスがいつだったか、便の「性状」や量について聞きます。

b）視診

- 腹部全体をみて、黄疸、腹部膨満、手術痕がないかを確認します。手術痕があった場合、いつ、どのような手術を受けたか確認します。

c）聴診

- 腸蠕動音を聴取します。腸蠕動音は4～12回／分であれば正常です。5分たっても聴診できない場合はイレウスが疑われます。しかし、5分間聴診し続けることは現実的ではなく、1分間で3回以下であれば腸蠕動が減弱している状態と判断できます。

d）打診

- 打診によって腹水の貯留とガスの貯留を鑑別します。ガスの貯留では鼓音が聴取されます。

e）触診

- 手を温め、痛みを訴える部位を避け、遠い所から腹壁を軽く圧迫しながら、触診していきます。そして、腹部の圧痛や抵抗、腹筋の反射、腫瘤などを確認します。**マックバーニー点、ランツ点に反跳痛**がある場合は、急性虫垂炎が疑われます（図4）。

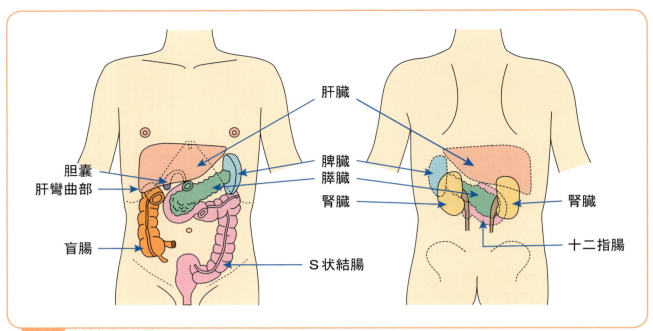

図1 腹部臓器の位置

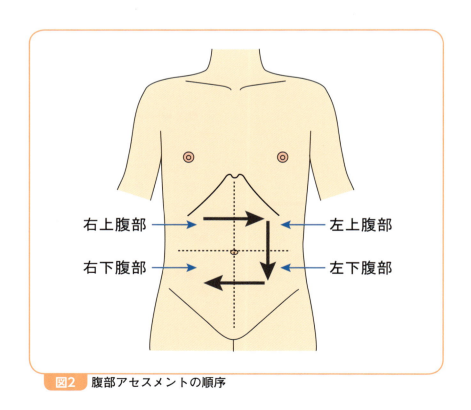

図2 腹部アセスメントの順序

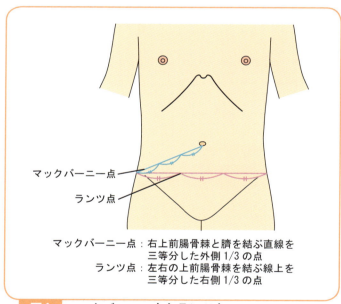

図3 腹痛をきたす疾患

右上腹部
- 胆石, 胆嚢炎
- 急性・慢性肝炎

臍部周辺
- 腸炎
- 急性虫垂炎
- 憩室炎
- クローン病
- 腹部大動脈瘤破裂

下腹部
- 子宮外妊娠
- 卵巣嚢腫茎捻転
- 膀胱炎

両側腹部
- 腎・尿管結石
- 急性・慢性腎炎
- 腎盂炎

心窩部～左上腹部
- 急性膵炎
- 慢性膵炎
- 膵臓がん
- 狭心症, 心筋梗塞

上腹部
- 胃・十二指腸潰瘍
- 胃炎

腹部全体
- 腹膜炎
- イレウス
- 腸間膜動脈血栓症

右季肋部／心窩部／左季肋部／臍部／右側腹部／左側腹部／右腸骨窩部／左腸骨窩部／下腹部

マックバーニー点：右上前腸骨棘と臍を結ぶ直線を三等分した外側1/3の点
ランツ点：左右の上前腸骨棘を結ぶ線上を三等分した右側1/3の点

図4 マックバーニー点とランツ点

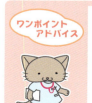

ワンポイントアドバイス
消化器の症状は食事摂取と密接な関係があり、また精神的な状態や生活環境、既往歴や内服薬なども関連します。問診によって関連する情報を集めながらアセスメントするとよいでしょう。

参考文献
1) 森田孝子 編：系統別フィジカルアセスメント, 医学評論社, pp96-116, 2006.

1 臓器別フィジカルアセスメント

1章 臓器別フィジカルアセスメント

Q7 肝・胆・膵のフィジカルアセスメントについて教えてください

A 肝・胆・膵において，急性に発症した疾患は早急の治療介入が必要となることが多く，迅速に対応することが重要です．また末期肝不全症状でも吐血・下血，肝性脳症などは緊急の対応を求められるため，症状のアセスメントが大切になります．

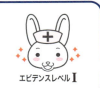
エビデンスレベル I

回答者 萩原邦子

1 問診のポイントについて教えてください

- 肝・胆・膵に関連した症状は，食欲低下，嘔気，倦怠感，皮膚・眼球黄染，下血，腹痛，腹部膨満，発熱などがあります．まずは，症状の出現時期や一過性か持続性か，痛みの部位などを聴取します．
- 生の貝類や生肉などの食物や，薬やサプリメントは，急性肝炎の原因の可能性があるため，症状が出現する時期から1ヵ月程度さかのぼって摂取歴を確認します．
- 検診などで肝機能異常を指摘されたことがあるかどうか，飲酒歴，家族内のウイルス肝炎既往歴も重要な情報となります．

2 肝・胆・膵の機能異常ではどんな疾患が考えられますか？

- 食欲低下，嘔気，倦怠感，皮膚・眼球黄染などの症状は，肝炎，肝硬変が考えられます．急性肝炎の場合，症状としては急な発症となり，時に劇症化することがあります．
- 肝硬変は非代償期になるまで黄疸の症状がなく，非代償期肝硬変になり，黄疸出現や腹水貯留による腹部膨満，食道静脈瘤破裂による吐血や下血による症状から発見される場合もあります．
- 腹痛や発熱，悪心嘔吐を伴う場合は，慢性胆嚢炎や急性胆嚢炎が考えられます．また，上腹部痛では急性膵炎が考えられ，重症急性膵炎になるとショック，呼吸不全，腎不全などの重要臓器障害を併発します．

3 まず，はじめに何をみる？

- 肝硬変になると特有の症状が出ますので，症状を観察します（図1）．吐血・下血による出血がある場合は，顔面蒼白や血圧低下や頻脈，意識レベルの確認などショック状態になっていないかを確認します．
- 劇症肝炎（重症急性肝炎）や肝硬変では肝性脳症が出現することがあります．肝性脳症の重症度の評価は昏睡度分類（表1）を参照します．昏睡度Ⅱ度以上の評価で行う羽ばたき振戦とは，上肢を伸ばしたまま水平に挙上させ，そのまま動かさず保持させると手が縦に振戦状態をいいます．また患者さんに100から順番に7ずつ引き算してもらう方法もよく使われます．100－7は比較的簡単に解答できるのですが，93－7あたりから計算がおぼつかなくなります．
- 腹痛を伴う場合は，腹痛の箇所を特定します（図2）．急性胆嚢炎では筋性防御やMurphy sign（右季肋部を圧迫していると痛みのため呼吸が完全に行えない状態）を認めます．上腹部の激しい腹痛を訴える場合は急性膵炎の可能性があります．

4 得られた情報をどのようにケアに生かせばよいのでしょうか？

- 吐血・下血があった場合は，まずバイタルサインチェックを行い，血圧低下や頻脈がないかを確認します．出血によるショック状態の徴候があれば，すぐにドクターコールが必要です．激しい上腹部痛やMurphy signを認めた場合も早急の対応が必要です．

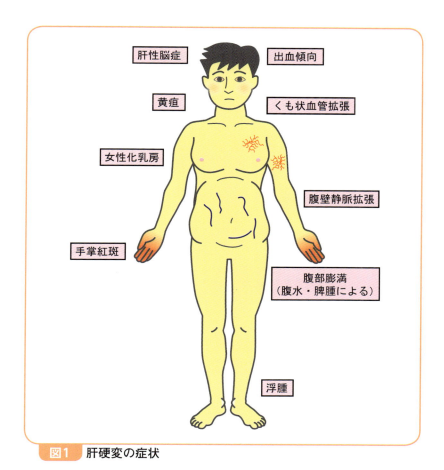

図1 肝硬変の症状

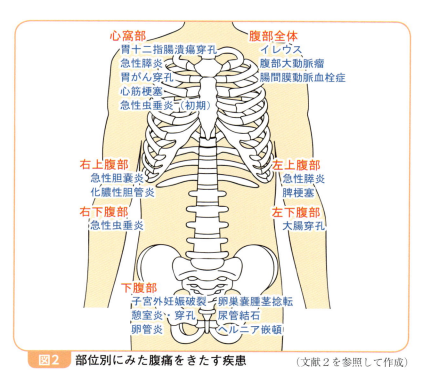

図2 部位別にみた腹痛をきたす疾患　　（文献2を参照して作成）

表1　昏睡度分類

昏睡度	精神神経症状	参考事項
I	・睡眠-覚醒リズムの逆転 ・多幸気分，時に抑うつ状態 ・だらしなく，気にとめない態度	・retrospectiveにしか判定できない場合が多い
II	・指南力(時，場所) ・障害，物を取り違え(confusion) ・異常行動 　(例：お金をまく，化粧品をごみ箱に捨てるなど) ・時に傾眠状態 　(普通のよびかけで開眼し，会話ができる) ・無礼な言動があったりするが，医師の指示に従う態度をみせる	・興奮状態がない ・尿，便失禁がない ・羽ばたき振戦あり
III	・しばしば興奮状態，またはせん妄状態を伴い，反抗的態度をみせる ・嗜眠傾向(ほとんど眠っている) ・外的刺激で開眼しうるが，医師の指示に従わない，または従えない(簡単な命令には応じ得る)	・羽ばたき振戦あり(患者の協力が得られる場合) ・指南力は高度に障害
IV	・昏睡(完全な意識の消失) ・痛み刺激に反応する	・刺激に対して払いのける動作，顔をしかめるなどがみられる
V	・深昏睡 ・痛み刺激にもまったく反応しない	

(文献3を引用)

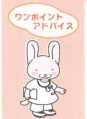

ワンポイントアドバイス

肝不全患者は血液凝固能が低下しています．肝性脳症出現で転倒すれば，打撲による皮下血腫の拡大や，頭部打撲では脳出血を起こす可能性があるため，肝性脳症をいち早く察知することが重要です．

参考文献

1) 加藤直也 他：消化器疾患の治療とポイント．"肝胆膵診療エキスパートマニュアル" 小俣政男 監，羊土社，pp192-357，第3刷，2012
2) 勝見　敦 他編："急変時対応とモニタリング" 照林社，2009
3) 犬山シンポジウム記録刊行会 編："第12回犬山シンポジウム　A型肝炎・劇症肝炎" 中外医学社，p124，1982

1章 臓器別フィジカルアセスメント

Q8 腎・泌尿器のフィジカルアセスメントについて教えてください

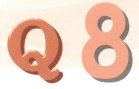

A 腎・泌尿器のフィジカルアセスメントでは，腎臓は水，電解質を一定に保持し，尿素などの窒素化合物の排泄，ホルモンの分泌や活性化をする臓器で，腎機能が障害されると全身に影響します．そのため，局所だけでなく全身の症状をとらえる必要があります．

回答者 高尾ゆきえ

1 腎・泌尿器の構造と機能

● 腎臓は横隔膜の直下で，脊柱の両脇の後腹膜壁に位置します．大きさ10～12cmのそら豆の形をした臓器です．おもな機能は，①水，電解質を一定に保つ，②尿素などの窒素化合物の排泄，③ホルモンの分泌と活性化です．泌尿器は，尿管・膀胱・尿道があり，腎臓でつくられた尿を運び体外へ排出します．

2 問診のポイントについて教えてください

a) 緊急性の高い症状

● 発熱を伴う急性尿路感染は早期に対応が必要です．体温，排尿痛，腰背部痛を確認します．
尿管結石は，尿管の閉塞による腎盂内圧の上昇や尿管平滑筋の痙攣によって激しい痛み・仙痛発作を生じます．痛みの強さと性質，位置，誘発刺激，発現時間，持続時間を確認します．倦怠感や食欲不振，嘔気などの尿毒症の症状の有無も確認します．

b) 排尿について

● 排尿の有無，尿の色や量，排尿パターン，失禁の有無，水分摂取量などを確認します．
尿が出ない状態が持続することは，生命に関わる状態です．腎前性・腎性・腎後性など原因を追及し，早期に対応が必要となります（表1）．

c) 既往症や全身症状

● 腎機能に関連する糖尿病，高血圧の有無や使用薬剤，体重の変化，浮腫について確認します．

d) 生殖器の機能

● 異物挿入による損傷などもあり，必要に応じて患者さんと家族の心理状態に配慮しながら，性についての情報を聴く必要があります．

3 どんな疾患が考えられる

a) 浮腫が出現したら？

● 腎臓に起因する浮腫は，多くは全身性に出現します．ほかにうっ血性心不全，肝硬変，栄養障害などでも全身性の浮腫をきたします．腎疾患では，ネフローゼ症候群，急性糸球体腎炎，腎不全などが原因として起こる症状です．腎臓で蛋白質が再吸収されず，尿中に排泄されるため，低蛋白血症となり，血漿膠質浸透圧が低下し血管外に水分が移動するために浮腫が起こります．

b) 無尿・乏尿が出現したら？

● 尿が出ない場合，まず尿路の閉塞による「**尿閉**」との鑑別が必要です．尿閉の場合，尿は生成されているので，超音波検査で膀胱内の尿の貯留を確認します．尿閉を起こす原因として，膀胱腫瘍，神経因性膀胱，子宮腫瘍，出血や凝血塊による閉塞があります．
尿が生成されない場合は「**無尿**：1日の尿量が100mL以下」「**乏尿**：1日の尿量が400mL以下」とされます．腎前性では，出血性ショック，心不全，脱水などの全身の循環血液量減少や腎動脈梗塞などの腎への血流減少があります．腎性では，急性腎炎，慢性腎不全，薬物などがあります．

c) 血尿が出現したら？

● 血尿の原因は，腎炎・泌尿器系の腫瘍や外傷・尿管結石などがあります．血尿には肉眼的血尿と顕微鏡的血尿があります．約0.1％以上の血液が尿中に混入すると肉眼的に血尿がわかります．肉眼的に見えなくても，尿検査で血尿がある場合は，原因疾患を検討します．

4 まず，はじめに何をみる？

a) 腎の位置

● 仰臥位もしくは軽い側臥位にして，肋骨脊柱角部（CVA）（図1）に手を置き，背部と前面から手で挟むようにして，

深呼吸をすると腎臓の下方が触知できます．通常は触知しにくい状態です．しっかり触れるときは追加の検査が必要です．
肋骨脊柱角部を拳の後ろで軽く叩くと痛みが増強される場合は，腎盂腎炎や尿管結石が考えられます．

b）浮腫

- 両側の足背，両側の内果後方，両側の脛骨を母指で5秒間しっかり押します．押すことでくぼみ（圧痕）の有無を確認します．圧痕の深さで浮腫の程度が分類されます（表2）．
客観的に判断するために一定の場所で下腿の周囲径を計測することや体重の変化も指標となります．

c）その他

- 画像検査，腎機能検査，血液検査，尿検査排尿機能検査などの結果とアセスメントします．

5 どのようにケアに生かすか？

- 急性腎不全から，高カリウム血症・肺うっ血からの低酸素血症をひき起こすと緊急性の高い状態となります．速やかに血液濾過透析治療の準備が必要となります．画像検査・尿量・血液検査・排尿検査から腎機能・排尿機能の評価を行い，ケアを検討します．

表1 乏尿・無尿の原因

尿が生成されない・十分されない	腎前性	循環血液量減少（出血性ショック）・心拍出量の減少など
	腎性	急性腎炎，慢性腎不全，ネフローゼ症候群・急性尿細管壊死など
尿は生成されるが膀胱内に貯留し排泄されない	腎後性	尿路系の閉塞・結石・腫瘍・尿道損傷など

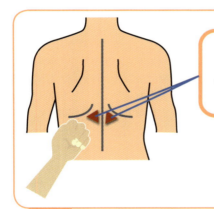

第12肋骨と脊柱の間の三角部分
⇒肋骨脊柱角部
＊腎盂腎炎や尿路結石がある部分を握り拳の外側で軽く叩くと痛み（叩打痛）がある

図1 肋骨脊柱角部（CVA）

表2 浮腫の程度

レベル	圧痕の状態	圧痕の深さ
+1	わずかに圧痕を認める．容易にもとに戻る．	2mm程度の陥没
+2	中程度の圧痕を認めるが，圧痕は消失する．	4mm程度の陥没
+3	深い圧痕を認め，短時間持続する．下肢の腫脹を認める．	6mm程度の陥没
+4	非常に深い圧痕を認め，長時間持続する．下肢は異常腫脹している．	8mm程度の陥没

ワンポイントアドバイス
救急や急変時は，尿量が腎機能を予測する重要な情報となります．1時間に体重当たり何mLの尿が出ているかを計測しましょう．尿量が0.5〜0.4mL/kg/時以下の場合は，早急な対応が必要です．

参考文献

1) 落合慈之 他："腎・泌尿器疾患ビジュアルブック" 亀山周二，渋谷祐子 編 学研メディカル秀潤社，2010
2) 佐藤憲明 他："場面別 どう見る！どう動く！ 場面別急変対応マニュアル" 照林社，2010

1章 臓器別フィジカルアセスメント

Q9 骨・運動器のフィジカルアセスメントについて教えてください

A 骨・運動器のフィジカルアセスメントでは神経系障害と運動器系障害の鑑別が必要です．運動器とは，身体運動に関わる骨，筋肉，関節，神経などの総称で，身体を構成し支え身体運動を可能にする器官です．運動器はそれぞれが連携して働いており，どのひとつが悪くても身体はうまく動きません．患者の症状からどの部分に障害が起こっているのかを判断していくことが大切です．

エビデンスレベルⅡ

回答者
劒持 功

1 筋力低下には，神経系のアセスメントを行いましょう

● 筋肉は大脳の運動中枢からの指令によって動きます．運動中枢から出た指令は，大脳の内包を通り中脳，橋，延髄の錐体を通り，延髄と頸髄の境界部で互いに交叉（錐体交叉）して反対側の脊髄を下降し，目的の脊髄前角に至ります．ここで脊髄前角細胞とシナプス接続します．ここまでを**上位運動ニューロン**といいます．脊髄前角細胞から筋肉との接合部までを下位運動ニューロンとよびます．運動の障害は麻痺（筋力低下）という症状で現れます．このような訴えは大脳の運動中枢から筋肉までの経路のどのレベルで障害が起きても現れます（**図1**）．また，運動器そのものの障害もあります．このなかには緊急性が高い脳血管障害が疑われる，突然，緊急に発症した筋力低下があります（**表1**）．意識障害や呼吸筋麻痺を伴う場合には，気道の確保が必要なものもあります．そのため麻痺のタイプを知ることは障害部位の特定に役に立ちます．**麻痺のタイプ**は単麻痺，片麻痺，対麻痺，四肢麻痺があります．それぞれの特徴と障害部位は（**表2**）の通りです．アセスメントの際には関節の可動域と筋力をMMT（**表3**）により測定します．

2 姿勢の保持，歩行は協調運動をアセスメントできます

● 姿勢の保持，立位，歩行などの動作がスムーズに行われないと**不随意運動**として観察されます．不随意運動は，大脳基底核やそれ以外の錐体外路系，小脳，その他の異常によって生じます．不随意運動の有無，程度を評価し，障害の部位をアセスメントします．錐体外路障害では不随意麻痺（振戦，チック），小脳経路障害では協調運動がスムースに行われなくなります．また，上位運動ニューロンは下位運動ニューロンに対して抑制をかけています．そのため上位運動ニューロンのどこかで障害されると抑制がとれて反射は亢進します．一方，下位運動ニューロンは神経筋接合部まで伸びて筋を直接支配しています．**下位運動ニューロン**のどこかで障害されると，筋へ刺激が届かなくなり反射は低下します．下位運動ニューロン障害は脊髄前角細胞から末端の筋線維など末梢神経領域での障害で弛緩性麻痺を起して筋収縮力の低下・消失，筋緊張の減弱・消失，筋委縮，筋伸張反射の低下・消失などが起こります（**図2**）．反射には深部反射，表在性反射，病的反射，自律神経反射などがあります．

3 運動器の異常は痛みやしびれとして現れます

● 運動器の障害は痛みやしびれとして現れます．その中でも腰痛，関節痛はよく見られる症状です．特に腰痛は患者の訴えで頻度の高い症状です．腰痛の原因は急性腰椎症が多く，腰椎椎間版ヘルニア，脊柱管狭窄症など大部分が機械的損傷です．腰痛の中には，圧迫骨折，腹部大動脈瘤，大動脈解離，脊髄動脈症候群，腰椎椎間板ヘルニア，硬膜外膿瘍，椎体椎間板炎，脊椎腫瘍など急性に起こる，見逃してはいけない疾患があります．また，骨と関節の疾患には骨系統疾患（軟骨無形成症，骨形成不全症），骨関節の感染症（急性化膿性骨髄炎，感染性関節炎，結核性関節炎），骨粗鬆症，骨軟化症，くる病，腫瘍（骨腫瘍，軟部腫瘍），関節リウマチなどがあります．これらの疾患で関節痛のアセスメントを行うためにはOPQRST法によるアセスメントが有効です（**表4**）．

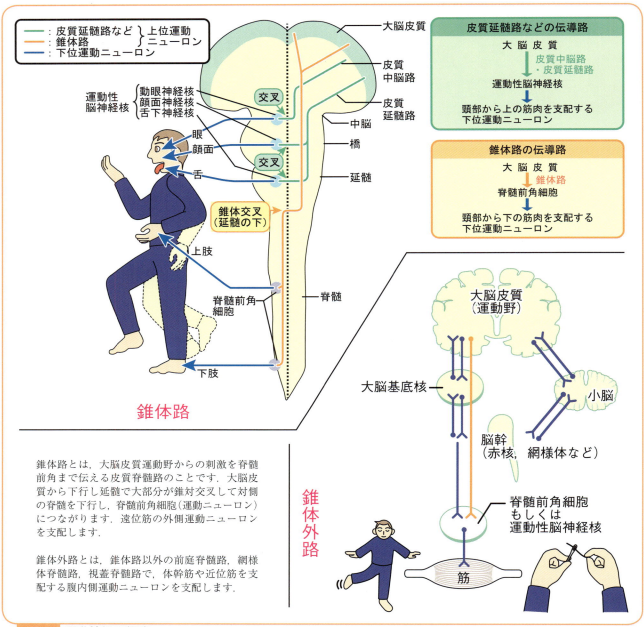

図1 運動神経の経路

表1	緊急の筋力低下を伴う疾患
意識障害あり	広範な脳血管障害，脳幹病変，脊髄脳炎など意識障害として対応（気管挿管の必要性を検討）
突然発症した片麻痺，危険因子	脳血管障害，大動脈解離，脊髄硬膜外血腫など
突然発症し，急激に改善した筋力低下	一過性脳虚血発作
突然発症した対麻痺，膀胱直腸障害	大動脈解離，前脊髄動脈症候群，馬尾障害など
呼吸筋麻痺を来し得る神経筋疾患	ギランバレー症候群，重症筋無力症，皮膚筋炎，多発性筋炎，ボツリヌス中毒，ふぐ毒（テトロドトキシン）中毒など

（文献2を引用）

運動麻痺の種類	単麻痺	片麻痺	対麻痺	四肢麻痺
	四肢のうち一肢だけの麻痺	一側の上下肢の麻痺	両側の下肢の麻痺	四肢すべての麻痺
病態	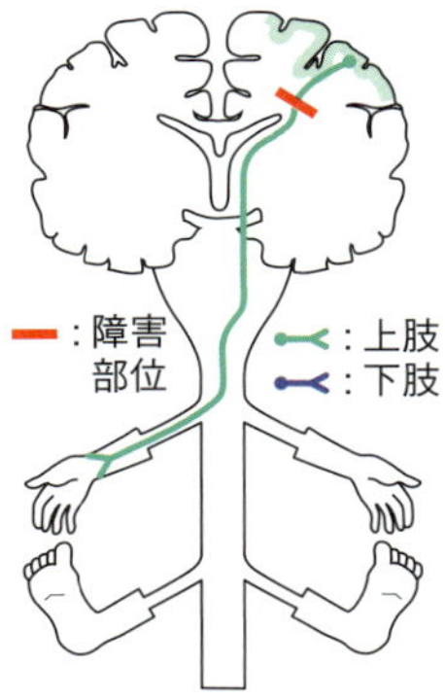 （図）	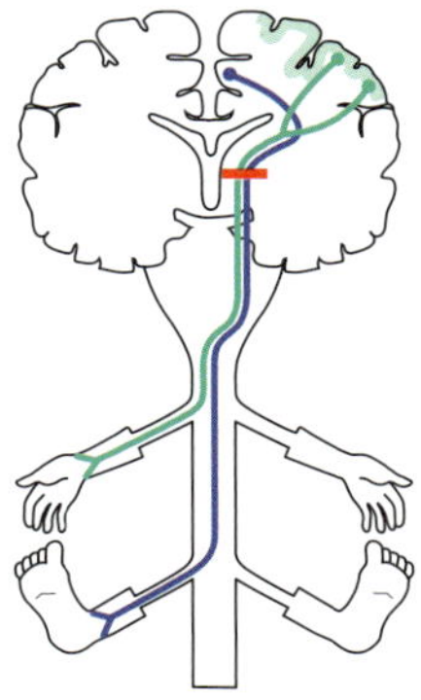 （図）	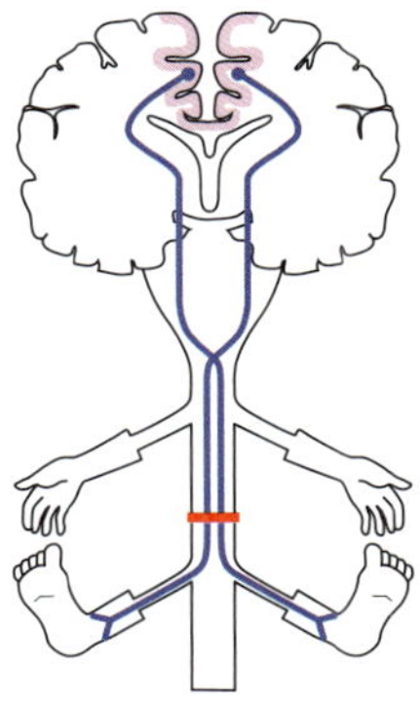 （図）	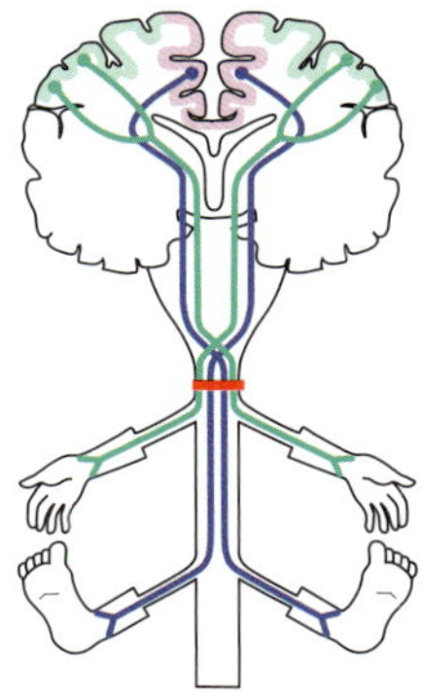 （図）
おもな障害部位	●大脳皮質の限局した部位 ●一側の下位運動ニューロン	●内包 ●脳幹部（中脳・橋・延髄） ●一側脳半球	●脊髄（胸髄以下で両側性） ●両側の下位運動ニューロン ●筋	●脊髄（頸椎） ●両側大脳 ●両側の下位運動ニューロン ●神経筋接合部 ●筋
おもな原因	●脳腫瘍（とくに髄膜腫），転移性脳腫瘍 ●脳血管障害 ●外傷による下位運動ニューロン障害	●脳血管障害 ●外傷による血腫，脳挫傷	●椎間板ヘルニア ●脊髄腫瘍 ●脊髄空洞症 ●Charcot-Marie-Tooth病 ●筋ジストロフィー	●脊髄性病変（対麻痺と同じ） ●脳血管障害 ●Guillain-Barré症候群 ●多発筋炎 ●筋ジストロフィー

図2 麻痺の種類とその原因

表2 運動麻痺のタイプ

麻痺の種類	障害部位	原因
単麻痺	下位運動ニューロン	腕神経叢の損傷など
	上位運動ニューロン	大脳皮質に限局した脳腫瘍，脳梗塞，脳出血
片麻痺	一側の上位運動ニューロン	一側の脳血管障害・脳腫瘍，外傷による一側脳半球の血腫・脳挫傷
対麻痺	上位運動ニューロン（胸髄以下で両側性）	外傷による胸髄以下の脊髄損傷
四肢麻痺	上位運動ニューロン（頸髄） 筋疾患 神経接合部疾患	外傷による頸髄損傷 低カリウム血症，筋ジストロフィーなど 重症筋無力症，ボツリヌス中毒など

（文献2を参照して作成）

表3　徒手筋力テスト（MMT：manual muscle test）

機能段階	表示法	等級
筋収縮なし	Zero（O）	0
わずかに筋収縮あり	Trace（T）痕跡	1
重力を除けば全可動域動く	Poor（P）不良	2
重力に打ち勝って完全に動く	Fair（F）やや良好	3
いくらか抵抗を加えても，なお重力に打ち勝って完全に動く	Good（G）良好	4
強い抵抗を加えても，なお重力に打ち勝って完全に動く	Normal（N）正常	5

（文献3等を参照して作成）

表4　関節痛のOPQRST3a

問診項目	詳細
発症（Onset）	急性vs緩徐発症　外傷後急性発症した場合，骨折や靭帯損傷など何らかの傷害を疑う．一方，関節リウマチなどの炎症性関節炎では大半が慢性発症．
場所（Position）	必ず患者に疼痛部位を指差してもらう．真の関節痛なのか，関節周囲組織の問題なのかみわける．真の関節痛でも股関節，仙腸関節などの深部関節では痛みが限局しないこともあり，手足の小関節からの痛みが限局しやすいのとは異なる．痛みが全身性で，解剖学的に合わない場合，線維筋痛症，甲状腺疾患，さらには詐病，精神疾患などの心理的影響による痛みを疑う．
性質（Quality）	しびれ，焼けるような痛みではニューロパチーを考える，手の痛み，腫れたような感じのしびれとして手根管症候群は有名である．一方，鈍い痛みでは関節炎を疑う．
放散痛（Radiation）	膝が痛い，大腿前方が痛いといって実は股関節の問題，腰椎椎間板ヘルニアや脊柱管狭窄症による神経根障害・脊髄病変ということもある．
重症度（Severity）・強さ（intensity）	5番目のバイタルサインとして米国では"Fifth vital sign"と呼ぶ．客観的に評価できるように痛みの強さはVisual Analogue Scale（VAS：0－100mm）で表わす．仕事を休むほどの痛みなのか，趣味などを中止するような痛みなのか重症度を評価することも大変重要である．
時間（Time）として持続時間（Duration）	朝のこわばりの持続時間が，炎症性関節炎では30分以上，変形性関節症などの非炎症性関節炎では30分未満．朝のこわばりの持続時間がRAの活動性と相関する．
増悪因子・寛解因子（Aggravating and Alleviating factor）	安静時・寝ているときに増悪し，活動によっても増悪する場合は関節リウマチ等の炎症性関節炎を，その逆に主に活動時あるいは活動後にのみ痛みが増悪し，安静により寛解する場合は変形性関節症のような機械的問題（非炎症性）を考える．
関連症状（Associated symptoms）	熱，疲労感，皮疹，こわばり，可動域制限，腫脹，脱力（筋力低下）等

（文献1を引用）

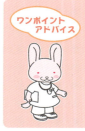

ワンポイントアドバイス

骨・運動器は姿勢を保持し，歩行などADLに関係しています．その障害はQOLに影響を与えます．筋肉運動の神経メカニズムを理解しましょう．また，筋力低下，痛みやしびれなどの症状はOPQRST法でアセスメントしましょう．

参考文献

1) 徳田安春："新・総合診療医学"病院総合診療医学 編，カイ書林，2012
2) 徳田安春："ジェネラリスト・マスターシリーズシリーズ④ジェネラリスト診療が上手になる本"カイ書林，2011
3) 古谷伸之："診察と手技が見える　vol.1（第2版）"メディックメディア，2007

2章　症候・徴候からみたフィジカルアセスメント

Q10 意識障害のフィジカルアセスメントの手順を教えてください

A 意識障害の原因＝頭蓋内疾患ではありません．意識障害の程度，呼吸，循環を確認し，緊急度・重症度を判断します．その後，瞳孔所見，麻痺の有無などの身体的情報，発症の状況，既往歴などを問診し，意識障害の原因を探っていくための観察をします．

エビデンスレベルⅠ

回答者
芝田里花

1 どのような順番でフィジカルアセスメントを行っていきますか？

● 意識障害のある患者さんのフィジカルアセスメントを行う際には，まず，**生命の危機状態ではないかを判断**します．そのためには大まかな意識レベル（刺激に対し反応があるかどうか），気道は確保されているか，呼吸，循環の破綻はないかを確認します．呼吸は異常呼吸がないかどうか，循環はショックの徴候がないかを確認します．

● **意識障害の原因＝頭蓋内病変ではありません．先入観をもった観察は絶対に行ってはいけません**．表1に意識障害の原因（AIUEOTIPS）と観察のポイントを示します．

● 意識レベルの詳しい評価をJCS（Japan Coma Scale）やGCS（Glasgow Coma Scale）で行い，バイタルサインの測定，除脳硬直，瞳孔の観察，項部硬直などの脳局所症状や髄膜刺激症状など，神経学的所見の観察を行います．また，血糖値，アルコール臭・薬物臭の有無，モニター心電図や12誘導心電図から意識障害の原因となる不整脈はないかなど，原因検索のために必要な情報を集めていきます．

2 問診のポイント

● 問診のポイントは意識障害の原因検索につながるような**情報を収集する**ことです．
● 状況により，患者さん本人や付添人，目撃者から情報を収集します．
● 問診の内容を以下に示します．
　・意識障害はいつからか
　・発症の様式は急激か徐々に起こったのか
　・頭痛や悪心などの随伴症状の有無
　・どのような環境で起こったのか
　・既往歴，今までに今回と同じようなエピソードがあっ

たか，高血圧，糖尿病，肝臓疾患，腎疾患などの有無
　・服薬中の薬
　・飲酒の状況，麻薬などの使用
　・精神疾患の有無

3 得られた情報をどうアセスメントするか？

● 得られた情報から意識障害の原因を考え，今後，「**起こるかもしれない状態**」を予測し，対応していきます．
● 例に挙げると意識レベルが悪く，麻痺，瞳孔異常が生じているようであれば，頭蓋内病変の可能性が高く，生命の危機状況であり，気管挿管などの緊急処置や手術になることも考え，対応します．逆に意識状態が悪くても血糖が30mg/dLであり，意識障害の時間経過が短時間であれば，意識障害が改善する可能性が高いと予測することができます．
● 最終的な意識障害の原因は，血液検査や心電図，画像検査を含め，医師が診断を行います．

4 ドクターコールするのはどんなとき？

● 意識障害が生じた際には，ドクターコールは必ず必要です．ただし，**緊急か，時間に猶予があるかの判断**は必要です．
● 意識レベルが悪く，気道，呼吸，循環に異常があれば，生命の危機状態と判断し，**即刻**，ドクターコールをします．
● 意識レベルが悪く，麻痺がある，瞳孔異常，除脳硬直や除皮質硬直などの異常肢位がある場合にも，早急なコールが必要です．
● また，意識レベルが急激に悪化した場合にも緊急コールが必要です．
● ドクターコール時には簡潔明瞭に医師に伝えることが必

要です．伝えるべきことは意識レベル（JCSやGCSで表現），バイタルサイン，発症の状況，瞳孔所見や麻痺などの神経学的所見，心電図所見などその患者さんに必要な情報を選択し，報告します．

表1　意識障害の原因（AIUEOTIOS）と観察のポイント

	症状	原因	観察のポイント
A	Alcohol	急性アルコール中毒	アルコール臭
I	Insulin（糖尿病性昏睡）	高血糖，低血糖，糖尿病性ケトアシドーシス	糖尿病の有無
U	Uremia	尿毒症	呼気の尿臭
E	Encephalopathy（脳症）	肝性脳症，ウェルニッケ脳症，高血圧性脳症	黄疸，腹水，アルコール摂取の状況，高血圧の有無
	Electrocardiogram（不整脈）	致死性不整脈（心室粗細動，心室頻拍），徐脈性不整脈（洞機能不全症候群，完全房室ブロック）	心電図モニター，12誘導心電図の所見
	Electrolyte（電解常）	Na，KCa，Mg	
O	Oxygen（呼吸障害・呼吸不全）	低酸素血症，CO_2ナルコーシス 一酸化炭素中毒	チアノーゼ，慢性閉塞性肺疾患の有無
T	Trauma（外傷）	頭部外傷	外傷の有無
	Temperature（低/高体温）	偶発性低体温，熱中症，悪性症候群	環境，薬物使用の有無
I	Infection（感染症）	髄膜炎，脳炎，敗血症	項部硬直，ケルニッヒ徴候，発熱
	Intoxication（薬物中毒）	麻薬，向精神薬，危険ドラッグ，睡眠薬	薬物使用の有無，注射痕
P	Psychogenic（精神疾患）	ヒステリー，うつ状態，統合失調症	精神疾患の有無
S	Stroke（脳血管障害）	脳出血，脳梗塞，くも膜下出血	麻痺，瞳孔所見，姿勢 頭痛，悪心，嘔吐の有無
	Shock（ショック）	循環血液量減少性ショック，心原性ショック	ショックの徴候，出血の有無
	Seizure（けいれん）	てんかん	既往歴

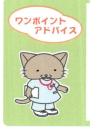

ワンポイントアドバイス

意識障害の原因を検索するには，どんな情報が必要かを認識し，フィジカルアセスメントを行っていくことが大切です．知識の引き出しを増やすことが必要です．

参考文献

1) 本山仁美：意識障害のアセスメント．ナースビーンズsmart nurse 2008年秋期増刊：86-89，2008
2) 赤坂威史，佐藤俊秀：意識がおかしい（意識障害）．"院内急変と緊急ケアQ&A" 総合医学社，pp34-35，2006

2章 症候・徴候からみたフィジカルアセスメント

Q11 麻痺・痺れのフィジカルアセスメントとは？

A 麻痺出現の発症様式（急激なのか緩徐なのか），どのような麻痺症状なのか，その麻痺症状は増悪してきているのか，麻痺症状のほかに随伴症状があるのかなど，情報収集と身体観察により，まず麻痺の種類についてアセスメントします．

エビデンスレベルⅠ

回答者
冨岡小百合

1 問診のポイントについて教えてください

●問診は，以下の視点で聴取します．

①現病歴
- 発症前の状態はどうであったか
  普段と何ら変わりがなかった，めまいを感じていた，頭痛があった，食欲がなかった，血圧が高かった・低かった，発熱があった，転倒して頭部を打撲したなど，前兆やきっかけとなりうるような状態の有無を確認します．
- 受傷機転
  現病歴において外傷が含まれる場合は，その受傷機転を確認します．例えば階段から転んで頭を打ったというような場合，どのくらいの高さから転んだのか，転び落ちたところは土かコンクリートかなど，侵襲の有無を聴取します．これらは病態との関連を一考する助けになります．
- 発症様式
  突然に発症したのか，緩徐に進行してきたのかなどを確認します．一般的に，**急性発症であれば血管障害や外傷**などによるもの，**緩徐進行性は変性疾患や腫瘍**によるものが考えられます．

②既往歴
とくに循環器系（不整脈，高血圧など），脳神経・血管系（脳血管障害，てんかん，変性疾患，腫瘍，外傷後など），精神科疾患，糖尿病，発熱の有無，そして処方内服薬の内容について確認します．心房細動を認められる場合，脳梗塞のリスクがあると考えられます．また高血圧から脳内出血，糖尿病があれば血糖異常によるもの，発熱では炎症性疾患（脳炎）が考慮されます．

③生活歴
飲酒歴はビタミン欠乏や脳血管障害，末梢神経障害などと関連し，喫煙歴は循環器疾患，脳血管障害と関連します．服用歴では血糖降下薬による低血糖，抗てんかん薬による小脳失調など副作用によるものはないか（前提として規則正しく服用できているかを確認します），また，職業歴では職業性ジストニアをきたすようなものか，特殊な薬物（農薬，塗料など）を取り扱う職業に従事しているか，その他として中毒をきたすような魚介類を摂取したかなどについて聴取します．

2 麻痺とは？ どのような疾患が考えられますか？

●一般的に麻痺とは，運動麻痺のことを示します．運動麻痺は大脳皮質運動野から脊髄を通る錐体路（上位運動ニューロン），脊髄を出てから末梢神経に分布（下位運動ニューロン）し，神経筋接合部，筋肉にいたるなかでの伝達回路に障害が生じた場合に起こります（表1）．

●感覚神経に障害をきたすと**感覚麻痺**（知覚過敏・鈍麻，痺れ）を生じます．温度覚，痛覚の伝導路は，脊髄視床路を通り視床から大脳皮質の感覚中枢に伝達し認識されます．また触覚，深部感覚は延髄視床路を通って視床から大脳皮質の感覚中枢に伝達し認識されます．

●大脳，脳幹の障害の場合には，感覚障害は運動麻痺と同様に病変と反対側に感覚障害をきたします．脳幹と脊髄の移行部より下位の障害では，運動麻痺と触覚・深部感覚障害は同側，温痛覚障害は反対側に現れます．

3 まず，はじめに何をみる？

a）緊急度を見極める

●まず生命に差し迫った危機がないかを評価します．すなわちA（Airway 気道）B（Breathing 呼吸）C（Circulation 循環）に異常をきたしていないかを，バイタルサインと併せて評価します．これらのどこかに異常を認めれば，ただちに蘇生処置が必要になります．

- 麻痺を生じる原因となる疾患には，意識障害や麻痺により機能不全を伴うものがあります．舌根が沈下している，呼吸機能麻痺を呈している，循環虚脱を認める場合には，気管挿管，人工呼吸器，輸液路確保を行います．ABCを安定させることが第一優先です．

b) 麻痺症状は？

- 麻痺はどの部位に出現しているか，感覚麻痺を伴っているかを観察します（表2）．
- 麻痺の評価として，医療者の徒手により患者の筋力を評価する，**徒手筋力テスト MMT**（manual muscle testing）（表3）が一般的に活用されています．麻痺の程度の変動を経時的に観察していきます．
- 上下肢の軽い運動麻痺を見つける方法として，以下のようなものがあります．

＜上肢＞

- バレー徴候（図1）：手掌を上にし，両上肢を水平挙上させて両眼を閉じたままでいると，麻痺側の上肢は回内しながらゆっくり下に落ちる現象．
- 第5指徴候（図2）：手掌を下にして腕と手を水平に前方に出すと，麻痺側の第5指が外側にそれる現象．
- 凹み手徴候：手の甲を上にして強く両手を開いてすべての指を強く開いた際，麻痺側の親指が前に出て手掌が凹んだようになる現象．
- 手回内試験：上肢の手掌を軽く握らせ，肘関節を曲げ肩に近付けると，麻痺側は回内位をとるため手背面が肩につく．健側では手掌面が肩につく．

＜下肢＞

- 下肢バレー徴候：腹臥位で両膝関節を45度屈曲してもらい，そのまま両足が接しないように膝を曲げた状態を維持してもらう．下腿が下降した場合を陽性とする（図3）．
- Hoover徴候：患者を仰臥位にし検者の手を手掌を上にして両足の踵の下に置く．一側の下肢を伸展・挙上させ，他側の踵に加わる力を感じとる．患側を挙上させると健側の踵の下に置いた手に強い力が加わるが，健側を挙上したときに患側の踵に加わる力は弱い（図4）．
- Mingazzini徴候：仰臥位で股関節を90度くらい屈曲させたまま挙上させて保持すると，麻痺側下腿が次第に下降する（図5）．

4 得られた情報をどのようにケアに活かせばよいでしょうか？

- 緊急度の見極めは，先述したようにまずは"ABCに差し迫った異常をきたしていないかどうか"を評価することです．そのうえで必要な蘇生処置を加えて，GCSで意識レベル，瞳孔所見を確認します．ただし，**意識レベルの確認は，ABCが安定していないなかで行うと正確な評価となりません**．意識レベルがよくないのは，呼吸状態が不良（低酸素），循環虚脱（脳血流低下）が影響しているかもしれないからです．
- とくに急激に発症した麻痺は，脳内病変の可能性が懸念されます．脳内病変が原因の麻痺が急に増悪するときは，緊急度が高くなります．それは例えば脳内出血増大による脳ヘルニア，脳梗塞拡大や脳浮腫増大による脳ヘルニアが進展していると考えられるためです．経時的に脳ヘルニア徴候の有無（クッシング現象，瞳孔不同，意識レベルのさらなる悪化，異常肢位）を評価します．脳ヘルニアは呼吸障害をきたすので，気管挿管の適応になります．
- また，外傷によって四肢麻痺が生じたというエピソードである場合，**脊髄損傷**の可能性が考えられますが，移動や体位によって損傷部位に負荷をかけないことが重要になります．検査などで体位を変える，または場所を移動する際には，人を十分に集めて行います．脊髄損傷が上位レベル（頸髄損傷）であると，四肢麻痺に加え呼吸抑制をきたすため，気管挿管の準備が必要になります．
- 低血圧，徐脈が認められる場合は，スパイナルショックをきたしていると考え，循環管理が必要になります．

5 その他，関連するフィジカルアセスメントについて教えてください

- その他として筋の緊張や深部腱反射，病的反射から，麻痺の原因の部位が推測できます（表4）．

表1　運動麻痺が出る原因疾患

障害部位	麻痺をきたす原因となる疾患
中枢性 （上位運動ニューロン障害：大脳，脳幹，脊髄）	脳血管障害（脳梗塞，脳出血，くも膜下出血，TIA，脳血管奇形など） 頭部外傷（脳挫傷，硬膜下血腫など） 脳腫瘍，脳炎，静脈洞血栓症，多発性硬化症，ミトコンドリア病，てんかん発作後のトッド麻痺，脊髄損傷，脊髄炎，脊髄血管障害，脊髄腫瘍，脊髄空洞症など
末梢性 （下位運動ニューロン障害：末梢神経）	ギランバレー症候群，血糖異常，ビタミンB欠乏，がん性など
筋性 神経筋接合部，筋肉障害	筋無力症，周期性四肢麻痺，筋ジストロフィー，ミオパチー，多発性筋炎，皮膚筋炎，中毒性など

（文献2を参照して作成）

表2　麻痺症状と考えられる責任病変

麻痺症状	おもな責任病変
単麻痺 四肢のうち一肢のみに麻痺	末梢神経障害 大脳皮質〜脊髄前角の病変
片麻痺 身体の一側に限局する麻痺※	大脳皮質〜頸髄の病変 多発性硬化症 低血糖
対麻痺 両下肢の麻痺	胸髄レベルの脊髄病変 大脳傍正中病変
四肢麻痺 両側上下肢の麻痺	脳幹部病変 頸髄病変 ギランバレー症候群 周期性四肢麻痺 多発性筋炎 中毒性

※脳幹部の病変では，障害された脳の反対側に麻痺が起こる（交代性片麻痺）
※延髄錐体交叉部の病変では，一側の上肢麻痺と対側の下肢麻痺が起こる（交叉性片麻痺）

（文献4を参照して作成）

表3　徒手筋力テストMMT（manual muscle testing）

段階	評価視点
5（5/5）正常 （Normal）	強い抵抗を加えても完全に運動できる 上下肢：挙上可能
4（4/5） （Good）	重力以上の抵抗を加えても肘関節あるいは膝関節の運動を起こすことができる 上肢：挙上できるが弱い 下肢：膝立て可能，下腿を挙上できる
3（3/5） （Fair）	重力に拮抗して肘関節あるいは膝関節の運動を起こせる 上肢：ようやく挙上可能，保持は困難 下肢：膝立て可能，下腿の挙上は困難
2（2/5） （Poor）	重力を除外すれば，可動域で運動できる 上下肢：挙上できない
1（1/5） （Trace）	筋収縮はみられるが，肘関節あるいは膝関節の動きがみられない 上下肢：筋収縮のみ
0（0/5） （Zero）	筋収縮もみられない（完全麻痺）

（文献2，3を参照して作成）

表4　病変部位での筋状態と反射

	上位運動ニューロン	下位運動ニューロン	神経筋接合部	筋肉
筋萎縮	認めない	遠位筋優位	認めない	近位筋優位
筋トーヌス （筋緊張）	亢進（痙性麻痺）	低下（弛緩性麻痺）	正常〜低下	正常〜低下
深部腱反射 （膝蓋腱反射，アキレス腱反射など）	亢進	低下〜消失	低下〜消失	低下
病的反射（バビンスキー反射）	認める	認めない	認めない	認めない

（文献5を参照して作成）

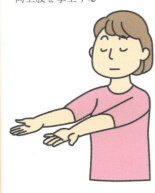
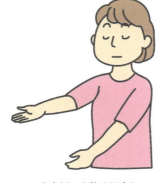

図1　上肢バレー徴候

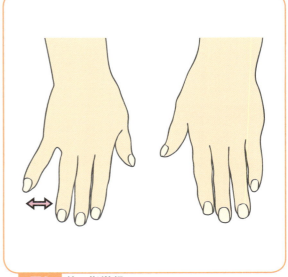

図2　第5指徴候

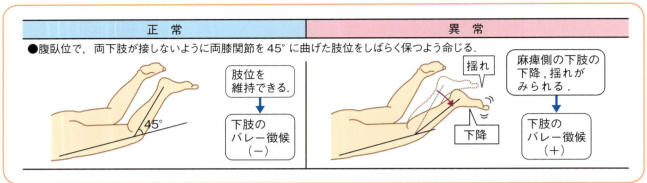

図3　下肢バレー徴候

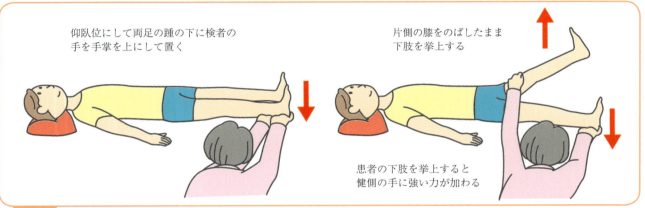

図4　Hoover徴候

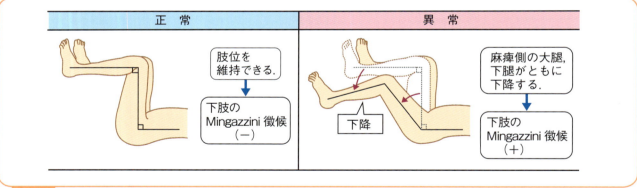

図5　Mingazzini徴候

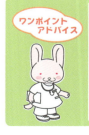

ワンポイントアドバイス

留意する点として，片手の痺れに加え，同側の口周囲にも痺れがある場合，脳血管障害の可能性があります．感覚の伝導路は視床を経由しますが，この視床の感覚支配の領域が"手""口"であり，視床で小さな病変が起こると手と口が同時に痺れることがあるためです（＝手口感覚症候群）．

参考文献

1) 滋賀健介：筋力低下・麻痺. medicina 51(7)：1242-1247, 2014
2) 上床武史 他：麻痺がでた！. BRAIN NURSING 27(8)：24-28, 2011
3) 麻痺の観察・MMT：www9.plala.or.jp/sophie_fl/diseaselcerebral132.html
4) 運動麻痺：www43.tok2.com/home/henrique/study2/undoumahi.html
5) 運動ニューロン疾患：merckmanual.jp/mmpej/secl6/ch223/ch223f.html

2章 症候・徴候からみたフィジカルアセスメント

Q12 運動失調のフィジカルアセスメントとは？

A 四肢・体幹の随意運動を調節する機能が障害されると運動失調をきたします．小脳に責任病変があるものは緊急性が高いものと考えます．

エビデンスレベルI

回答者　冨岡小百合

1 運動失調とは？どのような原因が考えられますか？

- 運動失調とは，麻痺がないにもかかわらず，四肢・体幹の随意運動が協調性を保てずうまくできない状態をいいます．正常な随意運動は，大脳皮質（前頭葉），小脳，前庭，脊髄が関与しており，これらに責任病変が存在したり，その他に慢性アルコール中毒，フェニトイン中毒，リチウム中毒，トルエン・シンナーなどの吸入も運動失調を呈します．

2 問診および観察のポイントについて教えてください

- 突然の発症であるのか，緩徐に症状が出現してきたのかを確認します．**失調が最も早期に出現するのは"起立・歩行"**です．立つ，歩くという動作が，"立ちにくい""歩きにくい""まっすぐに歩けない"，"ふらふらする""周囲のものにぶつかってしまう"などの自覚症状があります．次に言語の"しゃべりにくい""呂律がまわらない"という訴えで表現されます．その他として"字が書きづらい""ボタンかけがうまくできない"といったような上肢運動の障害もきたしてきます．
- 小脳は，四肢の協調運動に最も関与していると考えられています．**小脳性運動失調の評価方法**としてScale for the Assessment and Rating of Ataxia（SARA）が活用されます（表2）．

3 まず，はじめに何をみる？

- 突然の発症である運動失調の場合，脳血管障害が懸念されます．突然の発症は，ＡＢＣが保たれているかどうかを確認することから始まります．SARAによって小脳由来の失調なのかを評価します．
- 小脳は狭いスペースにあるため，出血や梗塞で脳浮腫をきたすと水頭症や意識障害進行，呼吸抑制をきたします．その他椎骨動脈解離による脳梗塞は突然の頭痛を伴います．経時的に頭蓋内圧亢進症状の進行に注意を要します．

4 得られた情報をどのようにケアに活かせばよいでしょうか？

- 頭蓋内圧亢進症状の進行があれば，気管挿管の適応になります．緩徐に発症したものは前後の失調症状が一見改善することがありますが，転倒や打撲をしやすいため安全な態勢をとることが必要です．しゃべりにくさがある場合には，ゆっくりとしたコミュニケーションを心がけます．
- **前庭性**によるものは，めまいや耳鳴りが著しく，吐き気や嘔吐を伴い経口摂取もすすまないことが多いです．そのため脱水傾向や低血糖に留意することも必要になってきます．
- **二次的運動失調**としてきたす慢性アルコール中毒では低栄養状態がよくみられます．摂取だけでなく吸収にも問題があるため，普段の飲酒量や食事の情報を家族から詳細に確認しておきます．脚気の合併リスクが高く，普段からの四肢の痺れや筋力低下の有無も確認します．なお脚気が疑われればVB$_1$の大量投与が行われます．

表1　運動失調をひき起こす神経中枢系障害の部位別分類

障害部位	原因となる疾患	運動失調の特徴
大脳性運動失調症	血管性病変，脳萎縮，外傷，腫瘍，感染，慢性硬膜下血腫など	歩行障害，言語障害，精神機能の低下
小脳性運動失調症	血管性病変，変性疾患，小脳萎縮，腫瘍，感染，奇形など	起立歩行障害，平衡機能障害（姿勢・体位保持困難），筋緊張低下，小脳性言語（断続性，爆発性）
前庭性運動失調症	メニエール病，突発性難聴，外傷，音響障害，内耳炎，前庭迷路血管障害，薬物性前庭神経障害（ストレプトマイシン，カナマイシン）など	平衡機能障害，中枢性めまい，方向一定性眼振
脊髄性運動失調症	脊髄後索障害，脊髄側索障害，変性疾患，外傷，腫瘍，感染，筋萎縮性側索硬化症，フリードライヒ病など	深部感覚障害（位置覚，関節覚，握覚，振動覚，重力覚），平衡感覚障害，足底部触覚障害，よろけ

表2　Scale for the Assessment and Rating of Ataxia（SARA）の概要

評価指標	評価ポイント
歩行	ふらつくことなく10歩以上つぎ足歩行（つま先に踵をついで歩く）ができるか？
立位	自然な姿勢で，もしくは足を揃えて，もしくはつぎ足で10秒より長く立っていることができるか？
座位	ベッドや椅子に座り，開眼両上肢を前方に伸ばした姿勢で足を浮かせ，10秒より長く座っていることができるか？
言語障害	通常の会話ができるか？
指追い試験	検者は被検者の前に座る．検者の人差し指を被検者の予測できない方向に2秒かけて約30cm動かし，それを被検者に人差し指で追ってもらう．被検者の人差し指が正確に検者の人差し指を追うことができるか？
鼻-指試験	検者は被検者の前に座り，被検者の指が届く距離の90％くらいの位置に人差し指を示す．被検者に，人差し指で，自分の鼻→検者の人差し指→自分の鼻…と繰り返し指し示してもらう．その動きが振戦なく行えるか？
手回内・回外運動	被検者に楽な姿勢で座ってもらい，被検者に被検者の大腿部の上で手の回内・回外運動を10回繰り返してもらう．規則正しく10秒未満で行えるか？
踵-すね試験	被検者に臥床してもらい，下肢が見えないようにする．そのまま被検者に片方の足を上げ，踵を反対側の膝に移動し，1秒以内にすねに沿ってつま先まで滑らせる．その後，足を元の位置に戻す．これを3回連続で行えるか？

※SARA評価スケール面分については文献5を参照　　　　　　　　　　（文献1，5を参照して作成）

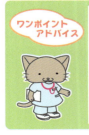

ワンポイントアドバイス

運動失調の評価をする際，歩行の観察時は，まず起立位ができるかどうかを確認します．ひとりでの歩行が可能であっても小脳性の失調歩行は開脚位をとって左右ふらつきながらの歩行になるので転倒に注意し，すぐに支えられる態勢のもとで検査を行います．

参考文献

1) 徳岡健太郎 他：運動麻痺．medicina 49(4)：584-587，2012
2) 竹川英宏 他：脳卒中の急性期神経学的所見．救急・集中治療 24(7)(8)：823-829，2012
3) 永山正雄 他：神経救急・集中治患者のみかた．救急医学 37(12)：1547-1551，2013
4) 小脳性運動失調，http://plaza.umin.ac.jp/~aqua/chuusuu/chuusuu19-20.html
5) 厚生労働省特定疾患対策研究事業「運動失調症に関する調査及び病態機序に関する研究」班，SARA日本語版

2章 症候・徴候からみたフィジカルアセスメント

Q13 言語障害のフィジカルアセスメントとは？

A 言語障害のフィジカルアセスメントでは，失語と構音障害の別が必要です．失語は大脳の言語中枢の障害によって生じ，部位特異性が高いです．そのため，まず失語の有無を確認しましょう．そして，次に構音障害の鑑別をするようにします．

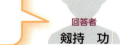

エビデンスレベルⅡ

回答者 剱持 功

1 アセスメントのポイント

- 言語障害をアセスメントするためには，脳の解剖と言語システムを理解して進めることが大切です．言語の処理，産生に関与するおもな領域は図1に示します．一次視覚野や聴覚野から届けられた文字情報，音声情報は脳で処理され，発語という意味のある情報として出力されます．入力から出力までのどの過程に損傷があっても言語障害が現れます．
- 言語障害は失語と構音障害に分かれます．失語は読む，書くという基本的な機能障害をきたす状態です．損傷部位として，とくに注意をすべきは左大脳半球です（優位半球）．下前頭回後部（ブローカ野）では非流暢性失語が出現し，上側頭回後部（ウェルニッケ野）では理解障害を主とする流暢性失語が現れます．まず失語をアセスメントすることが大切なのは，ブローカ野やウェルニッケ野を支配する脳血管病変である脳梗塞，脳出血，くも膜下出血などを考えなくてはいけないからです．このとき，発症の様子（突然／急性）や片麻痺などの随伴症状も併せてアセスメントします．

2 失語の病態の特徴

- 失語は大脳の言語中枢の障害により生じます．まず，①．流暢性，②．理解度（物質呼称，Yes/Noで答えられる簡単な質問や，口頭だけの簡単な命令），③．復唱ができるかどうかでアセスメントします．注意点としてはジェスチャーを加えないことです．質問の仕方で左右失認，失行もアセスメントできます．このとき，運動性失語と感覚性失語を意識してアセスメントします．この際のポイントは流暢性と理解度です．この失語以外にも脳の損傷領域においてさまざまなタイプの失語があります（図2）．ブローカ野は一次運動野に近いので，発語がうまくいかない運動性失語が現れます．理解はしていますが言葉が出ない，短いとぎれとぎれの発語になります．ウェルニッケ野は聴覚野に隣接しているので，感覚性失語が現れます．話し方は流暢で，文法的にも正しい文章ですが，内容はほとんど意味をなさないのが特徴です．会話がちぐはぐになり，意味のない会話として現れます．また，簡単な指示に従って行動することも難しくなります．

3 構音障害の特徴

- 構音は音声の通路にあたる諸器官の運動により語音をつくり出すことをいいます．構音器官の随意運動を指令するのは，大脳皮質運動野の顔面，口腔，咽頭諸器官の運動を司る部位にあります．ここから出た神経線維は集合して錐体外路となり，内包膝部，大脳脚を通って，脳幹にある構音器官に関連した脳神経核（顔面神経核，疑核，舌下神経核）に終わります．
- 構音は，運動に関わる3つの神経系（錐体路系，小脳系，錐体外路系）と発声の要素（呼吸器，声帯），そして気道などが関連します．構音障害では，呼吸の状態，食事摂取状況，口腔内の観察から始めます．「パ」や「マ」などの口唇破裂音がうまく発音できない症状は，顔面神経（第Ⅶ脳神経）の障害が考えられます．また，「ラ・リ・ル・レ・ロ」の発音がうまくできない症状は，舌下神経（第Ⅻ脳神経）の障害が考えられます．①球麻痺による構音障害，②偽性球麻痺による構音障害，③小脳障害による構音障害，④パーキンソニズムによる構音障害をおもにアセスメントします（表1）．

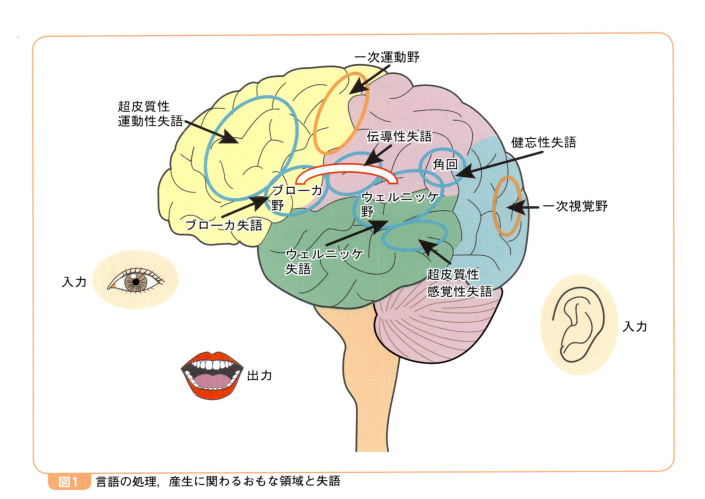

図1 言語の処理，産生に関わるおもな領域と失語

図2 失語アセスメントのフローチャート

表1 構音障害の特徴と障害部位

1 球麻痺（発語，嚥下，咀嚼ができない）

鼻に抜ける開鼻声，ややゆっくりとした抑揚のない単調な言葉
障害部位は延髄，舌咽神経以下の脳神経核．迷走神経（第Ⅹ脳神経）が障害されると「がぎぐげご」が難しい

2 偽性球麻痺

鼻声にならない，ややゆっくりとした抑揚のない単調な言葉
障害部位は延髄の上位ニューロンである両側性の錐体路：
　四肢の腱反射の亢進，下顎反射や咽頭反射の亢進

3 小脳障害

言語のスピードが低下，ゆっくりとした粘っこい発音，全症例ではないが
断綴性言語（数語ごとに細切れな話し方）
障害部位は小脳：眼振，指鼻試験，膝踵試験

4 パーキンソニズム

ゆっくりにならないが音量が小さくなる，口の動きが乏しく一本調子で抑揚がなくなる
障害部位は錐体外路：振戦，固縮，小刻み歩行

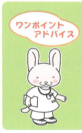

ワンポイントアドバイス

言語障害は失語と構音障害の鑑別が大切です．そのためには脳の解剖と神経支配を整理することが大切です．症状として現れる現象が脳のどの部分が障害されているのかを思い浮かべながらアセスメントできるといいですね．

参考文献

1) 徳田安春 編：“Generalist Masters 4 ジェネラリスト診療が上手になる本” カイ書林，2011
2) 坂井建雄 久光正 監：“ぜんぶわかる脳の事典” 成美堂出版，2011

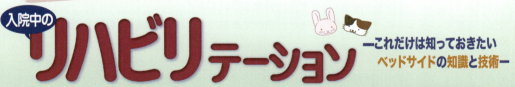
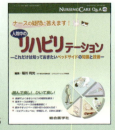

2章 症候・徴候からみたフィジカルアセスメント

Q14 けいれんのフィジカルアセスメントとは？

A けいれんの患者さんのフィジカルアセスメントでは，失神，心因性発作，一過性脳虚血発作の鑑別が必要です．けいれんは前駆症状を伴うことがあります．そのため，嗅覚や視覚などの感覚異常や視野，知覚・運動の欠損，意識レベルのアセスメントがポイントとなります．

エビデンスレベルⅠ

回答者　平尾明美

1 問診のポイントについて教えてください

- 大脳ニューロンの過剰な放電から起こる現象は「発作」です．この発作には「けいれん発作」と「非けいれん発作」があります．発作を繰り返すことを主徴とする疾患が「てんかん」です．明らかなけいれんを起こすのであれば，てんかんの可能性が高いとされています．
- 発作は，さまざまな機序によって生じるために，けいれんなのか，非けいれん性疾患なのかを区別する必要があります．そのため問診は，発作前，発作中，発作後の症状に焦点を当てます．
- 発作前には，発作が起こる前兆（前駆症状）がみられるか尋ねます．前駆症状はさまざまで，大脳内の異常なニューロン活動源に応じて視覚異常（閃光，暗黒，幻視），聴覚異常（雑音，音楽），体性感覚異常（しびれ），平衡感覚異常（めまい，浮動感）をきたすことがあります．側頭葉や前頭葉からの発作では味覚異常，嗅覚異常を認めることがあります．また，運動皮質であれば，片側の顔のぴくつきや四肢の硬直，強直間代性の不随運動がみられることもありますが，意識を消失することはありません．
- 発作中は，病因や治療の選択のため，けいれんを分類するために以下について周囲の目撃者に尋ねます．
- けいれん発作が最初に観察された部位，発作の経過および持続時間，けいれんの間の意識（話すことができたのか，指示に従うことができたのか）や意識消失の時間，眼球位，頭部や四肢の姿勢，顔面の色，咬舌や失禁の有無などです．
- 発作後は，けいれん前と比べての言動の変化や失語症や四肢の限局的な脱力の有無，失禁の有無を確認します．

2 どんな疾患が考えられるか

- けいれんとは，脳内の異常な電気活動により，骨格筋が不随意的に連続して収縮する状態のことです．つまり，大脳皮質から骨格筋にいたる経路のいずれかの障害でけいれんは起こります．脳そのものの損傷として頭部外傷，脳卒中，感染症などでも生じますが，脳実質の障害とは限らず脳血流障害や低酸素血症などもけいれんの原因となります．そのためAdm-Stokes発作，頻脈性不整脈や迷走神経反射による失神に伴ってけいれんが起こっていることもあります．前駆症状なく回復も速やかな場合は心原性失神の可能性があり危険を伴います．

3 まず，はじめになにを見る

- 強直性，間代性のけいれんを起こしているのを発見したときには，明らかな外傷がないかを確認し，気道を確保します．発作中は頭部を床に打ちつけたり，四肢をベッド柵に打ちつけたり，転落しないように安全を守りながら，可能であれば患者を横に向かせて気道の確保と誤嚥を予防します．
- 気道，呼吸，循環に異常を認めるときにはドクターコールが必要です．また，けいれんが10分を超える，意識が回復しないままに2回以上の発作が起こる場合には重積発作であり，不可逆的な脳障害を起こす可能性が高くなり重症と判断します．

4 得られた情報をどのようにケアに活かせばいいでしょうか

- けいれん発作前に個人によって前駆症状がみられるので，患者さんからそのような報告があったときには周囲の安全を確保します．睡眠不足やアルコール摂取が誘因となることがあり，まれにテレビゲームの画面や光，音楽な

ど特異的な刺激によって起こることもあるので注意を促します．

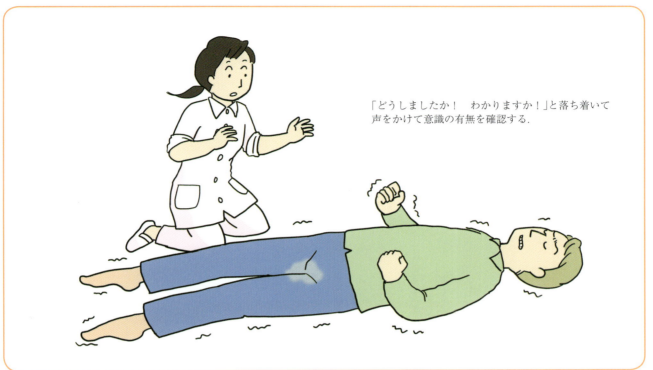

図1　意識状態の確認

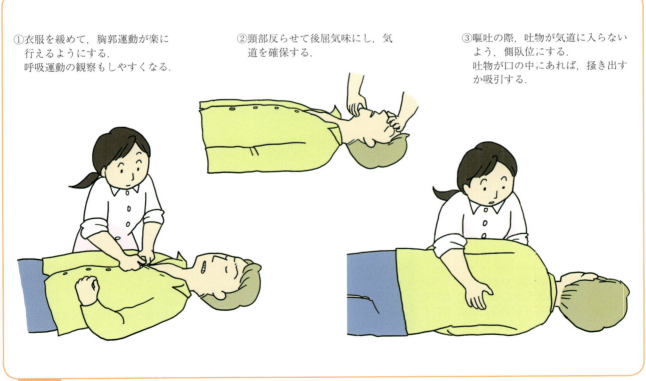

図2　けいれん時の処置

表1 てんかんの操作的（実用的）臨床定義

- てんかんとは，以下のいずれかの状態と定義される脳の疾患である．
1. 24時間以上の間隔を空けて2回以上の非誘発性（または反射性）発作が生じる．
2. 1回の非誘発性（または反射性）発作が生じ，その後10年間にわたる発作再発率が2回の非誘発性発作後の一般的な再発リスク（60％以上）と同程度である．
3. てんかん症候群と診断されている．

年齢依存性てんかん症候群を有していたが現在はその好発年齢を過ぎている人や，過去10年間にわたり無発作状態が持続し，過去5年間に抗痙攣薬を服用していない人については，てんかんが消失したとみなされる．

表2 けいれん発作を起こすおもな疾患

脳器質的疾患によるもの	脳以外の疾患によるもの
（1）脳血管障害 ・脳梗塞 ・脳内出血 ・くも膜下出血 （2）脳腫瘍 （3）頭部外傷 （4）感染性 ・髄膜炎 ・脳炎 ・脳膿瘍 （5）膠原病・血管炎 （6）変性疾患 ・アルツハイマー病	（7）代謝性 ・水分・電解質異常 ・糖代謝異常 ・腎不全 ・肝不全 ・妊娠中毒症 （8）中毒 ・薬物 ・アルコール （9）感染症 ・敗血症 ・破傷風 （10）心因性 ・ヒステリー ・過換気症候群

表3 発作の分類

全般発作	焦点発作	未分類の発作
●両側大脳半球の広いネットワーク内のある部分に発生し，このネットワーク全域が急速に発作に巻き込まれるものを指す． ●強直・間代性発作（すべての組み合わせ） ●欠神発作 ●ミオクロニー発作 ●間代発作 ●強直発作 ●脱力発作	●一側の大脳半球内の限局した領域から起始するものを指す．この発作は，明確に限局しているものと，より広く伝播するものとがある． ●以下の一つ以上の徴候に特徴づけられる． ・前兆 ・運動徴候 ・自律神経症状 ・意識／反応性：変容または低下する．	●全般か焦点か明らかでない．

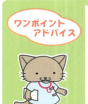

ワンポイントアドバイス
突然のけいれんでは，周囲の人たちもびっくりしてしまいますが，落ち着いて対処することと慌てず経過を見定めることが重要になります．

参考文献

1) Daniel H. Lowenstein／谷口 浩一郎 訳：SECTION 2 中枢神経系の疾患 発作およびてんかん．"ハリソン内科学（第4版）" メディカル・サイエンス・インターナショナル，pp2817-2832, 2013
2) 日本神経学会 監：急性症候性発作．てんかん治療ガイドライン2010, 医学書院, pp134-141, 2010
3) International League Against Epilepsy：てんかん発作およびてんかんを体系化するための用語改訂のＩＬＡＥ提案，http://www.ilae.org/Commission/Class/documents/Japanese_ILAE_handout.pdf

2章 症候・徴候からみたフィジカルアセスメント

Q15 記憶障害（健忘）のフィジカルアセスメントとは？

A 記憶は記銘，保持，再生の3段階から構成される精神機能であり，記憶障害とはもの忘れのことです．記憶障害は加齢に伴う生理的もの忘れ，認知症，軽度認知障害，高次脳機能障害があり，アセスメントにおいてはこれらとの鑑別も必要です．

エビデンスレベルⅠ

回答者
佐藤敏子

1 記憶障害の分類

a）保持される時間による分類

●保持される長短によって，**即時記憶，近時記憶，遠隔記憶**に分けられます（図1）．即時記憶は数秒から1分くらいしか保持できない記憶をいいます．例えば，物品名の復唱（「鉛筆」「スイカ」「犬」を復唱させる）や数字の順唱，逆唱などで評価されます．近時記憶は数時間から数日後に再生できる記憶であり，「朝食は何か」などで評価されます．遠隔記憶は数週から数十年後に再生される記憶で，「結婚記念日はいつですか」などの質問で評価されます．

b）記憶の内容による分類

●記憶の内容によって，**陳述記憶**と**非陳述記憶**に分けられます（図2）．陳述記憶は言葉で表現されるものであり，非陳述記憶は言葉で表現されません．さらに，陳述記憶はエピソード記憶と意味記憶があります．エピソード記憶は，個人的な出来事の体験についての記憶であり，意味記憶は単語，数字，言葉の意味や知識に関するものです．非陳述記憶である手続記憶とは，自転車の乗り方，ピアノの演奏など身体で覚えた記憶です．陳述記憶は側頭葉や間脳，非陳述記憶は前頭葉，基底核，小脳の関与が大きいと考えられています．

2 生理的ものわすれと病的もの忘れ（認知症）

●加齢に伴い記憶の保持や再生に障害がみられ，エピソード記憶や近時記憶が障害されやすくなります．加齢に伴う**生理的もの忘れ**と**病的なもの忘れ（認知症）**は区別する必要があります（表1）．認知症の中核症状として記憶障害がほとんどすべての患者さんにみられます．認知症によるもの忘れは，体験や出来事全体を忘れる，認知障害へと進行する，本人はもの忘れを自覚することも困難になります．

3 認知症，せん妄，うつ病の違い

●**認知症**と類似する症状を呈する**せん妄，うつ病**との鑑別が必要です．一般病棟では精神症状をアセスメントする順番がポイントです．3つの疾患を鑑別する際，**最初にせん妄（意識状態・注意力）のアセスメント**をします．それはせん妄がある場合，認知症及びうつ病の症状があっても聞き出しにくいことにあります．

4 軽度認知障害，高次脳機能障害の記憶障害の特徴

a）軽度認知障害

●記憶などの認知機能に障害がみられても日常生活に支障をきたさない状態であり，**正常と認知症の境界域**を指します．①自分の記憶障害を自覚している，②客観的に記憶障害がある，③一般的な認知機能は保たれている，④記憶障害による日常生活の大きな支障はない，⑤認知症ではない，の状態です．最近では正常でもない，認知症でもない，その中間的な状態を指す症候群と理解されています．

b）高次脳機能障害

●①受傷や疾患の既往がある，②記憶力や集中力の低下，感情抑制困難などの症状により生活に支障がある，③原因と思われる状態がMRIやCT，脳波で確認できる，④受傷・発病前からの症状はなく，脳の器質的病変を必須とします．

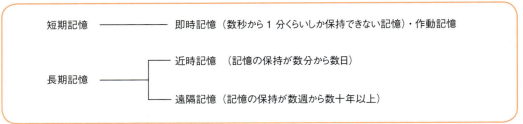

図1 記憶時間による分類

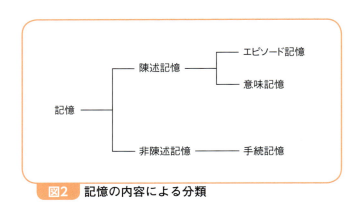

図2 記憶の内容による分類

表1	生理的もの忘れと病的もの忘れ（認知症）の相違	
	生理的もの忘れ	病的もの忘れ（認知症）
記憶障害の内容	再生　部分的	記銘・保持・再生のすべて
見当識	保たれる	障害される
日常生活	支障はない	支障をきたす
もの忘れの自覚	ある	ない
進行	進行しないか遅い	進行が早い
学習能力	保持される	障害される

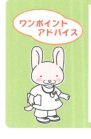

ワンポイントアドバイス
認知症の症状と類似するせん妄，うつ病を鑑別した対応が大切です．3つの疾患が合併していることもあり，特徴的な症状の違いを理解することです．

参考文献

1）小川朝生：認知症・せん妄・うつ病の違い．看護技術59：12-18，2013
2）羽生春夫：認知機能障害．"老年医学"日本老年医学会編．西村書店，pp102-103，2013
3）三宅貴夫：認知症ぜんぶ図解．メディカ出版，大阪，pp20-21，2011

2章 症候・徴候からみたフィジカルアセスメント

Q16 異常歩行（間欠性跛行，歩行困難）のフィジカルアセスメントとは？

異常歩行（間欠性跛行，歩行困難）の原因特定や程度の把握のため，下肢の視診や測定，歩行状態，歩行時の痛みの査定を行います．歩行状態によっては，さらに骨・運動器系，脳神経系のフィジカルアセスメントが必要です．

エビデンスレベルI

回答者
段ノ上秀雄

1 異常歩行の種類について教えてください

a) 運動器疾患や構造の問題，疼痛が原因の場合

- 歩行時，片方の肩が下がる歩行状態は**墜落性跛行**といいます．片方の下肢の短縮や，大殿筋の障害などが原因となります．
- 歩行時に生じる疼痛を軽減するためにみられる状態は**逃避性跛行**といい，患側の接地を短くし，健側の歩みが急激になる**浮状跛行**，患側の接地を長くする**滞留跛行**があります．
- 疼痛などによって，歩いている途中で歩行が困難となり，しばらく休んだ後再び歩行が可能になる状態は，**間欠性跛行**といいます．

b) 末梢性筋・神経の障害や中枢神経の障害の場合

- 麻痺によって生じる歩行の状態（**麻痺性跛行**）として，ぶん回し歩行（図1）ともよばれる痙性片麻痺歩行や，はさみ歩行（図2）などの痙性対麻痺歩行，膝が高くあがる鶏歩行（図3）とよばれる下垂足歩行があります．
- 協調運動が失われ，上体が前後左右に揺れ，いわゆる千鳥足のようにみられる歩行状態は，**運動失調性跛行**といいます．
- パーキンソン病では，すくみ足，すり足歩行，小刻み歩行，突進歩行など特徴的な異常歩行がみられます．

2 異常歩行によって考えられる疾患にはどんなものがありますか？

- **墜落性跛行**：先天的な下肢の短縮や，先天性股関節脱臼，股関節症など．
- **逃避性跛行**：坐骨神経痛や，下肢の骨折，下肢の疼痛が考えられます．とくに間欠性跛行では，腰部脊柱管狭窄症，閉塞性動脈硬化症（ASO），閉塞性血栓性血管炎など．
- **麻痺性跛行**：痙性跛行の場合，脳性麻痺，脳卒中など．下垂足歩行の場合は，急性灰白髄炎，腓骨神経麻痺など足関節背屈筋の麻痺をきたすもの．
- **運動失調性跛行**：脳出血による小脳障害などが考えられます．

3 異常歩行をアセスメントする際のポイントを教えてください

- 歩行状態については，①歩行の対称性，②歩幅の大きさ，③歩行がスムーズか，④上肢が振れているか，⑤体幹の動き，⑥身体の上下の動きをポイントとしてアセスメントを行います．観察された歩行状態に応じて，脳・脳神経系の平衡障害や，骨・運動器系の筋力，関節可動域などのフィジカルアセスメント（各アセスメントのページ参照）も行います．

4 異常歩行の種類について教えてください

- 急な異常歩行がみられる場合は，**脳神経疾患または閉塞性動脈硬化症**などの危険性があるため，まず，痛みによるものなのか，脳神経系の障害によるものか（急激な筋力低下や脱力感・感覚異常・協調運動の失調の有無，脳神経系疾患の随伴症状の有無など）のアセスメントが重要になります．これにより，脳神経疾患などの早期発見につながります．また，痛みが主訴の場合，下肢の循環状態のアセスメントも行うとよいでしょう．
- 原因がわかっている場合，転倒転落のリスク低減や，歩行状態の改善のためにどのような介入を行うか検討するために，歩行をアセスメントすることが重要になります．

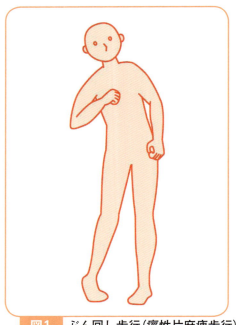

図1 ぶん回し歩行（痙性片麻痺歩行）

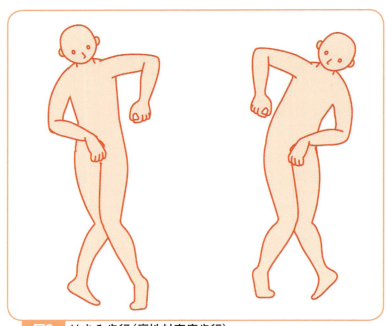

図2 はさみ歩行（痙性対麻痺歩行）

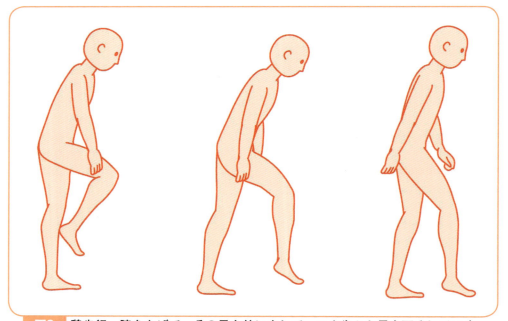

図3 鶏歩行　膝をあげて，その足を前に出して，つま先から足を下ろしていく

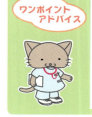

ワンポイントアドバイス

異常歩行のアセスメントは，骨・運動器系と，脳神経系のアセスメントの両方からアプローチすることが重要です．急激な歩行の異常がみられた場合は，速やかな脳神経系のアセスメントの実施を推奨します．

参考文献

1）野口美和子 他："新体系看護学 別巻9 機能障害からみた成人看護学⑤ 運動機能障害／性・生殖機能障害" メヂカルフレンド社，第2版 pp46-48，2007
2）稲川利光 他："リハビリテーションビジュアルブック" 学研メディカル秀潤社，pp304-309，2011
3）藤崎郁："フィジカルアセスメント完全ガイド" 学習研究社，p178，2001

2章 症候・徴候からみたフィジカルアセスメント

Q17 失神のフィジカルアセスメントとは？

失神は，全脳虚血による一過性の意識障害であり，持続時間が短く自然に回復する病態です．心原性か，非心原性かを鑑別するための病歴聴取に伴う検査が重要です．

エビデンスレベルⅡ

回答者
木澤晃代

1 失神の原因は多彩，原因が不明なこともある

- 原因として最も多いのは，心拍出量の低下による脳血流の低下であり，心原性のものと，非心原性のものに大別されます（表1）．
- 脳血流の低下の原因を検索することが重要であり，心原性の失神は，非心原性失神に比べて死亡率が高くなります．
- 非心原性失神でも，消化管出血，脱水，アナフィラキシーなど，継続治療が必要なものがあります．

2 詳細な病歴聴取

- 失神は，受診時には意識レベルが正常に戻っていることがほとんどですが，覚醒していても意識障害が遷延していないかどうか意識レベルを確認します．
- 患者は，失神したことについて「気が遠くなった」「目の前が真っ暗になった」「覚えていない」「気がついたら周りに人がたくさんいた」などと表現する場合があり，本人は，覚えていないことがあります．安静時か運動時なのか，倒れたときの状況や，痙攣の有無，倒れ方など，周囲の目撃者からの情報は重要です．
- 胸痛や動悸，呼吸困難を合併した失神，あるいは**先行する症状がない失神**は高リスクであり，現時点で症状がなくても，精査入院，経過観察を考慮する必要があり，要注意です（表2）．
- 心疾患の既往，治療歴，学校や職場検診などで**不整脈**が指摘されていないかを聴取します．
- 失神は，通常起立時に発症することが多く，若年者で3〜5分以上の立位で発症していれば，起立性低血圧による起立性失神であることが多いです．
- 臥床時の発症や，眼前暗黒感，不快感など前駆症状を伴わない失神は，心原性の失神である可能性が高く，12誘導心電図検査により，不整脈などの確認を行います．
- 眼瞼結膜，歯肉の色調の観察，血便の有無を聴取し，貧血の可能性があるか確認します．
- 失禁の状態がどの程度の虚脱状態であったかの目安になります．失禁がなければ軽度の，便失禁があれば，全身の筋緊張が消失したことを示し，かなりの虚脱状態であったことを示唆しています．
- 医薬品の服用歴や生活歴を確認します．降圧薬，抗不整脈薬，向精神薬などや，アルコール摂取量，麻薬，覚醒剤などの薬物乱用の可能性も考慮します．

3 失神の鑑別に必要な検査と所見

- すべての失神患者に12誘導心電図検査を行うことが重要です．ただし，受診時に不整脈が認められない場合も多いため，12誘導心電図では不整脈の基盤となる心疾患を心電図所見から検索することが必要です．
- 起立性低血圧が疑われる患者には，Schellong試験（仰臥位から立位への体位変換直後と3分後に血圧・脈拍数を測定し，収縮期血圧が20mmHg以上低下，もしくは，脈拍数が20回／分以上増加したら陽性）を行いますが，失神を誘発することがあるので，患者の様子を観察しながら検査をすすめます．

表1　失神の分類

心原性失神	・徐脈性不整脈（房室ブロック，ペースメーカー不全） ・頻脈性不整脈（心室性頻拍，上室性頻拍，ＱＴ延長症候群など） ・器質性疾患（弁膜症，心筋症，心筋梗塞，肺血栓塞栓症，大動脈解離，心膜疾患など）
非心原性失神	・神経反射性失神（血管迷走神経反射，頸動脈洞過敏症候群，排尿・排便失神など） ・起立性失神（起立性低血圧，自律神経機能低下など） ・薬剤性失神（降圧薬，硝酸薬，アルコールなど） ・心因性失神（パニック障害，過換気症候群，解離性障害など） ・その他（消化管出血，脱水，アナフィラキシーなど）

表2　失神のリスク層別化

高リスク
・高齢者（65歳以上） ・心疾患の既往（うっ血性心不全，虚血性心疾患，中等症以上の弁膜疾患など） ・胸痛，背部痛，呼吸困難，失神の前駆症状がない失神 ・12誘導心電図の異常（不整脈，ペースメーカー不全など） ・突然死の家族歴 ・バイタルサインの異常 ・貧血，循環血液量不足，便潜血陽性，BNP上昇，心筋トロポニン逸脱などの所見 ・失神に合併する外傷
低リスク
・高リスクを示唆する因子のない失神患者，若年者で心疾患の合併のない神経調節性失神など

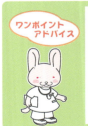

ワンポイントアドバイス
失神による虚脱によって，頭部や顔面，口腔内，体幹などの外傷を伴うことがあります．ほかに外傷はないか，全身を評価することが重要です．

参考文献

1) 鈴木　昌 著：失神．救急医学35(11)：1541-1545　へるす出版，2011
2) 奥寺　敬 著：症候に対する救急初療の診療指針　失神．救急診療指針　改訂第3版：へるす出版，108 -110，2008
3) 堀　進悟 著：失神の診断・治療ガイドライン．救急医学32(10)：1186-1193　へるす出版，2008

2章 症候・徴候からみたフィジカルアセスメント

Q18 失認・失行のフィジカルアセスメントとは？

高次脳機能障害である失認と失行は，大脳の障害部位によってさまざまな症状となります．意識障害，認知症，せん妄ではないことを確認したうえで，日常生活における言動をきちんと観察すれば発見できます．

エビデンスレベル Ⅰ

回答者
片貝智恵

1 失認・失行とは？

- 失認と失行は**高次脳機能障害**です．高次脳機能とは，ヒトの特異的な機能で，他の動物にも一般的にみられる運動機能などの機能と対比して用いられます．高次脳機能障害は，認知・行動などの高次脳機能を担う大脳の障害部位に応じて生じる症状です．認知症と区別がつきにくいことも多くあります．

2 失認とは？

- 失認は，視覚・聴覚・嗅覚などの感覚を通して情報を得ることはできますが，その**情報の内容や意味がわからない状態**のことで，視覚失認や聴覚失認などがあります．
- 例えば，視覚失認の場合，ピアノを見ても，それが何であるかを認識できませんが，音を出して聴いてもらうとピアノと認識できます．
- まずは，物を見てもらう，音を聴いてもらう，においを嗅いでもらうなどの感覚情報を提供し，それが何であるかを答えてもらいます．答えられない場合は，その物に関する他の感覚情報を提供して答えることができるかを観察します．
- 非優位側の頭頂葉の障害では，無視症候群とよばれる**半側空間無視**や，**病態失認**などがあります．半側空間無視は，脳の損傷の反対側に示された情報（自分の半身や空間）に対して認識ができない症状です．食事を半分食べ残す，図形を半分描写できないなどの症状があります（図4）．半盲と異なるのは自覚がないことです．病態失認は，自分が病気であることを認識できない症状です．

3 失行とは？

- 失行は，理解力の障害はないのに，**学習した行動や系統的な目的動作を正しく行えない**ことをいいます．優位側大脳半球の上・後部などの障害が推測されています．
- 例えば，「さようなら」という意味で手を振る動作が，頭に手をやる動作になってしまったり（図1），マッチでろうそくに火をつけるという動作が，マッチ箱でマッチをこすらず，マッチをろうそくにこすり付ける動作になったりしてしまいます（図2）．
- **着衣失行**は，非優位側頭頂葉を中心とした部位の障害でみられます．これは，衣服であることは認識できているのに，身体の部位と衣服の対応している部分を正しく適応させることができないために，衣服を着られないという症状です（図3）．
- **構成失行**は，両半球の後方の障害であると推測されています．これは，細部を組み合わせて全体を構成することができないという症状です．図形の模写や積み木を，見本どおりに複製できるかどうかなどを観察します．

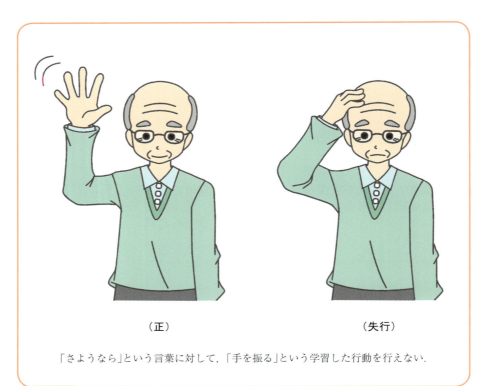

（正）　　　　　　　　　　　　（失行）

「さようなら」という言葉に対して，「手を振る」という学習した行動を行えない．

図1 失行の行動例1

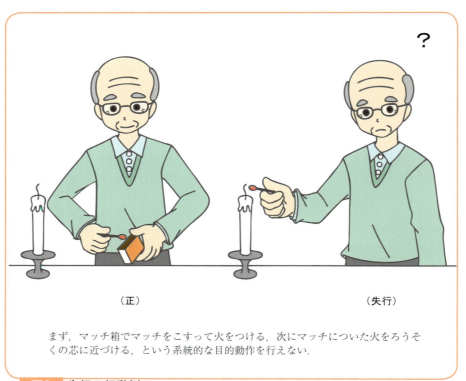

（正）　　　　　　　　　　　　（失行）

まず，マッチ箱でマッチをこすって火をつける．次にマッチについた火をろうそくの芯に近づける．という系統的な目的動作を行えない．

図2 失行の行動例2

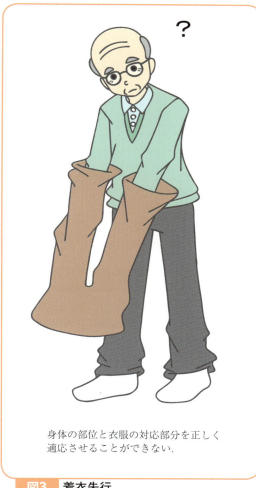

身体の部位と衣服の対応部分を正しく適応させることができない．

図3　着衣失行

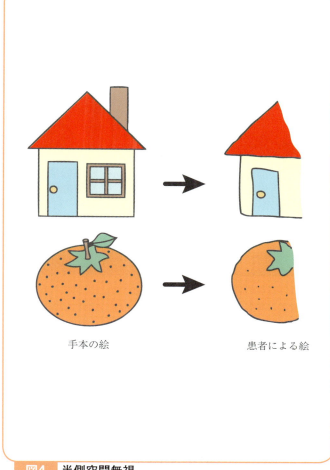

手本の絵　　　　患者による絵

図4　半側空間無視

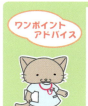

失行は，その程度によってADLの自立が障害されます．失認は日常生活のさまざまな場面で問題を生じやすくなります．とくに，病態失認では麻痺を生じていることを認識できず，転倒などの事故につながる危険があります．

参考文献

1) 竹村信彦：高次脳機能障害．"系統看護学講座専門⑪成人看護学 7 脳・神経" 医学書院，pp65-69, 2008
2) 中村美也子：10失認症 11失行症．"新体系看護学全書19 成人看護学⑥脳・神経" メヂカルフレンド社，pp329-333, 2007
3) 神島滋子：半側空間無視．"ブレインナーシング2009春季増刊 先輩ナース必携脳神経外科新人ナース指導育成マニュアル" 日本脳神経看護研究学会 監，メディカ出版，pp201-206, 2009

2章 症候・徴候からみたフィジカルアセスメント

Q19 姿勢の異常のフィジカルアセスメントとは？

A 姿勢異常には，筋骨格系の異常のみならず，筋骨格系の活動を制御する役割を果たす脳神経系の異常が潜んでいる可能性があります．安静時だけでなく，行為や動作のなかでも対象の姿勢の変化をとらえ，その原因を早期に検索，対処することが重要です．

エビデンスレベル Ⅰ

回答者　長谷川直人

1　姿勢異常のとらえ方

- 姿勢は，一般的に**静止立位を基準**とします．評価は，まず対象者と向き合うように立ち，体幹や首が傾いていないか，肩や腸骨の高さが左右で同じであるかをみます．次に対象の側面に立ち，耳介，肩峰，大転子，膝関節後方，外果が直線を描いているかをみます．最後に，対象の真後ろに立ち，肩甲骨が左右対称であるか，脊柱にゆがみがないかをみます．望ましい姿勢は，前および後ろからみたときに**左右対称**であることです（図1）．傾きやゆがみがある場合は，「第一腰椎付近から脊柱が左に15°側弯し，左肩が下がっている」など，**どの部位が起点となって，どのように姿勢が変化しているのか**を具体的に記録します．

2　筋緊張の障害からみた姿勢異常

- 骨格筋は絶えず不随意かつ適度に緊張した状態にあり，この緊張を**筋トーヌス**とよびます．この筋トーヌスの亢進や低下によって姿勢異常が生じます．
- 筋トーヌスは，患者さんの肘，手，膝，足関節を他動的に動かし，その抵抗から評価します．筋トーヌスの亢進には，硬直と痙直があります．**硬直**は，**屈筋と伸筋との双方に抵抗**があり，抵抗がほぼ一様です．**痙直**は，**障害される筋が選択的**で，上肢では屈筋，下肢では伸筋に著名です．伸展のはじめに抵抗が強く，途中で急に弱くなりますが，速やかに伸展すると抵抗が増大します．一方，他動運動に対する抵抗の減弱や消失がある場合は，低下と評価します（図2）．

3　関節の障害からみた姿勢異常

- 関節リウマチなどで，関節に炎症が生じると，痛みや腫れによって，四肢を動かすことが困難になるため，それをかばうような姿勢がみられることがあります．また，股関節や膝関節の可動域の制限や関節の拘縮・変形によって，脚長の左右差や，左右への大転子や腸骨の傾きが生じると，**立位時の姿勢変化**や，**歩行時に上半身が左右へ振れるような傾き**がみられます．

4　脳神経系の障害からみた姿勢異常

- 脳が損傷すると，運動系，感覚系など姿勢制御因子の障害によって姿勢異常が生じます．脳卒中では，上位運動ニューロン障害に伴う痙性筋の影響によって，肩甲帯の後退や挙上，肩の外転や外旋，股関節の内転や内旋，膝の伸展，足底屈や内反などが生じることがあります．その結果，体幹の傾きなど左右非対称の姿勢異常がみられます．脳卒中の発症早期に姿勢異常はみられにくいのですが，その変化は病状の進行をとらえる指標ともなるため，定期的な観察が必要です．
- 一方，大脳皮質の広範囲障害，松果体腫瘍，脳ヘルニア経過中では，**除皮質姿勢や除脳姿勢**（図3）といった臥位での特徴的な姿勢がみられることがあります．ともに**重篤な脳損傷を示す姿勢**であり，発見時は早急な対応が必要です．
- そのほか，パーキンソン病では，筋が重力に抗しきれないための前屈姿勢，姿勢反射障害による左右への側屈が生じることがあります．この場合の姿勢異常は，徐々に進行します．

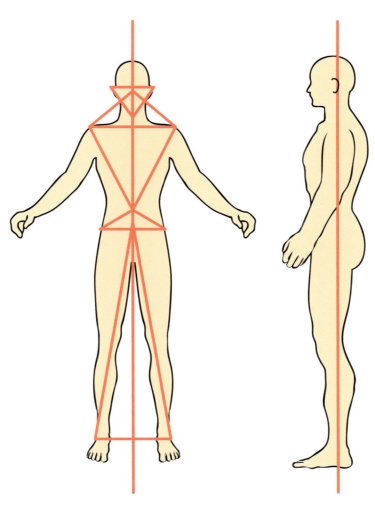

前面では，左右対称であり，解剖学的特徴点を利用して二等辺三角形を描くことができる．側面では，耳介，肩峰，大転子，膝関節後方，外果を通る直線を描くことができる．

図1 前面，側面からの姿勢評価のポイント （文献1を参照して作成）

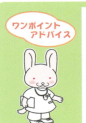

ワンポイントアドバイス
姿勢異常は，痛みの回避や，呼吸をしやすくするなど，身体症状を軽減する目的で生じていることもあります．患者さんがなぜそのような姿勢をとっているのか，すなわち姿勢の意味にも着目してみましょう．

参考文献

1) 中村隆一，福井圀彦 監：姿勢．理学療法 24(1)：2007
2) 岡田和悟，小林祥泰：筋緊張異常．"内科診断学（第2版）" 医学書院，2008

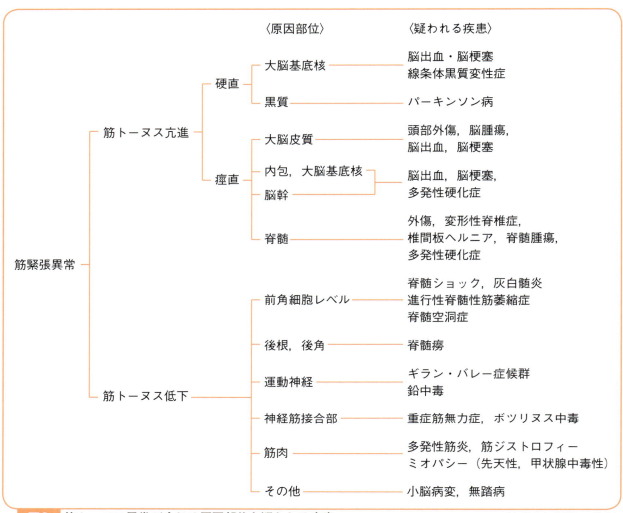

図2 筋トーヌス異常が生じる原因部位と疑われる疾患

（文献2を参照して作成）

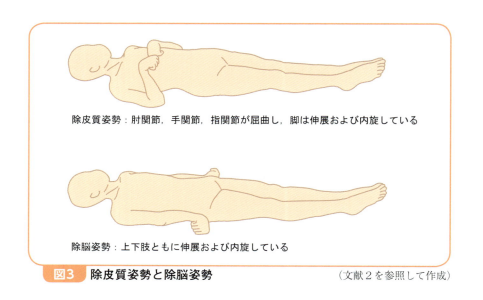

除皮質姿勢：肘関節，手関節，指関節が屈曲し，脚は伸展および内旋している

除脳姿勢：上下肢ともに伸展および内旋している

図3 除皮質姿勢と除脳姿勢

（文献2を参照して作成）

2章 症候・徴候からみたフィジカルアセスメント

Q20 嗅覚障害のフィジカルアセスメントとは？

A 詳細な問診，鼻腔所見，内視鏡・画像診断を用いて原因を特定することが最も重要です．副鼻腔炎による嗅覚障害は，気流通過障害による呼吸性障害がおもですが，注意する鑑別疾患として，薬剤性・外傷性・アルツハイマー病などの変性疾患があります．

エビデンスレベルI

回答者
桑原勇治

1 問診のポイントについて教えてください

- 的確な問診で得られた発症過程と症状の経過などの情報は，その原因を推察し必要な検査を選択する際の重要な参考となります（表1）．

a）年　齢
- 嗅覚は30歳ごろをピークとして，50歳を過ぎるとその検知能力や認知能力が低下すると言われています．また，アルツハイマー病やパーキンソン病の初期症状としても嗅覚障害が生じます．

b）発症時期，経過
- 副鼻腔炎では，比較的徐々に進行するのに対して，**感冒罹患後や頭部外傷後嗅覚障害は突発的に発症**し，障害の程度も重症が多いとされています（図1）．

c）喫煙歴
- 受動喫煙を含む喫煙は嗅神経の活性を抑制し嗅覚を低下させるので，家族を含めた喫煙歴を聞く必要があります．

d）薬物服用歴
- 抗がん剤や抗うつ薬などの副作用として嗅覚障害が出現するものがあります．

e）異嗅症状の有無
- 単に嗅力の低下だけではなく，異常なにおいを自覚する**異嗅症**や，本来よいはずのにおいを悪臭と感じる**嗅覚錯誤**や**嗅覚幻覚**などもあるので，**においがしないのか，実際とは異なったにおいがするのかを十分に聞く必要があります．この状態は問診でしか把握することができません（表2）．

f）他の鼻症状の有無
- 嗅覚障害の原因の多くは副鼻腔疾患を有し，その中の約50～60％，アレルギー性鼻炎の場合約20～50％に嗅覚の低下を認めるとされています．したがって，鼻閉の有無や鼻汁の性状なども重要です．

g）味覚障害の有無
- 「食べ物の味＝風味」は「味覚」よりも，むしろ「香り」によるものです．
- 嗅覚の低下は香りがわからないことによる味覚低下，すなわち風味障害の原因となりうるので，味覚障害の有無も確認する必要があります．

2 嗅覚障害ではどんな疾患が考えられますか？　また，合併症や緊急性は？

- 嗅覚障害を主訴として受診する患者さんでは，副鼻腔炎，感冒罹患後，頭部外傷や頭蓋内疾患がおもな原因となります（図2）．
- **急性副鼻腔炎の合併症**として，眼窩蜂窩織炎や眼窩内膿瘍などの眼窩内合併症と髄膜腫や脳膿瘍などの**頭蓋内合併症**があり，発症した場合，生命予後に関わる重篤な病態であるため，緊急の判断と外科的対処が必要となります．
- そのため，持続する発熱・頑固な頭痛・悪心・嘔吐，視力障害やけいれん・運動知覚障害のアセスメントも重要です．

3 その他，関連するフィジカルアセスメントについて教えてください

- 嗅覚障害は，視覚や聴覚の異常に比べ軽く考えられがちですが，実は日常生活に及ぼす影響は大きいといえます．**風味障害から食が進まず栄養失調を招いたり，食事や花の香りを楽しめないことで，うつ状態に傾いたりします．**
- また，**食品の腐敗臭・焦げやガス漏れなどの感知力が低下することは，時には生命の危機に陥る危険性**もありま

フィジカルアセスメント　55

す．さらに，特定の職種にとって嗅覚障害はその職業を失うことにつながりかねません．したがって，嗅覚障害がその患者さんの生活にとってどの程度影響しているかを確認する必要があります．

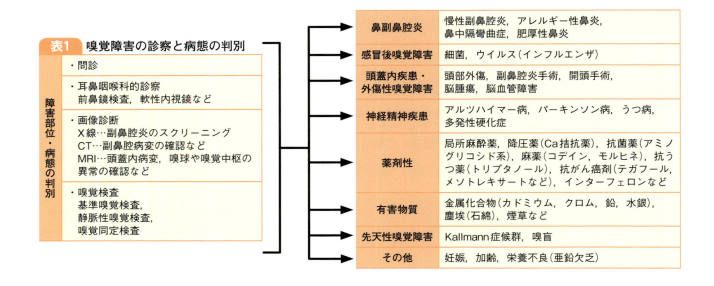

表1　嗅覚障害の診察と病態の判別

障害部位・病態の判別
- 問診
- 耳鼻咽喉科的診察
  前鼻鏡検査，軟性内視鏡など
- 画像診断
  X線…副鼻腔炎のスクリーニング
  CT…副鼻腔病変の確認など
  MRI…頭蓋内病変，嗅球や嗅覚中枢の異常の確認など
- 嗅覚検査
  基準嗅覚検査，
  静脈性嗅覚検査，
  嗅覚同定検査

鼻副鼻腔炎	慢性副鼻腔炎，アレルギー性鼻炎，鼻中隔彎曲症，肥厚性鼻炎
感冒後嗅覚障害	細菌，ウイルス（インフルエンザ）
頭蓋内疾患・外傷性嗅覚障害	頭部外傷，副鼻腔炎手術，開頭手術，脳腫瘍，脳血管障害
神経精神疾患	アルツハイマー病，パーキンソン病，うつ病，多発性硬化症
薬剤性	局所麻酔薬，降圧薬（Ca拮抗薬），抗菌薬（アミノグリコシド系），麻薬（コデイン，モルヒネ），抗うつ薬（トリプタノール），抗がん癌剤（テガフール，メソトレキサートなど），インターフェロンなど
有害物質	金属化合物（カドミウム，クロム，鉛，水銀），塵埃（石綿），煙草など
先天性嗅覚障害	Kallmann症候群，嗅盲
その他	妊娠，加齢，栄養不良（亜鉛欠乏）

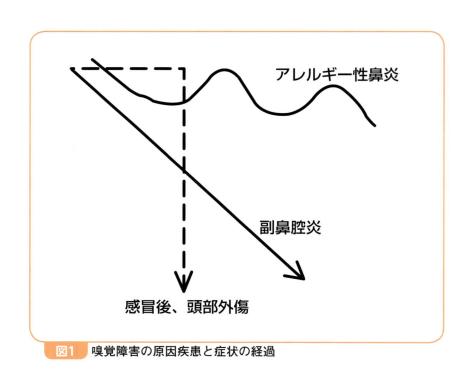

図1　嗅覚障害の原因疾患と症状の経過

図2　嗅覚障害の傷害部位による分類

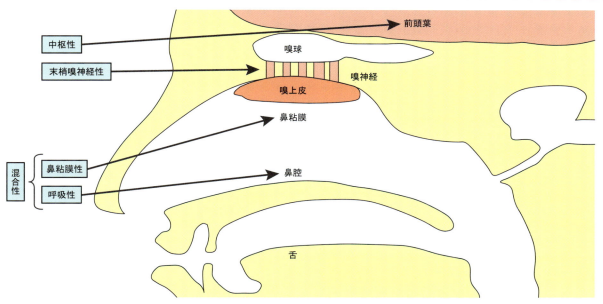

呼吸性	嗅粘膜のある鼻腔上部への気流障害によるもの（ニオイ物質が到達できない）	副鼻腔炎，アレルギー性鼻炎，鼻中隔彎曲症
嗅上皮性	嗅粘膜自体に異常を認めるもの	感冒罹患後，薬剤性
混合性	呼吸性，嗅上皮性を合併したもの	副鼻腔炎
嗅神経性	嗅神経の切断，変性によるもの	頭部外傷
中枢性	嗅球や高位中枢の障害によるもの	頭部外傷，脳腫瘍，頭蓋内手術，アルツハイマー病など

表2　嗅覚障害の症状

嗅覚脱失	においがまったくわからなくなる
嗅覚減退	においを嗅ぐ力が弱くなる
嗅覚過敏	においにひどく敏感になる
嗅覚錯誤	どんなにおいも悪臭として感じる
嗅覚幻覚	においがしないのに，においを感じる

感冒罹患，軽微な頭部外傷，加齢，薬物が原因である嗅覚障害では，鼻腔内所見，画像所見上異常が現れないことが多いので，問診は嗅覚障害の診察上，他の検査と同様に重要であるといえます．

参考文献

1) 小林正佳：嗅覚障害 静脈性嗅覚検査に反応しない症例を中心に．"症例から見る難治性疾患の診断と治療　2．鼻口腔・咽頭喉頭編" 加我君孝 監．国際医学出版株式会社，pp177-188，2011
2) 吉田茂：嗅覚検査のコツ．"耳鼻咽喉科オフィスクリニック－診察・検査編－" 八木聰明 編．医学書院，pp152-157，2001
3) 丹生健一：嗅覚の加齢とアンチエイジング．"アンチ・エイジング医学－日本抗加齢医学会雑誌" 4(5)，pp41-44，2008

2章 症候・徴候からみたフィジカルアセスメント

Q21 知覚異常のフィジカルアセスメントとは？

知覚異常のフィジカルアセスメントでは，運動麻痺と感覚麻痺との鑑別が重要です．そのため，感覚鈍麻や感覚過敏などの異常感覚の有無を早期に捉えることが重要なポイントとなります．

エビデンスレベルⅢ

回答者　千明政好

1 問診とアセスメントのポイントについて教えてください

- 知覚異常の要因となる疾患の有無，知覚異常の種類と程度，内容を把握し，発生時期と経過を観察します．また，診察や検査の結果と治療の効果を判断して，苦痛の緩和や看護ケアに活用することが大切です．
- 知覚異常を認知する感覚器系は，おもに表在感覚と深部感覚と複合感覚の3つに分類されます．表在感覚：温度覚・痛覚・触覚，深部感覚：位置覚・振動覚，複合感覚：立体覚や2点識別覚です．

2 どのような疾患が考えられますか？

- 神経炎，多発性ニューロパチーなどの末梢神経障害，脊髄損傷，脊髄腫瘍，脊髄空洞症などの脊髄障害，脳幹部腫瘍，梗塞，出血などの脳の障害の3つが考えられます．
- 表在感覚である，触圧覚・温覚・冷覚・痛覚・掻痒感などの感覚異常が，どちらか半身の場合は運動麻痺と同様，脳内出血や脳梗塞，脳腫瘍などの脳内病変の存在が強く疑われます．
- また，頭痛，めまい，吐き気がある，意識がもうろうとしてきた，知覚異常が突然に始まった，顔面を含む身体半身に知覚異常が突発した，ろれつが回らない，運動麻痺や排尿障害を伴うようなときは，脳梗塞や脳出血，くも膜下出血などの脳卒中や脳炎・髄膜炎，ギランバレー症候群などの可能性があるので，すぐに医師への報告と観察が必要です．

3 得られた情報はどのように活かせばよいですか？

- 知覚異常の変化を時間経過とともに評価することで，病状の進行や，治療効果の判定，リハビリ効果の判断などに活用できます．観察時には，あり・なしではなく，知覚異常の程度を数値化したり知覚異常の範囲を図示しておくなど，比較できるような記録を残すことが大切です．

4 その他，関連するフィジカルアセスメントについて教えてください

a) 深部感覚（深部知覚）

- 表面領域の感覚である表在知覚に対し，内臓組織以外の身体深部に分布する感覚受容器の興奮によって生じる感覚を深部感覚といいます．深部知覚は，骨格筋，筋膜，腱，骨，関節包などにある感覚受容器で生じる感覚で，身体各部分の位置を感ずるもの（位置覚）や，四肢・体幹の運動の状態を感ずるもの（運動覚），振動感覚などがあります．

b) 複合知覚

- 複合感覚（皮質性感覚）は，さまざまな触圧覚情報が大脳皮質で統合されて生ずる感覚で，立体感覚，2点識別覚などがあります．

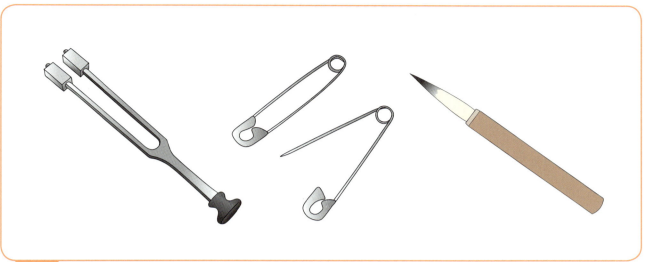

図1　知覚検査に使用される物品一部（左から音叉，安全ピン，筆）

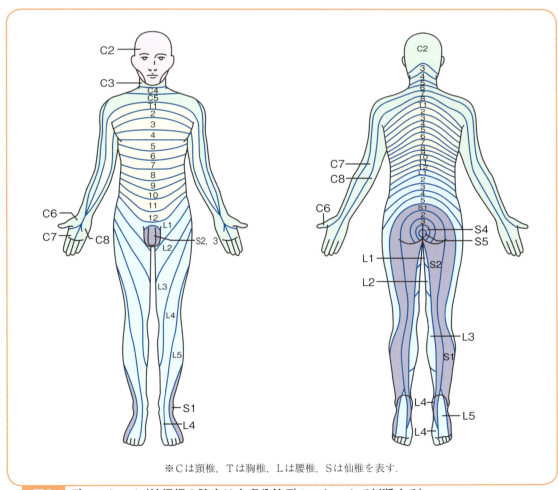

※Cは頸椎，Tは胸椎，Lは腰椎，Sは仙椎を表す．

図2　デルマトーム（神経根の障害は皮膚分節デルマトームで判断する）

表1　感覚検査の目的

神経病変の部位や程度を推測する
病状の進行や回復の程度を知る
治療の阻害因子やリスクを知る
治療効果の判定
障害の程度や回復度を評価する
リハビリ計画と予後予測の資料とする

表2　感覚の検査法

表在感覚の検査	触圧覚	小さな筆や，ティッシュペーパー・綿花をこより状にしたものを用いる．
	痛覚	安全ピンや針の先端を皮膚に軽く当てて行う．
	温覚・冷覚	40～45℃の温水や10℃くらいの冷水を試験管などに準備し使用する．接触時被検者に見せないようにする．
深部感覚の検査	位置覚・運動覚	被検者を閉眼させた状態で，検者がその指趾を他動的に屈曲または伸展させ，このとき指趾がどちらに向いているかを被検者に回答させる． 指鼻試験：人差し指をのばし，腕を伸ばして自分の鼻をタッチしてもらう．ずれると位置覚の異常．
	振動覚	C音叉（振動数128Hz）を振動させて，鎖骨，胸骨，棘突起，上前腸骨棘，膝蓋骨，脛骨外果などに当て振動を感じるかを尋ね，感じなくなるまでの時間を測定します．
複合感覚	2点識別覚	皮膚上の2点に，同時に刺激をあたえられたとき，これを2点として判別できる最小距離のことをいう．これは指先や舌では敏感なため2～3mm程度，胸部や背部では50～60mm程度で，体表部位によって大きな差がある．

※感覚検査においては，左右対称の部位で比較するとともに，健常な部分と比べて程度差を観察することが重要である．

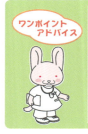

ワンポイントアドバイス

知覚異常は，意識がはっきりしている患者さんでなければ，アセスメントは難しいです．患者さんに検査の目的と方法をわかりやすく説明してから実施することが重要です．また，例えば触覚や痛覚は何のための観察なのか，目的と正しい手順と評価法を熟知して実施する必要があります．

参考文献

1) 池松裕子 編著：3クリティカルな患者の意識状態と看護．"クリティカルケア看護の基礎―生命危機へのアプローチ―" メヂカルフレンド社，pp141-162, 2003
2) 篠原幸人 他 編："脳神経疾患のみかたABC（日本医師会生涯教育シリーズ）" 医学書院，pp28-31, 1993
3) 野口美和子 他 編：機能障害からみた成人看護学④ 脳・神経機能障害/感覚機能障害，メヂカルフレンド社，pp2-68, 2007

2章 症候・徴候からみたフィジカルアセスメント

Q22 瞳孔の異常のフィジカルアセスメントとは？

A 瞳孔の異常はさまざまな身体病変を物語っていて，脳神経疾患などの生命の危機に直結する重要な情報を指し示していることが多いです．瞳孔の大きさ，左右差（瞳孔不同），対光反射などの瞳孔所見だけでなく，意識レベルや呼吸状態，麻痺の有無などを素早く観察し，併せて評価することが重要です．

エビデンスレベルⅠ

回答者
森田孝子

1 問診のポイントについて教えてください

- 「いつから起こりましたか．それは誰が気付きましたか．」「そのとき意識障害や頭痛，吐き気，動悸など普段と変わったことはありましたか．」「その後からは同じような状態が続いているのですか，それとも変動がありましたか」．と，**発症**から**現状**までの状況を聞くことです．自分で気付いて受診する場合と，他者が気付きさまざまな症状を伴う場合では病態も異なります．意識障害などを伴う場合は，**瞳孔異常**より**意識障害**その他の症状で気付くことのほうが多いです．

2 瞳孔の異常はどんな疾患が考えられますか？

- 瞳孔は障害されている部位によってさまざまに変化し，また，同時にバイタルサインや**全身状態も変化**を示します（図1）．生命の危機に瀕していることを示す場合も多いので，適正なアセスメントができることが求められます．

3 まず，はじめに何を見ますか？

- 瞳孔の観察をしなければならない人の多くは，全身状態を同時に素早く観察し対応しなくてはならない生命の危機を抱えていると考えるほうがよいです．図2に示すように，まず全体をみてその緊急度・重症度を考えながらバイタルサインと瞳孔，そして全身状態を観察し緊急度を判断します（意識レベル評価については「Q10意識障害」を参照してください）．

4 得られた情報をどのようにケアに生かせばよいでしょうか？

- どれだけ早く適正な対応をすれば生命が救えるかの指標「緊急度」と，病気の重さ，症状，治療の難しさの度合いを示す「重症度」を正確に判断し，速やかにドクターコールすることが重要です．**緊急度，重症度の判断指標**を組織として共有しておくことも重要だと思います．
- 瞳孔の異常に意識障害を伴っている場合は，バイタルサインが基準値から大きくかけ離れている，短時間に大きく変化している，突然に変化したものほど緊急度が高いということになります．

5 その他，関連するフィジカルアセスメントについて教えてください

- 意識障害を伴った瞳孔の異常では，口腔内に食物残渣などの残留物の有無，尿失禁の有無，麻痺の有無をチェックすることで起きている現象と予後を推察できます．

瞳孔の形, 大きさ	対光反射	障害部位	バイタルサイン他
◉ ◉	[+] [+]	正常	正常瞳孔は直径2.5～4.5mm，5mm以上は散瞳，2mm以下は縮瞳．瞳孔は正円形で左右は同じ大きさ．明度で素早く大小に変化する．対光反射の正常は一側眼へ入光することによって検査側も反対側も同様に縮瞳する．
◉ ◉	[−] [+] 障害側	大脳半球	意識障害，高体温，脈拍異常，高血圧，チェーンストークス呼吸(両側性の場合)，共同偏視(病巣にらみ)
◉ ◉	[−] [−]	くも膜下腔(脳槽)の障害	圧迫による障害では散瞳，対光反射消失，眼瞼下垂，外眼筋麻痺
◉ ◉ 正中位・固定	[−] [−]	中脳	散瞳，意識障害，過呼吸，脈拍異常
◉ ◉	[+] [+]	橋	縮瞳，意識障害，無呼吸性呼吸，脈拍異常
◉ ◉	[−] [−]	延髄	縮瞳，意識障害，失調性呼吸，脈拍異常意識障害，血圧低下
◉ ◉	[−] [+] 障害側	動眼神経障害	脳ヘルニア等で動眼神経が圧迫・障害されるケース．瞳孔不同，複視．動眼神経麻痺では障害側の眼球の位置異常もみられる．バビンスキー反射(+)
◉ ◉	[+] [+]	テント切痕ヘルニア間脳期	意識障害，チェーンストークス呼吸，時に瞳孔不同(患側が大きい)，除皮質硬直，急激に変化する，人形の眼現象(+)，縮瞳ぎみ
◉ ◉	[−] [−]	テント切痕ヘルニア中脳～上部橋期	意識障害，中枢性過呼吸，瞳孔は正常大，頻脈，除脳硬直，人形の眼現象(−)
◉ ◉	[−] [−]	テント切痕ヘルニア下部橋～延髄期	瞳孔は中等度散大，意識障害，失調性呼吸(脳ヘルニアの末期状態)，血圧低下，低体温，人形の眼現象(−)，弛緩性マヒ
◉ ◉	[+] [+]	代謝性疾患	角膜反射(+)，意識障害，クスマウル呼吸，チェーンストークス呼吸，血圧異常
◉ ◉	[ ] [ ]	中毒(麻薬)	著しい縮瞳(ピンホール)，意識の質異常，低体温，徐呼吸，脈拍異常，血圧低下
◉ ◉	[−] [±] 障害側	急性頭蓋内圧亢進	意識障害，呼吸障害(呼吸数の減少)，血圧上昇，徐脈，体温上昇，頭痛・嘔吐を伴う

図1 おもな瞳孔の異常と傷害部位，バイタルサイン他の変化　　　　　　　　　　　(文献3を参照して作成)

瞳孔異常のフィジカルアセスメント

バイタルサイン，瞳孔，全身状態を観察
↓
「緊急度」「重症度」を判断
↓

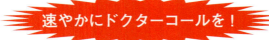

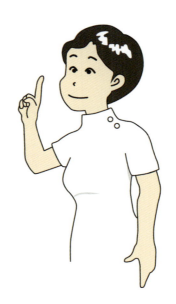

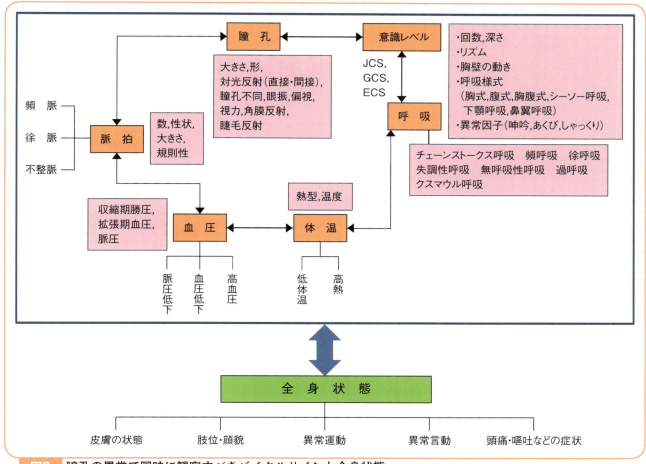

図2 瞳孔の異常で同時に観察すべきバイタルサインと全身状態

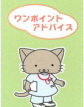

ワンポイントアドバイス
瞳孔の位置，動きは主として上部脳幹およびそこから出ているⅢ，Ⅳ，Ⅵ脳神経によって支配されています．瞳孔に変化が現れているときには，必ずバイタルサイン，体位など全身の状態を観察することが重要です．なぜなら，瞳孔に変化があるときには，呼吸，脈拍，血圧，体温にも変化が現れることが多いからです．

参考文献
1) 森田孝子 編："系統別フィジカルアセスメント　看護ケアの質の向上をめざして" 医学評論社，pp177-183, 2006
2) 中村恵子, 森田孝子, 田中由紀子 編："救急看護プラクティス" 南江堂，2004
3) 森田孝子 編：みるみるフィジカルアセスメント．医学評論社，p135, 2012

2章 症候・徴候からみたフィジカルアセスメント

Q23 頭痛のフィジカルアセスメントとは？

A 頭痛のフィジカルアセスメントでは，緊急度がある頭痛と緊急度の低い頭痛との鑑別が重要です．そのため，救急・急変患者対応において，緊急度があると思われる頭痛を早期にとらえることが重要なポイントとなります（表1）．

エビデンスレベルⅡ

回答者
千明政好

1 問診のポイントについて教えてください

- 一般に，緊急度が高いということは「すぐに治療者処置を必要とする疾患」のことです．緊急度が高い頭痛は，頭痛以外の症状，とくに，経験したことのないほどの激しい頭痛や，突然痛みが始まって短時間にピークになる頭痛，吐き気や嘔吐，意識レベル低下，手足の麻痺を伴うことが多い頭痛は，脳卒中の疑いが強いので緊急度が高いといえます．

2 どのような原因や疾患が考えられますか？

- 頭痛は，基礎疾患がない一次性頭痛（機能性頭痛）と，二次性頭痛（症候性頭痛）に分類できます（表2）．
- 一次性頭痛は，偏頭痛（血管性頭痛），緊張性頭痛（筋収縮性頭痛），群発性頭痛の3つに分けられます．一次性頭痛の特徴は，多くの場合他の症状はなく，"頭痛"だけが主訴です．原因は，偏頭痛は脳血管の血流増加により周囲の神経が刺激され頭痛となるものであり，緊張性頭痛は首周囲の筋肉（僧帽筋や後頭筋，側頭筋など）の血流悪化が原因です．群発性頭痛は，原因は不明で，同時期に同期間頭痛が出て，激痛に近い頭痛と表現する患者さんが多いのが特徴です．
- 一方，二次性頭痛（症候性頭痛）は，器質的疾患による頭痛であり，くも膜下出血，髄膜炎，脳内出血などによる頭蓋内圧の亢進による頭痛で，出血や炎症が強いほど，緊急度と重症度は高くなります（表3）．
- くも膜下出血の頭痛は，「いつもの頭痛と違う経験したことのない激しい頭痛」「頭をハンマーで殴られたような急な激しい頭痛」などと訴える患者さんにとって初体験の突然の激しい痛みが特徴的で，嘔吐や意識障害を伴うことも多い頭痛です．髄膜炎による頭痛は，頭痛に加え項部硬直が特徴的で，脳出血による頭痛では，脳出血の部位や出血の程度にもよりますが，左右差のある手足の麻痺や呂律障害，意識障害などが同時に見られることが多い頭痛です．

3 得られた情報はどのように生かせばよいですか？

- 経験したことのないほどの激しい頭痛や，突然痛みが始まって短時間にピークになる頭痛，吐き気や嘔吐，意識レベル低下，手足の麻痺を伴うことが多い頭痛は，脳卒中の疑いが強いため，すぐに医師に報告するとともに，バイタルサインを測定，安静と必要な検査の準備を行います．

4 その他関連するフィジカルアセスメントについて教えてください

- 瞳孔の観察（瞳孔の大きさ，左右差の有無，対光反射）や，意識レベル（JCSやGCS使用），手足の麻痺やしびれの有無を必ず観察します．これらに異常がある時は，脳出血や脳梗塞などによる頭蓋内病変（頭蓋内圧亢進など）が認められる場合があります．

表1　ＡＢＣＤの観察と対応（数秒で実施し判断する）

	観察する内容	異常状態と対処
気道（A）や呼吸（B）	・発語や唸り声などの有無 ・痰が絡んでいるようなガラガラ音はないか ・呼吸の状態と性状（早いか遅いか，規則的か不規則かなど）	・発語がない，気道閉塞の可能性や，呼吸停止は緊急事態 ・呼吸が速い（およそ30回/min以上），遅い（およそ10回/min以下）場合 ・不規則な呼吸など
循環と皮膚の状態（C）	・顔や皮膚の色は蒼白か赤いかなど ・手足にふれたとき，冷たく湿っている（湿潤），冷汗がみられないかなど	・脈拍が触れない，あるいはかなり微弱なときは緊急事態 ・皮膚蒼白，皮膚湿潤，冷汗などは，ショックの徴候であり，緊急事態
意識や外観（D）	・呼びかけへの応答はしっかりあるか，話が通じるか ・歩けるか，ぐったりしていないか，うずくまるような姿勢はないかなど	・呼びかけにはっきりした応答がない時は，意識障害の可能性あり ・明らかにJCS3桁（痛み刺激で開眼がない）あるいはGCSで8点以下（重度意識障害）と判断できる時は緊急事態

JCS（Japan Coma Scale），GCS（Glasgow Coma Scale）

表2　頭痛の分類と原因・症状

分類	種類	原因や疾患	特徴的な症状
一次性頭痛（機能性頭痛）	偏頭痛（血管性頭痛）	脳血管血流増加	一部に偏った頭痛
	緊張性頭痛（筋収縮性頭痛）	首周囲の筋肉の血流不足（筋肉のコリ）	頭痛
	群発性頭痛	原因は特定されていない	定期的に突然起こる激しい頭痛
二次性頭痛（症候性頭痛）	くも膜下出血	脳動脈瘤破裂	経験したことがないくらい激しい頭痛，嘔吐や意識障害を伴うことが多い
	脳出血	被殻出血など脳実質内への出血	突然の発症，手足の麻痺や意識障害などが同時にみられることが多い
	髄膜炎	髄膜の炎症	頭痛，項部硬直，意識障害
	その他 最近の慢性硬膜外出血	最近の硬膜外出血	頭痛と見当識の障害（痴呆など）

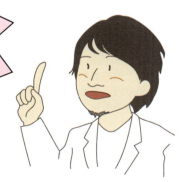

脳卒中の疑いが強いので緊急度が高い！

・吐き気，嘔吐
・意識レベル低下
・手足の麻痺
を伴うなどの頭痛は

表3　危険な頭痛をきたす代表的疾患の特徴

	病名	危険な疾患であるか	入院の必要性	頭痛の特徴	そのほか
頭蓋内病変	くも膜下出血	生命にかかわる	あり	突然発症，激しい	項部硬直，局所神経症状
	脳動脈解離	生命にかかわる	あり	突然発症，激しい（主に後頭部）	くも膜下出血の場合は2相性の頭痛
	脳出血	生命にかかわる	あり	突然発症	突然発症の局所神経症状
	脳梗塞	生命にかかわる	あり	突然発症	突然発症のめまい，嘔吐，局所神経症状
	髄膜炎・脳炎	生命にかかわる	あり	頭全体のズキズキする痛み	発熱，項部硬直，局所神経症状
	脳腫瘍	生命にかかわる	あり	朝方，増悪傾向の頭痛	局所神経症状
	脳静脈血栓症	生命にかかわる	あり	痙攣を伴う頭痛	妊娠や経口避妊薬との関連
	慢性硬膜下血腫	機能障害を残す（場合によっては生命にかかわる）	あり	頭重感	高齢，頭部打撲の既往，アルコール飲酒歴など
頭蓋外病変	緑内障発作	機能障害を残す	あり	前頭部痛	視力低下，視野欠損，眼痛散瞳などの眼症状
	副鼻腔炎	機能障害を残す	あり	頭重感	鼻閉感
	低髄圧症候群	機能障害を残す	あり	頭位変換により増強	外傷の既往など
	中毒	機能障害を残す	あり	頭重感	環境因子の聴取
	側頭動脈炎	機能障害を残す	あり	拍動性で激しい	側頭動脈の怒張，中年以降の女性
	緊張性頭痛	なし	なし	締め付けられる，頭重感	肩凝り
	片頭痛	なし	なし	発作性，拍動性	前兆，羞明などの前駆症状
	群発頭痛	なし	なし	夜間，拍動性	流涙，鼻閉，鼻漏

生命にかかわり，機能障害を残す可能性がある場合には，これらの頭痛の特徴がアラームサインとなる

（文献1より引用）

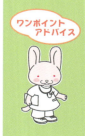

ワンポイントアドバイス

バイタルサインの測定で，血圧上昇と脈拍の低下は，クッシング症状と呼ばれる頭蓋内圧亢進症状であるため，スケールを使用して意識レベルの変化を頻回にチェックするとともに，瞳孔の観察も必須です。
急変の可能性があるため，意識，呼吸，循環の変化を詳細に観察継続するとともに，ECGモニタリング，SpO_2低下があれば指示で酸素吸入，救急カート準備などを行います。

参考文献

1) 野口宏 編：症状と疾患でわかる救急患者のケア，EMERGENCY CARE2006夏季増刊：54，2006
2) 山勢博彰 編：頭痛のアセスメント，やりなおしのフィジカルアセスメント，smart nurse2008秋増刊：70-73，2008
3) 池松裕子 編著："クリティカルケア看護の基礎―生命危機へのアプローチ―" pp141-162，2003
4) 滝沢翼，清水利彦，鈴木則宏：部位別　頭痛．診断と治療101(11) 患者が訴える痛みの原因と最新治療戦略：1600-1606，2013

2章 症候・徴候からみたフィジカルアセスメント

Q24 胸痛のフィジカルアセスメントとは？

A 胸痛を訴える病態の中には，緊急度，重症度が高く，早期に治療が必要なものがあるため，胸痛の始まり方，感じ方，随伴症状や病歴からすばやく，原因疾患と緊急度の有無を判断することが重要なポイントです．

エビデンスレベル I

回答者
藤村朗子

1 問診のポイントについて教えてください

- 胸痛にはそれぞれの特徴があり，問診からある程度の原因を診断することができます．
- 痛みの性質，部位，持続，胸痛の始まり方，感じ方，随伴症状，増悪〜軽快因子，呼吸困難感や病歴から胸痛の鑑別診断を**短時間**で行います（**表1**）．

2 胸痛ではどのような疾患が考えられますか

- 胸痛の出現する疾患は，循環器疾患のほかに，肺疾患，消化器疾患，神経疾患などです（**図1**）．

3 まず，はじめに何をみる？

- バイタルサインの観察，ショック徴候の5Ps（**表2**），意識レベル，SpO₂などを観察します．
- 胸痛がある状態で，12誘導心電図を実施し，心電図の波形を観察します．もしくは，持続心電図モニターを装着し，波形の変化を継続的に観察します．

4 得られた情報をどのようにケアに活かせばよいでしょうか？ 緊急性はあるか？ 重症度の見分け方は？

- まずは，ショックか否かを判断します．ショック徴候，心電図異常や呼吸困難感がある場合は，生命の危機につながる胸痛であるため，緊急な治療が必要になります．緊急性が高い場合，速やかに医師に報告し，適切な早期治療につながるよう行動しましょう．また，夜間など医師が病棟に不在にしていることもあるため，日頃から緊急時に備えて，一次救命処置（BLS）のトレーニングを行い，迅速に対応できる知識，技術を身につけておくとよいでしょう．
- ショック症状がなく，バイタルサインも安定している場合は，局所または慢性疾患に伴う胸痛のため，随伴症状や血液検査，X線写真などの所見などを併せて，**経時的に観察**します．全身状態が安定していても急変の可能性を念頭にして，胸痛の出現や随伴症状などの徴候を見逃さないことが大切です．

5 その他，関連するフィジカルアセスメントについて教えてください

- 急性大動脈解離を疑う場合は，両橈骨動脈の左右（圧）差を確認します．両橈骨動脈の触知の他に，両上肢・両下肢の血圧測定を行います．20mmHg以上の左右差があれば，大動脈解離の可能性が高いです．また，背部痛や腰痛の有無も確認しましょう．
- 突然の持続する胸痛があり，呼吸困難感，SpO₂の低下があれば，肺血栓塞栓症の可能性があります．肺血栓塞栓症は，無症状の場合やショックを呈するものまでさまざまです．広範囲の場合は，急激に循環動態が悪化する可能性があるため，胸郭の拡張性や呼吸音，SpO₂の経時的な観察を行い，早期対処できるようにしましょう．
- 胸痛の原因となる疾患は，消化器疾患も含まれるため，胸部だけではなく腹部のフィジカルアセスメントも併せて行いましょう．

表2 ショック徴候の5Ps

1. 蒼白：Pallor
2. 虚脱：Prostration
3. 冷汗：Perspiration
4. 脈拍不触：Pulselessness
5. 呼吸不全：Pulmonary insufficiency

※1つでもあれば，ショックである．

表1 胸痛の鑑別診断

	疾患	性状	持続時間	特徴
循環器疾患	狭心症	圧迫感，絞扼感	5〜15分	・顎，左肩，左上腕への放散痛
	急性心筋梗塞	圧迫感（激痛）	30分以上	・発汗，嘔吐，脱力感を伴うことが多い ・重篤感がある
	急性心膜炎	鋭い痛み	30分以上	・感冒様の前駆症状がある ・吸気・仰臥位で増強し，座位で軽減する
	大動脈弁狭窄	労作性狭心症様	数分〜十数分	・労作で出現し，安静で軽快する
	僧帽弁逸脱症	不定	不定	・狭心症に類似する
	肥大型心筋症	不定	数分〜十数分	・典型的な狭心痛は少なく，不定愁訴が多い
	大動脈解離	激痛（ひき裂かれるような痛み）	30分以上	・前胸部から背部への激痛 ・痛みは移動性の場合がある
	肺血栓塞栓症	圧迫感	30分以上	・呼吸困難の合併がある
	肺高血圧症	圧迫感	数分	・労作で出現し，呼吸困難やめまい，失神を伴う
非循環器疾患	自然気胸	呼吸に伴う片側の痛み	不定	・若いやせ型の男性に好発 ・呼吸困難，乾性咳を認める
	胸膜炎	鋭い痛み	不定	・吸気や咳で増悪
	消化性潰瘍	灼熱感	数時間	・空腹，刺激物摂取が誘因となる
	逆流性食道炎	胸奥で焼けるような不快感	不定	・早朝や臥位で悪化し，制酸薬で軽快する
	肋間神経痛	表在痛，圧痛	不定	・肋骨下に生じ，呼気・体動が誘因となる

（文献1より引用）

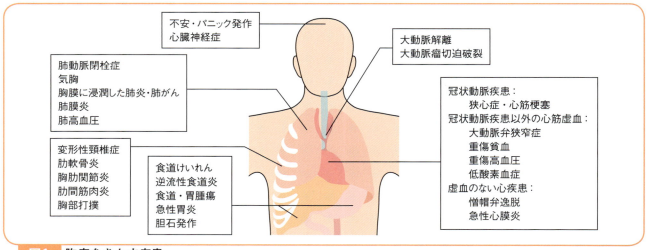

図1 胸痛をきたす疾患

（文献2より引用）

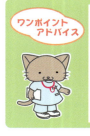

ワンポイントアドバイス
患者さんは胸痛により，不安を抱き，生命の危機を感じるため，精神状態も観察することが大切です．また，胸痛そのものがショックの原因となることもあるため，痛みの継時的な変化と随伴症状の観察も大切です．

参考文献
1) 道又元裕 他：“見てわかる循環器ケア”照林社，pp91-94，2013
2) 吉田俊子 他：系統看護学講座 専門分野Ⅱ 成人看護学3循環器医学書院，pp36-37，2011

2章 症候・徴候からみたフィジカルアセスメント

Q25 腹痛を訴える患者さんのフィジカルアセスメントの手順を教えて？

A 腹痛は，患者さんの腹部で何かが起こっていることを示すサインです．問診，視診，聴診，触診と手早く行い，アセスメントを行いましょう．その結果を踏まえて，医師へ適切な報告を行い，患者さんへの援助を行いましょう．

エビデンスレベルⅠ

回答者
永田 明

1 腹痛の基礎知識

- 腹痛は，原因によって**内臓痛，体性痛，関連痛**の3つに分類されます（**表1**）．腹痛といっても，さまざまな表現方法があります．どのように表現するかは，**表2**を参考にしたり，判断が難しい場合は患者さんの言葉をそのまま引用したりして記録しましょう．
- 腹痛が起こるおもな疾患は，消化器系，心血管系，婦人科系，泌尿器科系と幅が広く，総合的に検討するために，検査データなどもアセスメントに加えることが大切です．
- とくに緊急を要する疾患の場合は，すぐに医師へ報告し処置を行う必要があります．

2 フィジカルアセスメントの実際

- まずはバイタルサインの測定，全身状態（顔色や冷汗など），意識状態の観察を行いましょう．また，腹痛の部位・強さ・持続時間，放散痛，食事との関係，増悪因子，随伴症状，ストレスや海外旅行の有無などを把握することも大切です．
- 通常のフィジカルアセスメントは，視診→触診→聴診の手順で行います．腹部の場合，聴診は触診や打診などの人為的な刺激で腸蠕動が影響を受けるので，視診→聴診→打診→触診の順で行いましょう．
- 腹部がよく観察できるように，視診・聴診は両膝を伸ばし，心窩部から恥丘までを露出させましょう．打診や触診を行う際は，膝を曲げて行ってもよいでしょう．

3 フィジカルアセスメントの順番（視診，聴診，打診，触診）

a）視診

- 両膝を伸展した状態で，腹部の膨隆や陥没の有無を観察しましょう．

b）聴診

- 腸ぜん動音を聴取し，腸雑音の頻度と性状を調べましょう．
  - 腹壁の1〜2ヵ所で腸ぜん動音を聴取しましょう．
  - 聴診器の膜型を軽く当てましょう．
  - 30秒から1分かけて聴取しましょう（**表3**）．

c）打診

- 腹部全体の打診を行いましょう．
  - 腹部の9領域（右季肋部・心窩部・左季肋部・右側腹部・臍部・左側腹部・右鼠径部・下腹部・左鼠径部）を意識して丁寧に打診しましょう．
  - 事前に「痛いところがあれば言ってください」と伝え，患者さんの表情を観察しながら行いましょう．
  - あらかじめ痛みがあるとわかっている部位があれば，最後に打診しましょう．

d）触診

- 圧痛や筋性防御の有無を利き手の第2〜第4指の指腹を使用して確認しましょう．
  - 両膝を軽く曲げ，腹部の力を抜いて，リラックスした状態で行いましょう．
  - 深呼吸をしてもらいながら，腹部全体を浅く，さするように触診しましょう．
  - 吸気時に腹壁が上がる分だけ，手を沈めるように触診しましょう．
  - 触診の際も，患者さんの顔を見ながら，表情などの反応を観察しましょう．
  - 腹壁を1cm以上圧迫しないように注意しましょう．
  - 圧痛はその部位の炎症を示唆し，圧迫した状態を維持することで痛みが軽減する場合は腸管の緊満，圧迫時よりも引いたときに痛む場合は胃腸の炎症，常に強い痛みの場合は腹膜炎を考えましょう．
  - 筋性防御は，腹壁を押し下げ痛みが出現するときに起こる腹筋の緊張です．腹腔内の炎症を考えましょう．

表1 腹痛の分類

	内臓痛	体性痛	関連痛
発生機序	管腔臓器の攣縮性収縮や実質性臓器の腫脹による皮膜の伸展，虚血	壁側腹膜・腸間膜・横隔膜の炎症，化学的刺激	体性知覚神経への刺激
発生時期	病気の初期に発生	病気の進行後に発生	内臓痛の増悪期
部位	腹部正中に対称性に生じ，痛みの部位ははっきりしない	炎症臓器の近傍．局在は明瞭である	刺激を受けた体性知覚神経の支配領域の皮膚・筋肉
性状	鈍痛，疝痛，周期的	強い痛み，持続性	限局性の痛み
自律神経症状	しばしばあり（嘔吐や発汗）	一般的にない	一般的にない

（文献1を参照して作成）

表2 痛みの表現方法

疝痛	激しい発作性の間欠的腹痛．ごく軽いものからショック症状を伴うものもある
鈍痛	鈍い痛み
自発痛	何も原因や誘因がないのに感じる痛み
圧痛	圧迫することで生じる痛み

（文献1を参照して作成）

表3 腸ぜん動の頻度の評価（1分間聴取時）

常に聴取	亢進	過敏性腸症候群，腸炎，機械性イレウスなど
5回以上	正常	
聴取されない	減弱	胃腸機能低下，急性びまん性腹膜炎など
	消失	麻痺性イレウス，急性腸間膜動脈閉塞症など

（文献2を参照して作成）

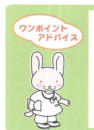

ワンポイントアドバイス 腹部のフィジカルアセスメントは，日常的に患者さんに実施していることが重要です．患者さんの変化を迅速に，かつ適切にとらえられるように日々の練習も行いましょう．

参考文献

1) 松田明子 他 著："系統看護学講座 専門分野Ⅱ 成人看護学⑤ 消化器" 医学書院, p53, 2011
2) 古谷伸之 編："診察と手技がみえる vol.1" メディックメディア, pp126-149, 2013

2章 症候・徴候からみたフィジカルアセスメント

Q26 背部痛，腰痛のフィジカルアセスメントとは？

A 背部痛，腰痛のフィジカルアセスメントでは，まずショック症状があるかを確認します．ショック症状があれば救命処置を行い，ショック症状がなければ，問診・視診・聴診・打診・触診を行います．ポイントは背部痛・腰痛の原因を把握することです．

エビデンスレベルⅠ

回答者
岡部春香

1 問診のポイントについて教えてください

- 発症時間，症状の特徴，発生機序，現病歴・既往歴の有無を知ることです．

a) 発症時間
- 発症時間を確認します．

b) 症状の特徴
- まず疼痛の部位と程度，持続的か間欠的か，どのような動作・姿勢・肢位によって増強・減弱するのかといった経過を聞きます．次に背部・腰部以外の疼痛の有無を確認し，疼痛があれば同様に聞きます．同時に外傷の有無を確認しておきます．
- さらにほかの症状として，発熱，咳・痰，呼吸困難，胸部症状，嘔気・嘔吐，血尿なども確認します．同時に，顔色やチアノーゼなどをみておきます．最後に今回の症状に対して薬剤を使用したか確認します．

c) 発生機序
- 何が原因で症状が出ているのか誘因を確認します．おもに，骨の異常，炎症からくるもの，内臓疾患によるものが考えられます．

d) 現病歴・既往歴の有無
- とくに糖尿病，悪性腫瘍，高血圧，感染症，代謝性疾患，血管疾患，出血性素因がないか確認しておきましょう．
- 現在服薬中の薬やアレルギーの有無についても確認しておきます．

e) その他
- 発症前と現在の日常生活動作（ADL）の程度や日頃運動を行っているか，以前外傷や事故がないか確認します．また検査や処置，手術が行われることも考慮して最終の飲食・排泄時間も確認しておきましょう．

2 背部痛，腰痛ではどんな疾患が考えられますか？

- 表1を参考にしてください．

3 まず，はじめに何をみる？

- まずはショック症状があるかを確認します．バイタルサインの測定，全身状態，意識状態の観察をして，顔面蒼白，虚脱，冷汗，脈拍触知不能，呼吸不全を確認します．次に問診で背部痛，腰痛の原因を聴取し，視診・聴診・打診・触診を行います（表2）．

4 得られた情報をどのようにケアに生かせばよいでしょうか？ 緊急性はあるのか？ 重症度の見極めは？

- 緊急性や重症度の見極めは，ショック症状があるかどうかになります．ショック症状がある場合は，緊急性が高いと判断します．
- ショック症状があった場合は，呼吸・循環の管理を行い，すぐに医師に報告します．状況に応じ処置室に移動して救命処置をします．同時に，必要となるエコーや造影CT等の検査の準備もします．また，呼吸状態が不安定な場合には，酸素投与や補助呼吸を行い，気管挿管や人工呼吸器の準備も行います．
- ショック症状の有無にかかわらず，検査は血液検査，尿検査，各種画像検査，理学検査が行われますので，準備をします．また，心筋梗塞や急性大動脈解離，腹部大動脈瘤破裂，胃・十二指腸潰瘍穿孔，子宮外妊娠など，緊急で処置や手術を要する場合はその準備をします．検査や処置，手術では必要物品の準備やスタッフ間の連携はもちろんですが，患者さんや家族への説明や精神的なサ

ポートもします．
- 疼痛の場合，安楽な体位をとり，背部痛，腰痛の原因がわかり次第，鎮痛剤を使用します．急性腰痛症や椎間板ヘルニアの場合，急性期は炎症を抑えるために冷罨法を用います．

表1 背部痛，腰痛から考えられる疾患と緊急性

分類	疾患	特徴的な症状	緊急性・重症度
血管疾患	急性大動脈解離	胸痛，ショック，血圧の上昇・減少，血圧の左右差，神経脱落症状	かなり高い
	腹部大動脈瘤破裂	ショック，拍動性の腹部腫瘤の触診	かなり高い
内臓疾患	肺血栓塞栓症	呼吸困難，胸痛，胸部不快感，低酸素血症	かなり高い
	緊張性気胸	ショック，突然の胸痛または背部痛に続く呼吸困難	高い
	特発性食道破裂	嘔吐，胸痛，上腹部痛，胸内苦悶，呼吸困難，ショック	かなり高い
	胃・十二指腸潰瘍穿孔	上腹部痛，呼吸困難，嘔気，嘔吐，頻脈，腹膜刺激症状，腹部膨満感，ショック	やや高い
	大腸疾患	下腹部痛，粘血便，便秘，下痢	やや低い
	胆嚢疾患（胆石・胆嚢炎・胆嚢穿孔）	右上腹部痛，疝痛，腹膜刺激症状，高熱	やや低い
	腎・尿路結石	疝痛，血尿	やや低い
	腎盂腎炎	持続性の鈍痛，高熱，膀胱刺激症状，血尿	やや低い
	膵臓疾患（急性膵炎）	上腹部痛，悪心・嘔吐，胆石の既往	高い
	子宮内膜症・子宮筋腫	月経痛，不正出血，月経異常	やや低い
	子宮外妊娠	下腹部痛，不正出血，妊娠反応陽性，ショック	やや高い
	心筋梗塞・狭心症	胸痛や左肩への放散痛，徐脈，不整脈，呼吸困難，血圧低下，意識消失，心停止	かなり高い
皮膚疾患	褥瘡	発赤，びらん，水泡，壊死	低い
	帯状疱疹	発症前の疼痛，水泡	低い
脊椎・整形外科系疾患	急性腰痛症	腰椎の運動制限	低い
	椎間板ヘルニア	下肢の疼痛としびれ，麻痺	低い
	圧迫骨折	骨折部位の疼痛	低い

表2 フィジカルアセスメントに必要な観察ポイント

視診	
・第一印象	・胸郭の動きの左右差
・意識状態	・腹部の膨隆
・頸静脈の怒張	・眼瞼結膜の貧血
・補助呼吸筋を使用した呼吸	

聴診	
・心音，呼吸音	・腸管蠕動音
・腹部血管雑音	

打診	
・背部叩打痛	・胸郭の鼓音，濁音

触診	
・皮下気腫	・皮膚の熱感
・気管偏位	・腹部拍動性腫瘤
・末梢の冷感・湿潤	・腹膜刺激症状
・橈骨動脈の触知，脈拍数	・背部圧痛点
・毛細血管再充満時間	・下肢の知覚，筋力

（文献2より引用）

ワンポイントアドバイス
背部痛・腰痛は整形外科系疾患に限らず，さまざまな疾患が原因になります．まずはショック症状があるかを判断し，緊急性が高いかどうかを見極めて，背部痛・腰痛の原因を聴取してから，疼痛コントロールに努めましょう．

参考文献
1) 芝田里花："病棟で絶対に見落としてはいけない危険な症状17" メディカ出版，pp68-71，2012
2) 岡元和文："症状・徴候を看る力！" 総合医学社，pp69-76，2013
3) 山内豊明："患者さんのサインを読み取る！ 山内先生のフィジカルアセスメント 症状編" エスエムエス，pp47-52，2014

2章 症候・徴候からみたフィジカルアセスメント

Q27 四肢疼痛のフィジカルアセスメントとは？

A. 痛みは不快な感覚体験であり，何らかの組織損傷が起こったときに主観的な症状として「痛み」を感じます．そのため，痛みの程度は人によって異なります．四肢疼痛のフィジカルアセスメントでは，痛みの尺度を用いて問診を行い，視診，触診へとフィジカルイグザミネーションを進めていきます．

エビデンスレベルⅠ～Ⅱ

回答者
小倉久美子

● ここでは，外傷による四肢疼痛のフィジカルアセスメントについて述べていきます．

1 問診のポイントについて教えてください

● 四肢疼痛の問診のポイントは，以下の5つの内容を**患者が理解できるように**問いかけていきましょう．
  ・痛みを感じる部位
  ・痛みの範囲
  ・痛みの強さ
  ・痛みの性質（鈍痛，圧迫痛，拍動性など）
  ・どのような時に痛むのか
● 疼痛は，多くが障害のある部位に一致しています．
● 痛みの強さは，NRS：Numerical Rating Scale（図1），FNS：Face Rating Scale（図2）の痛みの尺度を使用して，より客観的な評価を行います．

2 四肢疼痛では，どんな疾患が考えられますか？

● 外傷による四肢疼痛の患者は，捻挫や靱帯損傷，脱臼，骨折などが考えられます．
● とくに高齢者は，転倒による上腕骨近位部骨折や大腿骨頸部骨折を起こすことが多くあります．
● また，外出血を伴う開放性骨折やコンパートメント症候群は，緊急度・重症度の高い疾患です．

3 まず，はじめに何をみる？

● 疼痛部位を中心に，視診，触診を行います．

a) 視診
  ・四肢の変形
  ・関節や関節周囲に拡がる腫脹・血腫や浮腫
  ・皮膚の色調変化
  ・開放創，打撲痕，擦過傷
  ・筋肉の萎縮
  ・四肢のチアノーゼ

b) 触診
  ・疼痛の部位を中心に四肢の圧痛や熱感
  ・四肢末梢動脈の拍動の減弱や消失
  ・四肢の冷感
  ・感覚異常
（＊四肢の知覚異常，運動麻痺には十分な注意が必要です．）

4 急変予測のために見逃してはいけない徴候とポイント

● 骨折や脱臼などで四肢疼痛が増強すると，徐脈や血圧低下をひき起こします．
● これは，侵害受容性疼痛が引き金となる血管迷走神経反射や末梢血管拡張が原因です．
● とくに，**外出血を伴う開放性骨折は，循環動態の変化に伴う呼吸や意識レベルの観察がポイント**です．

5 得られた情報をどのようにケアに活かせばよいでしょうか？

● 自発痛，運動痛を認める部位や明らかな変形や腫脹を認める場合に骨折や脱臼を疑います．
● この場合，損傷部を保護し不必要な動揺を避け，疼痛の増強や神経・血管損傷などの二次的障害の予防を図ります．そして，疼痛の緩和を図ります．
● 痛みの尺度と，患者さんの苦悶表情や言動など疼痛行動から評価し，非ステロイド性炎症鎮痛（NSAIDs）を使用し身体的な痛みの緩和を行います．そして，**安楽な体位や肢位の工夫，精神的な安寧を図るケアを行う**ことが大切です．
● 開放骨折は，皮膚が損傷され，骨・軟部組織が外界と交

通しているため激痛を伴います．細菌に暴露され深部感染である骨髄炎をひき起こさないよう感染管理が重要となります．

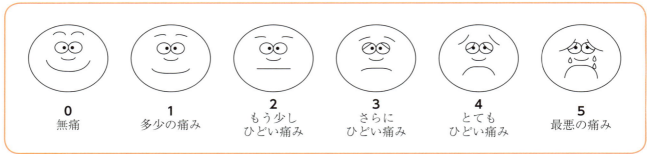

図1 NRS：Numerical Rating Scale（数字評価尺度）
痛みを0－10の11段階でどの程度か，数字で表現してもらう方法（整数）

0	1	2	3	4	5
無痛	多少の痛み	もう少しひどい痛み	さらにひどい痛み	とてもひどい痛み	最悪の痛み

図2 FNS：Face Rating Scale（ワングとベイカーの痛みのフェイススケール）

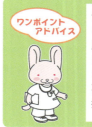

ワンポイントアドバイス
例えば患者さんは，歩行ができないほどの下肢の疼痛があり，開放創や打撲痕，変形や腫脹，浮腫など，外傷を疑うような所見がありません．しかし，下肢は皮膚の色調が悪く冷感があります．この場合，足背動脈の触知を確認しましょう．必要であればドプラー聴取も行います．下肢の疼痛は，急性動脈閉塞の可能性があります．

参考文献

1) 池内昌彦 他："痛みのケア－慢性痛，がん性疼痛へのアプローチ 第1版" 熊澤孝朗 編, 照林社, 2006
2) 井形高明 他："標準整形外科学（第12版）" 松野丈夫 他編, 医学書院, pp730-824, 2014
3) 吉矢晋一 他："TEXT整形外科学（第4版）" 糸満盛憲 他編, 南山堂, 2012

2章 症候・徴候からみたフィジカルアセスメント

Q28 関節が痛い（ひざ）のフィジカルアセスメントとは？

関節が痛い（ひざ）のフィジカルアセスメントでは，身体を動かしてもらうことが多いので，痛みに十分配慮して行うようにしましょう．ポイントは問診・視診・触診によって，関節・関節周囲の状態，関節可動域をみていくことになります．

エビデンスレベルI

回答者
岡部春香

1 問診のポイントについて教えてください

- 発症時間，症状の特徴，発生機序，現病歴・既往歴の有無を知ることです．

a) 発症時間
- 発症時間を確認します．

b) 症状の特徴
- まず疼痛の部位と程度，持続的か間欠的か，どのような動作・姿勢・肢位によって増強・減弱するのかといった経過を聞きます．発症前と現在の日常生活動作（ADL）の程度，日頃運動を行っているか，仕事内容は何か，以前外傷や事故がないかなどを確認します．次に膝関節以外の疼痛の有無を確認し，疼痛があれば同様に聞いていきます．同時に外傷の有無を確認します．
- さらに他の症状として，腫脹，熱感，圧痛，発赤，変形，関節可動域の制限なども確認します．もし，症状があった場合には発症時間や部位などを確認します．最後に今回の症状に対して薬剤を使用したかを確認します．

c) 発生機序
- 何が原因で症状が出ているのか誘因を確認します．**外傷**，**骨の異常**，**腫瘍や炎症**によるものが考えられます．

d) 現病歴・既往歴の有無
- とくに，**整形外科系**の疾患は関連している可能性がありますので，現在までの治療経過を把握しておきます．また手術を行ったかどうかも確認します．現在服薬中の薬やアレルギーの有無についても確認します．

e) その他
- **関節リウマチや変形性膝関節症**は，遺伝的要因が関係している可能性が考えられますので，家族に関連した疾患の既往歴があるかどうか確認しておきます．
- また最終の飲食・排泄時間も確認しておきます．

2 関節が痛い（ひざ）ではどんな疾患が考えられますか？

- 表1を参考にしてください．

3 まず，はじめに何をみる？

- まず問診で膝関節痛の原因を聴取し，視診・触診を行います（表2）．

4 得られた情報をどのようにケアに活かせばよいでしょうか？ 緊急性はあるのか？ 重症度の見極めは？

- 多くの場合は**慢性的**なことが多く，急性期であっても生命の危機につながる可能性は低いため，緊急性や重症度がそれほど高くありません．しかし，疼痛が強く日常生活に支障をきたしている患者さんがほとんどになりますので，痛みを軽減し不足しているADLを補う援助を行います．
- 疼痛については，安楽な体位をとり，膝関節痛の原因がわかり次第，鎮痛剤を使用します．急性期には炎症を抑えるために冷罨法を用います．また，関節リウマチなど，慢性的な疼痛には温罨法を行うというように，状況に合わせた対応をしましょう．
- ADLについては，トイレとの距離が近い病室やベッドの配置を考慮します．また関節リウマチの場合は，手先の動かしにくさを考えて，ナースコールの置き方を工夫するといいでしょう．
- 膝関節痛の原因となる疾患によって，さまざまな検査や治療が行われますので，検査結果や治療内容を理解し，どのような支援がふさわしいか考えます．検査は血液検査，各種画像検査が行われます．検査や処置，手術は必

フィジカルアセスメント

要物品の準備やスタッフ間の連携，患者や家族への説明や精神的なサポートを行います．

表1　膝関節痛から考えられる疾患

疾　患	特徴的な症状
化膿性関節炎	高熱，悪寒，圧痛，熱感，腫脹，発赤，機能障害
滑液嚢炎	圧痛，熱感，腫脹
関節滑膜炎	圧痛，熱感，関節の柔らかさ
変形性膝関節症	歩行開始時，長距離歩行，階段昇降時の疼痛，歩行困難，骨の変形，関節可動域の制限，関節液貯留
膝蓋骨軟化症	階段を昇る際の疼痛
半月板損傷	階段を下る際の疼痛，関節液貯留，関節可動域の制限
膝靭帯損傷・膝関節捻挫	関節可動域の制限，腫脹
膝離脱性骨軟骨炎	歩行時の疼痛，腫脹，関節可動域の制限，圧痛
オスグッド病	圧痛，腫脹，軽度の熱感，運動時の疼痛
膝蓋骨脱臼	疼痛を伴う運動制限，腫脹（急性），不安定感（慢性）
関節リウマチ	朝のこわばり，四肢すべての関節痛，腫脹，関節可動域の制限，変形
痛　風	母指のMTP関節の疼痛，腫脹，発赤
変形性股関節症	股関節痛，大腿部痛，跛行，股関節の運動制限
ペルテス病	股関節痛，大腿部痛，跛行，股関節の運動制限
大腿骨頭壊死	股関節痛，歩行時・階段昇降時の疼痛，股関節の運動制限

表2　膝関節痛の視診と触診

視　診	・姿勢（立位・坐位・臥位）：バランス・左右対称性 ・歩行・動作時のバランス・左右対称性 ・皮膚の色 ・関節の形状 ・変形の有無 ・関節拘縮の有無 ・腫脹・浮腫 ・発　赤 ・関節可動域（ROM）
触　診	・熱　感 ・圧　痛 ・関節液貯留の有無 ・筋骨格

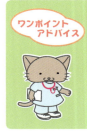

ワンポイントアドバイス　関節可動域を測定するときは，基本肢位から開始し，自動運動を行ってもらいます．関節可動域に制限があって行えない場合，他動運動を行ってもらいます．測定する際は，患側だけではなく，両膝を行うようにしてください．

参考文献

1) 横山美樹："はじめてのフィジカルアセスメント" メヂカルフレンド，pp127－143，2009
2) 河合伸也 他監："ナーシングセレクション7　運動器疾患" 学研メディカル秀潤社，2003
3) 山勢博彰 編："やりなおしのフィジカルアセスメント" メディカ出版，pp46－51，2008

2章 症候・徴候からみたフィジカルアセスメント

Q29 肩こり，肩の痛みのフィジカルアセスメントとは？

A 肩こりや肩の痛みをひき起こす原因は多岐にわたるので，幅広い視点でのアセスメントが重要です．急変の可能性や緊急性が高いものとして，心筋梗塞や内臓疾患に伴う関連痛が潜んでいる可能性もあるため，危険な肩こりを見逃さないように注意が必要です．

エビデンスレベル I

回答者
吉田紀子

1 肩こりや肩の痛みをひき起こす疾患にはどんなものがありますか？

● 肩こりや肩の痛みをひき起こす疾患では，**表1**に示したものがあります．患者さんの自覚症状を問診し，まずは，緊急度の高い，見落としてはいけない疾患を除外することが重要です．

2 肩こりや肩の痛みに緊急度の高い疾患はありますか？

● 緊急度の高い肩こりや肩の痛みでは，**循環器疾患や消化器疾患など，内臓の器質的異常に伴う関連痛**があります．肩こりや肩の痛みを生じる関連痛は，心臓や胆嚢など内臓痛の知覚が伝達される際に，神経領域が同じ，あるいは隣接する脊椎の高さである肩からの知覚であると，脳が勘違いしている現象です．

● 最も生命の危機に直結しやすいものとして，循環器疾患では，狭心症や心筋梗塞の関連痛として現れる左肩の痛みがあります．一般的には狭心症や急性心筋梗塞は，胸痛が現れますが，高齢者や糖尿病神経障害がある場合には，胸痛の自覚症状がないこともあるため，注意が必要です．

● 多くの消化器疾患が肩への関連痛を起こしますが，**表1**に挙げたような，おもに上腹部の腹部臓器の病巣や炎症などが考えられます．

3 どのような手順でアセスメントをしていきますか？

a）問診・主訴や病歴の聴取

● 患者さんの自覚症状について**表2**の内容について，インタビューをしていきます．その中で気になる症状があったら，その点に焦点を絞りクローズドクエスチョンで質問していきます．

● 随伴症状では，**表1**で示したような**随伴症状の有無**を確認します．また，**既往歴やリスクファクターの有無**などについて確認します．前述したように緊急度の高い疾患に焦点が絞られた時には，速やかに客観的情報，他覚的所見の観察を並行して行います．

● 肩の痛みの場合には，外傷が原因となっていることも多いので，発症様式を問診する際には，外傷の有無も確認します．

● 患者さんは，痛みに関して，漠然とした表現をする，痛みの部位をピンポイントで表現できないことが多いので，指で指してもらう，模式図に痛む部位を記入してもらうことも重要です．

● 自発痛であるか，運動痛であるか，安静時痛があるか，夜間痛があるかなどについても情報に不足があれば追加で問診を行います．安静時や夜間にも痛みがある場合には，炎症や腫瘍がある場合が考えられ，運動時の痛みの場合には関節に問題があることが考えられます．また，肩の痛みのほかに上肢のしびれを伴う場合には，頚椎の問題などが考えられます．

b）他覚的所見の観察

● **表1**に示した随伴症状から，心筋梗塞や狭心症が疑われる場合には，緊急度が高いため，バイタルサインの測定や十二誘導心電図の確認をし，迅速な医師への報告が必要になります．

● 腹痛や消化器症状などを伴う場合にも，医師への迅速な連絡が必要です．

● 重篤な器質的疾患が否定された場合，視診や触診では，肩関節の可動域を自動運動・他動運動の可動域について制限がないかを確認したり，肩関節周囲の筋肉の腫れ，隆起や硬さなどを観察します．

フィジカルアセスメント 77

表1　肩こりや肩の痛みをひき起こす疾患

診療科など	疾患や器質的異常	関連痛や随伴症状
頸椎疾患	・頸椎捻挫（むちうち） ・変形性脊椎症 ・頸椎椎間板ヘルニア ・頸椎脊柱管狭窄症 ・頸椎腫瘍 ・頸椎後縦靭帯骨化症	頸髄に影響すると四肢のしびれ 頸椎の運動に関連した痛みの増強
肩関節疾患	・肩関節の脱臼・捻挫 ・肩関節周囲炎（いわゆる四十肩・五十肩）	関節運動時の疼痛の増強 上記症状の他に夜間痛
末梢神経障害	・肩甲上神経障害 ・胸郭出口症候群	首，肩，腕，手などの痛みやしびれ
脳神経疾患	・脳腫瘍 ・慢性硬膜下血腫	頭痛，神経症状など
眼疾患	・眼疾患	眼精疲労など
循環器疾患	・心筋梗塞 ・狭心症 ・高血圧	とくに左側の肩や背中のこり，胸痛，胸部絞扼感，背中全体の痛み，呼吸困難，発汗，動悸，脱力，胸焼け，悪心，嘔吐，四肢の冷感，不穏など
消化器疾患	・消化管穿孔 ・肝膿瘍など ・胆石・胆嚢炎・胆管炎 ・膵炎 ・脾損傷	右肩や右肩甲骨周辺，背部痛，右悸肋部痛，上腹部痛，倦怠感，嘔気・嘔吐，筋性防御，発熱，検査データの異常など 左上腹部痛や左肩の痛み，低血圧など
呼吸器疾患	・肺がん ・Pancoast腫瘍	咳，微熱，倦怠感，呼吸困難など 上記の他，上肢の痛み，夜間痛，Horner徴候

（文献2を参照して作成）

表2　OPQRSTを用いた問診

O：Onset	発生機序，経過	いつからか？ 痛みを感じた時間が「オンセット」
P：Palliation／Provocation	緩和因子，増悪因子	どんな時によくなり，悪くなる？
Q：Quality	性質	どんな痛みか？
R：Region／Radiation	部位，放散	どこが痛くなるか？ ほかの場所へ移動するか
S：Severity	痛みの程度	数値的評価スケール（NRS）で評価
S：Symptoms	随伴症状	ほかにどんな症状があるか？
T：Time	経過，持続時間	以前にも起こったことがあるか？ どれくらい持続しているか？
T：Treatment	治療	何か治療したか？ 何か薬を使用したか？ 効果は？

（文献1より引用）

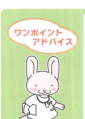

ワンポイントアドバイス
肩こり，肩の痛みの原因となる疾患を見逃さないためには，痛みの性質や随伴症状，既往歴などを焦点化するための問診がとくに重要になります．

参考文献

1) 道又元裕 他："救急看護トリアージ隠れた重症を見逃すな！" 日総研，2013
2) 菊池臣一 編：診察手順とポイント—重篤な疾患や外傷を見逃さないために．"運動器の痛みプライマリケア　頸部・肩の痛み" 南江堂，pp50－61，2010
3) 花田妙子 他 監："ヘルス・フィジカルアセスメント　上巻" 日総研，1998
4) 藤崎郁：四肢（筋・骨格筋系／末梢血管系）のフィジカルアセスメント．"フィジカルアセスメント完全ガイド" 学習研究社，pp135－158，2001

2章 症候・徴候からみたフィジカルアセスメント

Q30 血圧低下のフィジカルアセスメントとは？

A 血圧低下は①心臓のポンプ力，②循環血液量，③血管の血流に対する抵抗力の3つのバランスが崩れることで起こります．この原因を念頭におきながら，問診・視診・触診・聴診を行うことが重要です．

エビデンスレベルⅠ

回答者
宇都宮明美

1 フィジカルイグザミネーション

● 身体は自律神経の働きによって心臓のポンプ機能，血管抵抗の2つを調整し血圧をコントロールしています．その調整機能が破綻すると血液循環が維持できなくなり低血圧となります．破綻の原因として，まず心臓のポンプ力の低下が考えられます．心不全や急性心筋梗塞などによる徐脈や不整脈などによる心機能の低下がそれにあたります．また細菌感染や薬物の副作用，アルコールの摂取によって血管が拡張し，血管抵抗が低下します．つぎに循環血液量では出血などで大量の体液が喪失し血液量が減少することも原因となります．

a) 問診

● 血圧低下による意識障害をきたしていない場合には，血圧低下が起こる前に何らかの症状（前駆症状）やイベント（服薬や飲酒）がなかったかなど，いままでの経過を聴きます．また既往歴を聴くことで心疾患のリスクも予測できます．また痛みは原因検索の重要な情報です．部位や程度などを詳しく聴取します．意識障害をきたしている場合にはJCS（表1）やGCS（表2）などのスケールを用いて意識レベルの評価を行います．

b) 視診

● 仰臥位の状態から少し頭部を挙上した状態で頸動脈を観察します．その状態で頸静脈の怒張を認めれば右心不全の悪化を予測できます（図1）．顔色や冷汗の有無を確認することで循環不全への移行を判断することができます．外傷がある場合には衣服の汚染などで出血量を判断します．また腹痛を訴える場合には腹部膨満がないかを確認します．

c) 触診

● 皮膚の触診で冷感があれば末梢循環障害が示唆され，熱感があれば血管拡張による血圧低下が考えられます．また動脈触知を確認することで不整脈の有無や血圧低下の代償としての頻脈や代償破綻している場合には徐脈を確認できます．爪床を圧迫後2秒以内に色調が戻らなければ血圧が60mmHg維持困難な状況であることが推測されます．また腹部の触診で緊満があれば，腹腔内の出血や腹膜炎が示唆されます．

d) 聴診

● 呼吸音の聴取をすることで副雑音などから肺うっ血の有無が確認できます．また心音聴取では弁疾患による雑音が聴取できます．

2 ショック時の対応

● 血圧低下の患者さんの観察をしながら，ABCを適切に評価することが必要です．緊急を要する状態なのかを判断し，A：Airway：気道確保，B：Breathing：呼吸状態，C：Circulation：循環状態に対して初期対応を行う準備をしていきます．

表1　ジャパン・コーマ・スケール（JCS, 3-3-9度方式）

Ⅰ．刺激しないでも覚醒している状態 （せん妄，錯乱，気を失う：1桁で表現）	1　だいたい意識清明だが，いまひとつはっきりしない． 2　見当識障害がある． 3　自分の名前，生年月日がいえない．
Ⅱ．刺激すると覚醒する状態 （刺激をやめると眠り込む） （昏迷，嗜眠，傾眠：2桁で表現）	10　普通の呼びかけで容易に開眼する． 20　大きな声または身体を揺さぶることにより開眼する． 30　痛み刺激を加えつつ，呼びかけを繰り返すとかろうじて開眼する．
Ⅲ．刺激をしても覚醒しない状態 （昏睡，半昏睡：3桁で表現）	100　痛み刺激に対し，払いのけるような動作をする． 200　痛み刺激で少し手足を動かしたり，顔をしかめる． 300　痛み刺激に反応しない．

注）R：restlessness（不穏状態）
　　Ⅰ：incontinence（失禁）
　　A：akinetic mutism（無動無言），apallic state（失外套状態：大脳の機能が失われた状態）
　　例：100-Ⅰ，20-RⅠ など

（文献4より引用）

表2　グラスゴー・コーマ・スケール（GCS）

1．開眼 （eye opening：E）	E4　自発的に可 　3　呼びかけに応じて 　2　痛み刺激に対して 　1　なし
2．発語 （verbal response：V）	V5　オリエンテーションよし 　4　混乱 　3　不適当な発語 　2　発音のみ 　1　なし
3．最良の運動機能 （motor responce：M）	M6　命令に応じて可 　5　局所的にある 　4　逃避反応として 　3　異常な屈曲運動 　2　伸展反射 　1　なし

注）反応の合計点を求め，重症度評価をする．最も重症が3点，最も軽症が15点

（文献4より引用）

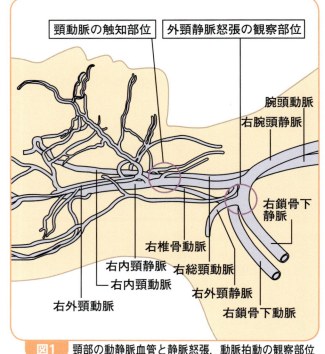

図1　頸部の動静脈血管と静脈怒張，動脈拍動の観察部位
（文献5を参照して作成）

ワンポイントアドバイス
血圧低下は緊急を要することが多く，看護師としては緊張しますが，ショックの病態も考えながら薬品や医療機器を準備することが重要です．

参考文献

1) 宮本青佳：症状別フィジカルアセスメント．看護技術59(4)：352, 2013
2) 山内豊明：異変を見抜く循環器系のアセスメント．月刊ナーシング29(13)：142-145, 2009
3) 猪原　拓：血圧低下．レジデント4(5)：148-149, 2011
4) 落合慈之　監："脳神経疾患ビジュアルブック"学研メディカル秀潤社，p42, 2010
5) 落合慈之　監："循環器疾患ビジュアルブック"学研メディカル秀潤社，p20, 2011

2章 症候・徴候からみたフィジカルアセスメント

Q31 高血圧・血圧上昇のフィジカルアセスメントとは？

血圧上昇は，血流量の増加と血管抵抗の増大で起こります．多くが血管の変化を伴い，重大な疾患の発症につながります．

エビデンスレベルⅠ

回答者
宇都宮明美

1 問診のポイント

- 血圧値（表1）とともに喫煙，糖尿病の有無，高コレステロール血症，肥満などの危険因子の確認を行います．また血圧の上昇がいつからか（時期），どのくらい続いているのか（期間），などの発生状況を確認します．高血圧の原因には，動脈硬化によるものと，脳出血，くも膜下出血，心不全，大動脈解離などを発症したことによる血圧上昇とがあります．

2 高血圧による自覚症状

- 頭痛（後頭部から肩にかけての痛み），肩こり，耳鳴り，めまい，動悸，吐き気，手足のしびれなどがあります．

3 どのような疾患が考えられますか？

- 各動脈の変化が原因となり多様な疾患が考えられます．
  腎動脈：腎不全
  下肢動脈：閉塞性動脈硬化症
  頸動脈：脳梗塞・くも膜下出血・脳出血
  冠動脈疾患：狭心症・心筋梗塞
  大血管：大動脈瘤・大動脈解離
  細動脈：糖尿病

4 急激に血圧上昇するときはどんなことが考えられますか？

- 気道閉塞：誤嚥や気管カニューレの閉塞などにより気道閉塞が起こると，血液中の酸素が不足します．酸素が十分組織に行きわたらないので，心臓は多くの血液を送り出すため血圧が上昇します．

- 頭蓋内圧亢進（脳血栓症，脳血管攣縮）：脳血流量が低下している状態のため，血圧を上昇させ，血管狭窄部より先に多くの血液を通過させ，脳血流量を維持しようとします．

5 血圧上昇時のフィジカルアセスメント

a) 問診

- 意識障害を認めない場合は，自覚症状の確認を行い，めまいやしびれによるふらつきや転倒を予防するために安静臥床を促します．意識障害を認める場合には，JCS（Q30参照）やGCS（Q30参照）で意識レベルの評価をします．

b) 視診

- 頭蓋内圧亢進を認める場合，呼吸数やリズムに変化をきたします（図1）．このため呼吸数や呼吸の深さを観察することが重要です．また徐脈もきたすため，脈拍数の測定を行います．脳疾患の診断には瞳孔径や不同の差も測定，対光反射の有無を確認します（図2）．

c) 触診

- 四肢の動脈触知を行うことによって，大動脈解離による血管閉塞を推測することができます．

d) 聴診

- 血圧の測定は1度の測定で判断するのではなく，測定を繰り返しながら血圧上昇の判断をします．また四肢の血圧を測定し，左右差や上肢・下肢の差がないかを確認します．

図1　意識障害時の異常呼吸

	異常呼吸	病巣部位
過換気	中枢性反射性過呼吸	視床下部—中脳—橋上部の病変　神経原性肺浮腫
	原発性呼吸性アルカローシス（＋代謝性アシドーシス）による過換気	肝性昏睡，敗血症，サリチル酸中毒
	代謝性アシドーシスによる過換気〔Kussmaul（クスマウル）の大呼吸〕	糖尿病性ケトアシドーシス，高浸透圧高血糖非ケトン性昏睡，尿毒症，メチルアルコール中毒
低換気	中枢性肺胞性低換気	延髄の病変，モルヒネ，バルビタール中毒
	呼吸性アシドーシスによる低換気（肺不全）	慢性肺疾患，神経筋疾患
	先天性中枢性肺胞低換気症候群（オンディーヌの呪い）	延髄—脊髄上部の病変
不規則呼吸	チェーン・ストークス呼吸（Cheyne-Stokes）	両側大脳半球・間脳の病変（両側性脳梗塞），代謝性脳症，高血圧性脳症，尿毒症，脳低酸素症を生じる高度の心不全など
	短い周期のチェーン・ストークス呼吸	脳幹被蓋の病変，頭蓋内圧の高度亢進，後頭蓋窩の占拠性病変（小脳出血など）
	持続性吸息呼吸	橋中部—延髄上部被蓋の病変（脳底動脈閉塞による橋梗塞），低血糖，無酸素症，重症髄膜炎
	群発呼吸	橋下部—延髄上部被蓋の病変
	失調性呼吸	延髄背内側網様体の病変
	ビオー呼吸（Biot）	髄膜炎，脳炎の末期

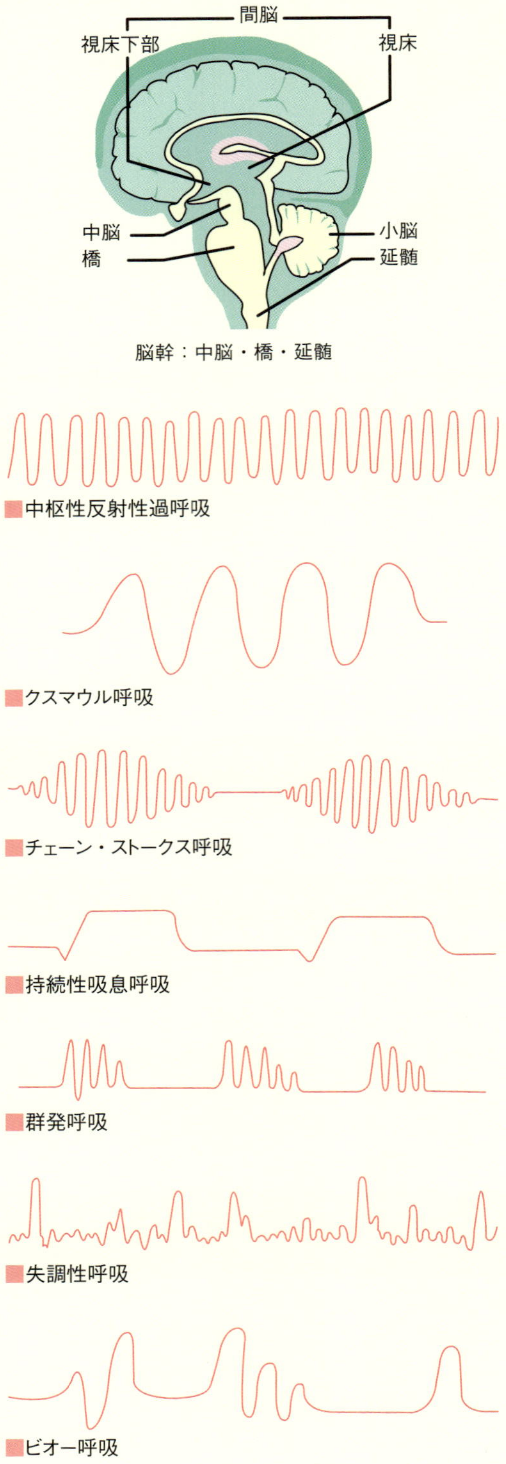

呼吸パターン

脳幹：中脳・橋・延髄

■ 中枢性反射性過呼吸

■ クスマウル呼吸

■ チェーン・ストークス呼吸

■ 持続性吸息呼吸

■ 群発呼吸

■ 失調性呼吸

■ ビオー呼吸

（文献1を参照して作成）

表1 高血圧の診断基準

	収縮期血圧(mmHg)		拡張期血圧(mmHg)
正常	139以下	かつ	89以下
軽症高血圧	149〜159	または	90〜99
中等高血圧	160〜179	または	100〜109
重症高血圧	180以上	または	110以上

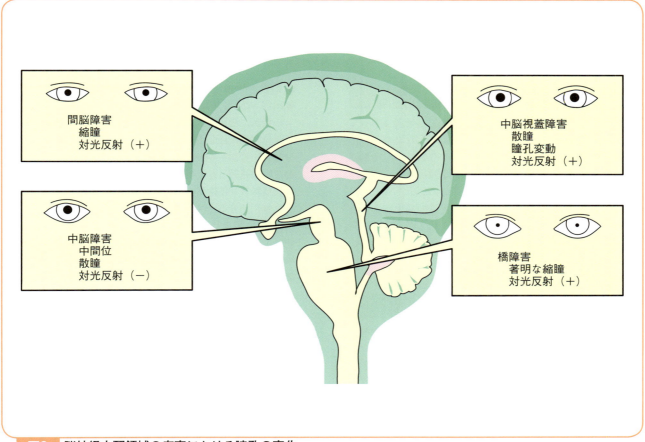

図2 脳神経支配領域の病変における瞳孔の変化

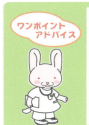

ワンポイントアドバイス
血圧値はさまざまな因子の影響を受けます．血圧測定を継続的に実施しながら，神経症状などを同時に観察していきます．

参考文献

1）落合慈之 編："脳神経疾患ビジュアルブック"学研メディカル秀潤社，2010

2章 症候・徴候からみたフィジカルアセスメント

Q32 四肢末梢の冷感のフィジカルアセスメントとは？

A 四肢末梢の冷感は，全身の循環状態を反映し，ショックなどの重篤な状態を示す徴候の一つです．冷感の原因を正しく導くためには，循環状態全体に目を向けたアセスメントが重要です．

エビデンスレベル I

回答者
川原千香子

1 末梢冷感は，なぜ起きるか

● 循環は，心筋収縮力，心拍出量に伴う左室還流によって維持されます．心筋収縮力が著しく低下した場合，心拍出量，血圧が低下し，静脈系の血管が収縮し，左室還流量を維持しようとし，末梢への循環を減少させることになります．同様に出血など循環血液量の低下をきたした場合も左室収縮力の低下から，心拍出量の減少が生じ心係数低下により，末梢循環不全をきたします．末梢循環不全としての四肢冷感（表1）は，全身の循環動態に強く関連しています．

2 四肢末梢冷感のフィジカルアセスメント

a) 問診

● 四肢冷感がある場合，全身の循環動態による影響なのか，または局所的な変化なのかを鑑別することが必要です．
● 意識レベル：意識混濁はショックの徴候です（表2）．
● 出血の有無：外傷（血管損傷，骨盤骨折など），消化管出血，産科系の出血その他出血に起因する疾患の既往や経過が重要です．
● 既往歴：レイノー病など，器質的に循環不全があり冷感が発生している場合もあります．
● 環境：寒暖の差によっても末梢血管は収縮します．

b) 視診

● 顔色，爪，口唇のチアノーゼの有無，出血の有無，四肢の変形，腫脹，圧迫の有無などをみます．止血目的でより体幹側を圧迫している場合があります．

c) 触診（打診）

● 冷感の範囲，各末梢動脈触知（図1・図2），および微弱な動脈より体幹側の動脈触知，湿潤の有無，腹部膨隆（消化管出血を疑わせる所見など），CRT（毛細血管再充満時間）（図3）を観察します．

3 四肢冷感への対応

● 末梢循環不全の発生要因は，全身の循環動態すなわち，循環血液量低下や肺塞栓症，心筋梗塞などによるショック徴候と，末梢動静脈の閉塞によるものが考えられます．ショックの徴候としての末梢冷感は緊急性が高く，ショック離脱のための治療が優先されますが，患者の悪寒，不安感などに配慮し，保温に努めることが重要です．末梢動静脈の閉塞による冷感は，動脈閉塞の場合に出現しやすく，腹部の大動脈瘤，ヘルニアなどによる動脈圧迫などからも発生します．疼痛，皮膚色の変化（挙上時に蒼白，下垂時に暗赤色など），動脈触知不可などを伴います．循環不全に伴う皮膚の脆弱性があり，褥瘡予防に努めることが必要です．

表1　末梢循環不全の症状

- 収縮期血圧90mmHg以下
- 冷たく湿潤した皮膚
- 脈圧低下
- 冷汗
- 四肢冷感
- 四肢末梢のチアノーゼ
- 乏尿（＜20mL/時間）
- 意識混濁

（文献1を参照して作成）

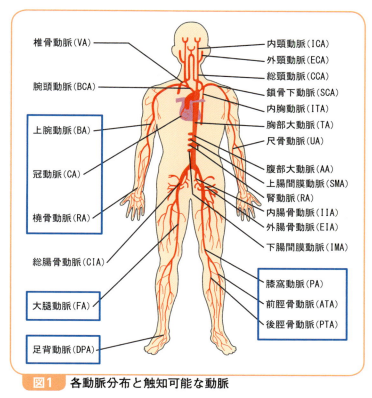

図1 各動脈分布と触知可能な動脈

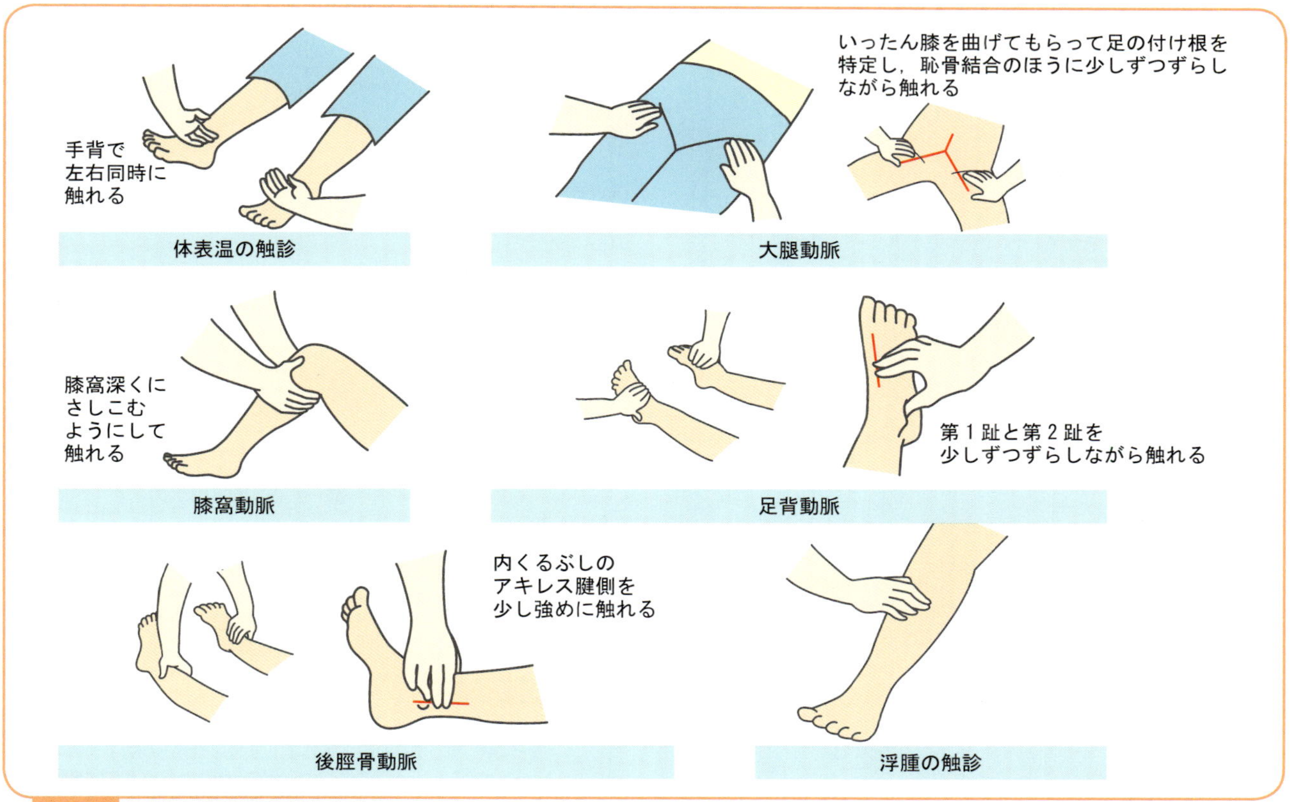

主な動脈：椎骨動脈（VA）、腕頭動脈（BCA）、上腕動脈（BA）、冠動脈（CA）、橈骨動脈（RA）、総腸骨動脈（CIA）、大腿動脈（FA）、足背動脈（DPA）、内頸動脈（ICA）、外頸動脈（ECA）、総頸動脈（CCA）、鎖骨下動脈（SCA）、内胸動脈（ITA）、胸部大動脈（TA）、尺骨動脈（UA）、腹部大動脈（AA）、上腸間膜動脈（SMA）、腎動脈（RA）、内腸骨動脈（IIA）、外腸骨動脈（EIA）、下腸間膜動脈（IMA）、膝窩動脈（PA）、前脛骨動脈（ATA）、後脛骨動脈（PTA）

図2 下肢末梢動脈触知方法

- 体表温の触診：手背で左右同時に触れる
- 大腿動脈：いったん膝を曲げてもらって足の付け根を特定し、恥骨結合のほうに少しずつずらしながら触れる
- 膝窩動脈：膝窩深くにさしこむようにして触れる
- 足背動脈：第1趾と第2趾を少しずつずらしながら触れる
- 後脛骨動脈：内くるぶしのアキレス腱側を少し強めに触れる
- 浮腫の触診

表2 ショック時にみられるおもな症状

症　状	発現機序
血圧低下	心拍出量の減少，血管の緊張性低下
脈拍数増加	交感神経の亢進
脈拍数減少	心拍出量減少
尿量減少	腎血流量減少，抗利尿ホルモン分泌亢進
頻呼吸	低酸素血症，交感神経の亢進
皮膚温低下	末梢血管収縮，心拍出量減少
冷汗	交感神経の亢進による発汗
意識障害	脳血流減少，低酸素血症
チアノーゼ	低酸素血症，末梢血管収縮
代謝性アシドーシス	心拍出量減少，低酸素血症，末梢循環不全

（文献2を参照して作成）

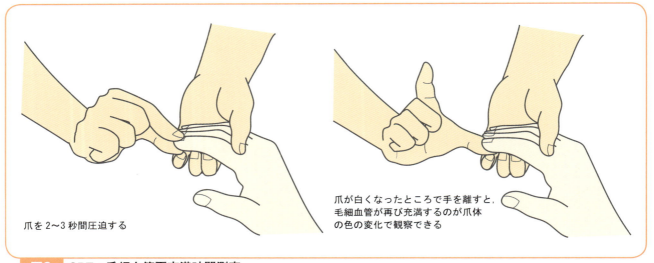

爪を2〜3秒間圧迫する

爪が白くなったところで手を離すと，毛細血管が再び充満するのが爪体の色の変化で観察できる

図3　CRT：毛細血管再充満時間測定

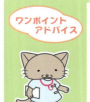

ワンポイントアドバイス
皮膚温には様々な情報が含まれています．特に冷感は低体温や循環不全を示すため，重篤な状態の早期発見に役立つと共に，褥瘡など予防すべき合併症の対策を迅速に行う必要があります．

参考文献

1) 安倍紀一郎，森田敏子：心不全．"関連図で理解する循環機能学と循環器疾患のしくみ"，日総研，pp18-25，2006
2) 山勢博彰 監：ショック・循環障害への対応．"系統看護学講座別巻救急看護学 第4版" 医学書院，pp196-197，2010
3) 山名比呂美：なにはともあれ心臓の解剖生理をおさらいしよう．HEARTnursing 27(4)：12，メディカ出版，2014
4) 角濱春美：フィジカルアセスメント第11回末梢循環不全．Smartnurse 11(2)：61-64，メディカ出版，2009
5) 藤崎 郁：四肢（筋・骨格系/末梢血管系）のフィジカルイグザム．"フィジカルアセスメント完全ガイド" 学習研究社，pp157-158，2006

2章 症候・徴候からみたフィジカルアセスメント

Q33 貧血のフィジカルアセスメントとは？

血液中の血色素（Hb：ヘモグロビン）の量が少なくなった状態を貧血といい，WHO基準では，成人男子は13g/dL未満，成人女子や小児は12g/dL未満，妊婦や幼児は11g/dL未満と定められています．しかし，検査値だけで貧血患者の緊急性や重症度を判断することはできません．症状と発症時期とともに，検査データを評価します．

エビデンスレベルⅠ

回答者
片岡秀樹

1 問診のポイントについて教えてください

● 貧血の自覚症状は，貧血の進行の早さによって大きく異なります．慢性的に貧血が進行した場合，血液検査では高度な貧血を認めるにもかかわらず，自覚症状がないという場合も少なくありません．症状を自覚した時期をイコール発症時期と考えることはできませんが，病状の緊急性および重症度を判断し，疾患を推測するのに重要な情報です．症状と症状を自覚した時期は必ずおさえましょう．

2 貧血をひき起こす原因について教えてください

● 貧血をひき起こす原因はさまざまですが，大きく分けて以下の2つに分類されます．
①なんらかの原因で赤血球産生量が低下している場合．
②なんらかの原因で赤血球を喪失している場合．
● 救急の場面で遭遇することが多いのは，②ですが，疾患に随伴する症状と併せて原疾患を推測し，以後の治療と症状を予測することが大切です．

3 検査データをどうみるか教えてください

● WHOの基準を基本にして判断しますが，検査値が正常範囲内にあるからといって，単純に貧血でないと判断できるとは限りません．急性出血では，血液の全成分，つまり血漿と赤血球が同等の比率で減少します．したがって，出血直後において検査値は変化しません．出血があり，循環血液量が減少すると，代償機転が働いて血漿量が増加し，ヘマトクリット値は低下します．なお，この過程は緩やかに半日から数日にかけて行われますので，その点も考慮しなければなりません．加えて，出血に伴ってしばしば細胞外液補充液などの輸液を行いますが，輸液による血漿量の増加は，検査値に大きく影響を与えます．採血までにどのような補液をどの程度行われたかを把握しなければ，適切な判断はできません．無論，外出血がある場合は，その量と頻度も大切な情報です．
● つまり，検査値であるヘマトクリット値やHb，症状を自覚した時期から病状進行速度と失血量に関する情報に加え，生理的な循環血液量の代償と治療としての補液による影響を総合的に判断する視点をもつことが肝要です．

4 得られた情報をどのようにケアに活かせばいいでしょうか？

● 貧血に伴う弊害は，酸素運搬能の低下です．Hbは酸素と結合し，末梢組織に酸素を運ぶ機能をもっていますが，そのHbが欠乏していると末梢組織への酸素運搬を補うため，心肺に大きな負担をかけます．心臓の負担を少しでも軽減するには，酸素投与が有効です．とくに慢性心不全など，心機能に予備力がない患者さんはとくに重要です．また，低血圧やふらつきに対するケアも忘れてはいけません．貧血の程度とそれぞれの症状にもよりますが，とくに高齢者の場合は転倒につながることもあります．臥位からの起立，歩行の際には付添い，症状の観察と転倒防止に留意しましょう．

フィジカルアセスメント

表1　貧血を示唆する症状

自覚症状	易疲労感, めまい, ふらつき, 耳鳴, 動悸・息切れ, 顔面蒼白
他覚症状	皮膚・粘膜（眼瞼結膜, 口腔粘膜）の蒼白, 出血, 発熱, 臓器腫脹（脾臓, 肝臓）, 黄疸, 原因不明の体重減少

表2　貧血をひき起こす原因

成因		疾患および原因
赤血球産生量の低下	原料不足	鉄欠乏性貧血, 肝疾患, ビタミンB_{12}欠乏, 葉酸欠乏
	造血機能の障害	甲状腺機能低下症, 白血病, 骨髄形成症候群, 再生不良性貧血, 慢性腎不全
赤血球の喪失	赤血球の破壊	溶血性貧血, 蛇毒
	出血	月経過多, 子宮筋腫, 胃潰瘍, 大腸がん・胃がん

貧血患者の緊急性や重症度

検査値 ＋ 症状と発症時期

で評価

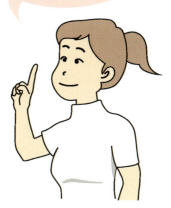

検査値だけで判断できるとは限りません！

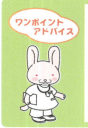

ワンポイントアドバイス

貧血は臨床でよく遭遇する症候です．原因もさまざまで貧血の原因を同時に抱えている患者さんも少なくありません．一つのことにとらわれず，経過をしっかり観察することが重要です．

参考文献

1) 岡元和文　編著：“症状・徴候を看る力！”総合医学社, 2013
2) Paul L.Marinc：“ICUブック”（第3版）稲田英一　監訳, メディカル・サイエンス・インターナショナル, 2008

2章 症候・徴候からみたフィジカルアセスメント

Q34 チアノーゼのフィジカルアセスメントとは？

A チアノーゼは，血中の還元ヘモグロビンが5g/dL以上になったときに口唇などが暗紫色になる症状をいいます．中枢性と末梢性に大別され，中枢性は低酸素血症を示す危険な徴候です．酸素吸入を開始し，原因に対する対処を早急に開始します．

エビデンスレベルⅠ

回答者　片岡秀樹

1 問診のポイントについて教えてください

- 末梢性チアノーゼはおもに末梢循環不全を原因とし，心不全に伴う心拍出量の低下や動脈閉塞，寒冷暴露などを原因とします．
- 中心性チアノーゼは，気道障害，肺障害，心筋梗塞に伴う心室中隔穿孔などで原因とし，多くの場合早急な対応を必要とします．
- 問診の際はチアノーゼの成因を頭におき，チアノーゼが起こった状況を問診します．高齢者の食事中であれば，窒息が考えやすいでしょう．咳の有無，吸気性喘鳴やシーソー呼吸などを確認します．小児の気道異物はしばしばみられる病態です．喘息もチアノーゼを呈することがありますが，既往の有無で鑑別は可能です．また，食後や薬物内服後の呼吸困難を伴うチアノーゼであれば，アナフィラキシーショックによる喉頭浮腫を考えます．以上のように，状況と既往を把握することはチアノーゼを起こした原因を特定し，治療を進めていくうえで有用な情報です．
- また，先天性心疾患では，しばしばバチ状指がみられます．100％酸素吸入に反応しない患者をみた場合は，大切な観察ポイントです．

2 チアノーゼをひき起こす疾患について教えてください

- チアノーゼをひき起こす機序を考えてみましょう．中枢性チアノーゼは，肺で通常行われているガス交換ができなくなり，還元ヘモグロビンが増えることに由来します．つまり主病態は低酸素血症であり，低酸素血症を呈する疾患はすべてチアノーゼを起こし得ます．成因でいえば，①気道閉塞，②肺の酸素化不良の2つに分けることができます．
- 末梢性チアノーゼは，心拍出量が低下して末梢の血流が低下したり，動脈が閉塞して血流が悪くなったために生じます．慢性心不全や急性動脈閉塞などが挙げられます．

3 チアノーゼの検査

- 動脈血ガス分析検査を行い，酸素分圧に着目するとおおむね低酸素血症の判断はつきます．また，乳酸値は嫌気的代謝を示す指標になります．動脈血の酸素分圧とともにチェックするといいでしょう．
- なお，末梢性チアノーゼは低酸素血症を伴いません．末梢性チアノーゼの症状は局所に限局したものですので，チアノーゼを呈している部位も診断の一助になります．

4 得られた情報をどのようにケアに活かせばいいでしょうか？

- チアノーゼを呈した患者さんへは，酸素投与が第一選択です．CO_2ナルコーシスを起こす可能性がある場合は注意が必要ですが，禁忌ではありません．低酸素血症は最悪の場合死に至る重篤な状態ですが，高炭酸ガス血症は回復可能です．
- また，チアノーゼは末梢血の還元ヘモグロビンが5g/dL以上になった時にみられる症状です．よって，貧血が強い患者さんでは低酸素血症であっても症状を呈さないこともあることを忘れてはいけません．

ワンポイントアドバイス
チアノーゼは血中の還元ヘモグロビンが5g/dL以上になった時に呈する症状です．極度の貧血がある場合は症状が出ないこともありますし，多血症の患者さんはチアノーゼが出やすいです．一つの症状にとらわれず判断することが重要です．

参考文献

1）岡元和文 編著："症状・徴候を看る力！" 総合医学社，2013

2章 症候・徴候からみたフィジカルアセスメント

Q35 浮腫のフィジカルアセスメントとは？

A 疾患や侵襲，身体機能の障害により組織間液が異常増加し浮腫となって現れます．発症理由には，①毛細血管内圧の上昇，②静脈内圧の上昇，③血漿浸透圧の低下，④血管壁の透過性亢進，⑤リンパ管の閉塞があります．

エビデンスレベル Ⅰ

回答者　藤野智子

1 問診のポイント

- 浮腫は眼瞼や下肢など観察しやすい部位に出現し，わかりやすい症状ですが，なんらかの疾患を基本として発生するため**他の症状と並行して出現**します．
- 呼吸困難感や倦怠感，尿量，口渇などさまざまな症状を問診しながら原因検索を進めます．
- 生命に直結して影響を与えるケースは，アナフィラキシーショックの**気道粘膜浮腫**などがあります．最悪の場合，短時間で呼吸停止に到ることもあるため，**呼吸困難感や身体の発赤**に注意して観察します．

2 浮腫ではどのような疾患が考えられますか？

- 浮腫には全身性と局所性があります．**全身性**は，心臓・肝臓・腎臓・内分泌の異常や栄養障害により，**限局性**は，血管・リンパの障害や炎症・外傷によって発症します．
- 浮腫が発生する病態を以下に示します（表1）．
  - 心不全時の心拍出量減少は，静脈圧の上昇を起こします．同時に腎血流量の減少が起こると，毛細血管内圧を上昇させて血流を維持しようと働き浮腫が発生します．
  - ネフローゼ症候群や肝硬変，低栄養等の場合は，血漿アルブミン濃度の低下により血管内膠質浸透圧の低下が起こり浮腫となります．
  - 炎症や熱傷などの侵襲では，血管透過性の亢進によって間質膠質浸透圧が上昇し，水分や蛋白が漏出することで浮腫が発生します．
  - がんのリンパ節転移や術後の癒着により，リンパ管閉塞をきたした場合も浮腫が発生します．

3 まず，はじめに何をみる？

- 呼吸停止につながる，**緊急度**の高い浮腫ではないことを確認します．つまり，呼吸困難感や咽頭の不快感，顔面などの発赤がないことの観察，数時間以内に投与した薬剤の有無，初めて摂食した食物の有無などを問診します．
- 患者さんの眼瞼腫脹，下肢や足背の圧窩（圧痕）は浮腫の存在がわかりやすく，その程度により基礎となる疾患の状態を推測することができます．熱傷では熱傷範囲と深度に従い，重度広範囲になればなるほど早急に全身浮腫が起こります．また慢性腎不全や心不全の急性増悪では，数時間で眼瞼や下肢の浮腫がみられます．腎臓，肝臓，低栄養などは，数日から数週間かけてゆっくりと発生します．

4 得られた情報をどのようにケアに生かせばよいでしょうか？

- 緊急性・重症度の見極めが大切です．
- アナフィラキシーによる浮腫の場合，緊急気管挿管や気管切開が必要となる場合があります．薬剤投与などの治療を進めるとともに，救急カートを準備しておきましょう．
- 緊急度の高い治療終了後や，治療開始までに時間の余裕がある場合は，水分や食事摂取量，尿量や尿の回数，を問診します．

5 その他，関連するフィジカルアセスメント

- 圧迫後の圧窩（圧痕）が残りにくい浮腫の場合，甲状腺機能低下症の粘液水腫の可能性を考えます．

表1 浮腫を発生する原因となるおもな病態

	全身性浮腫		限局性浮腫
心臓性	うっ血性心不全	血管性	静脈血栓症，上大静脈症候群
肝性	肝硬変	リンパ性	リンパ管閉塞
腎性	ネフローゼ症候群，慢性腎不全 急性糸球体腎炎	炎症性	慢性関節リウマチ，蜂窩織炎
内分泌性	甲状腺機能低下症	外傷性	打撲，ねんざ
栄養障害性	たん白漏出 たん白漏出性胃腸症		
その他	薬剤や虫さされなど		

浮腫には，全身性と限局性があります

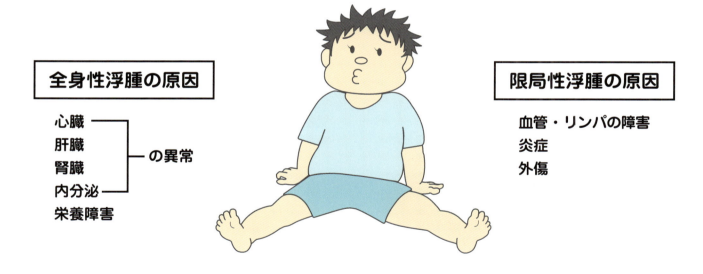

全身性浮腫の原因

心臓 ┐
肝臓 │
腎臓 ├ の異常
内分泌 ┘
栄養障害

限局性浮腫の原因

血管・リンパの障害
炎症
外傷

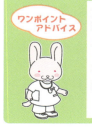

ワンポイントアドバイス

浮腫は頻繁に観察する症状の一つですが，発生理由（病態生理）が異なります．浮腫の有無や程度の観察だけにとどまらず，発生理由に関連する他の症状の観察や改善に向けたケア介入が必要です．例えば，低栄養による浮腫の場合は栄養管理，熱傷などの侵襲の場合は大量輸液管理となります．

参考文献

1）斉藤宣彦：浮腫．"症状からみる病態生理の基本" pp72-76，照林社，2006

2章 症候・徴候からみたフィジカルアセスメント

Q36 脱水のフィジカルアセスメントとは？

A 脱水の重症度やケアの緊急性などについて，バイタルサインズや血液データ，皮膚緊張などで判断する一方，口渇や尿量・唾液量，悪心・嘔吐，立ちくらみ，しびれ・脱力の有無から，脱水のタイプをアセスメントします．

エビデンスレベルⅢ

回答者
習田明裕

- 脱水とは**体液が**何らかの原因によって**喪失した状態**です．成人の体の**約60％**が体液であり，そこに含まれる水分と電解質のバランスで，私たちの生命は維持されているため，脱水は生命維持に関わる重要な症候・徴候といえます（図1）．

1 問診のポイントについて教えて下さい（図2）

- 脱水の症候・徴候がみられた際は，水分の「摂取量」と「排出量」の**平衡バランス**が，どちらの原因で崩れたのかを問診のデータから探ります．つまり患者さんに，体に入る水分量として飲水量や食事量，また体から排出される水分量として尿量や便，発汗量などについて，尋ねていきます．これにより**排泄量過剰**による脱水なのか，**摂取量不足**による脱水なのか，おおよそ判断することができます．

2 脱水は，どんなタイプが考えられますか？

- 脱水とは，体の体液（水分と電解質）が必要以上に排出された状態ですが，気をつけなければならないのは，体液とは単に水分だけではなく，そこに含まれている電解質も含まれているということです．水分と電解質のどちらがより多く失われているかによって，「脱水」は3つのタイプに分けられます．症状については，**高張性脱水**の場合，体の水分が欠乏するため，口渇や尿量や唾液の減少，それに伴い，口腔粘膜や舌の乾燥などがみられます．一方**低張性脱水**の場合，細胞外液の水分の浸透圧が低くなり細胞内液に移動してしまうため，結果として循環血液量が減少し，血圧低下や頻脈，さらに悪心・嘔吐などがみられます（表1）．

3 まず，はじめに何をみる？

- まず皮膚や粘膜の乾燥状況をみたり，皮下脂肪が少ない手背や前腕の**皮膚緊張度**（ツルゴール　図3）を調べたりして，体内の水分量の評価を行います．また低調性脱水による循環血液量低下に伴う血圧低下や頻脈，熱中症による体温調節機構の破綻に伴う高体温の持続など，バイタルサインズの変化も重要です．なお，緊急性が高い脱水症の場合は，血液データを調べ**ナトリウム**や**カリウム**，**クロール**の値などから，適切な種類の補液を即座に行う必要性があります．

4 脱水のリスクが高い対象とは，どのような方でしょうか？

- 高齢者と乳幼児に対しては，脱水に関するアセスメントを十分に行って下さい．**高齢者**は生理学的変化により筋肉量が減少し，そこに含まれる水分量が減少しているため，もともと体内の水分量が少ないうえに，腎機能が低下し，脱水時の水分が保持できません．また口渇の感覚も鈍り，必要な水分量が感知されにくいうえに，夜間頻尿を気にして飲水量を控えたりする方も多く，脱水になりやすい傾向にあります．また高齢者の疾患として多い脳血管障害などによる嚥下障害により経口摂取が制限されている方は，in量が少なく，高血圧などの治療によって降圧薬や利尿剤を長期にわたって大量に内服されている方はout量が多い可能性があり，注意が必要です．一方，**乳幼児**はもともと体の水分量の割合が高い状況で身体のバランスを保持しているため，十分な水分量が確保されないと脱水症に傾くリスクが高く，さらに乳幼児の意志で水分補給ができないこともあり，脱水の徴候に十分留意する必要があります．

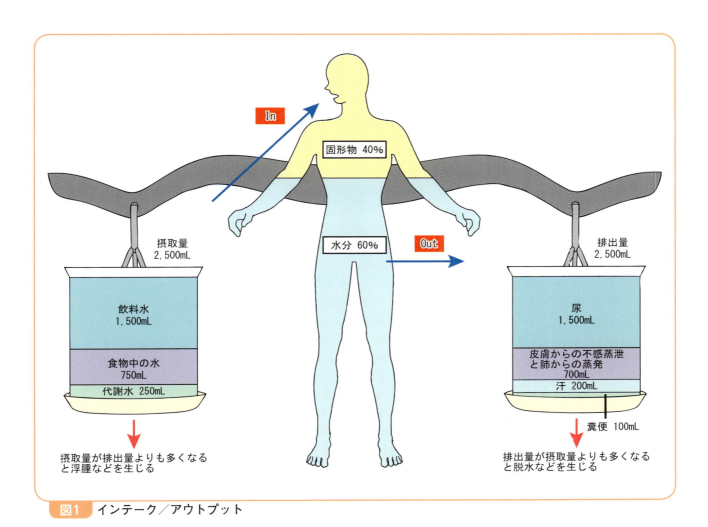

図1　インテーク／アウトプット

表1　脱水の分類と特徴

分類	高張性脱水 （水欠乏型脱水）	低張性脱水 （ナトリウム欠乏型脱水）	等張性脱水 （混合型脱水）
病態	水分の方が電解質より多く失われ，細胞外液のナトリウムが増加し，浸透圧が上昇した状態．細胞内液が細胞外液に移動するため，細胞が破壊される．	電解質の方が水分より多く失われ，細胞外液のナトリウムが減少するため，浸透圧が低下した状態．細胞外液が細胞内液に移動するため，循環血液量が減少する．	電解質と水分が同じ割合で失われた状態（高張性脱水と低張性脱水の混合型）
原因	発熱による多量の発汗や，尿崩症の多尿など	下痢や嘔吐などによる消化液の大量喪失や利尿剤の大量投与など	嘔吐や下痢など一気に体液を喪失した状況
症状	バイタルサインズ ・大きな変化なし 全身状態 ・口渇あり ・尿量・唾液の減少 ・悪心・嘔吐なし ・立ちくらみなし ・しびれ・脱力なし	バイタルサインズ ・血圧低下，頻脈 全身状態 ・口渇なし ・尿量・唾液の軽度減少 ・悪心・嘔吐あり ・立ちくらみあり ・しびれ・脱力あり	高張性脱水と低張性脱水の症状が混在（臨床的に最も多い）

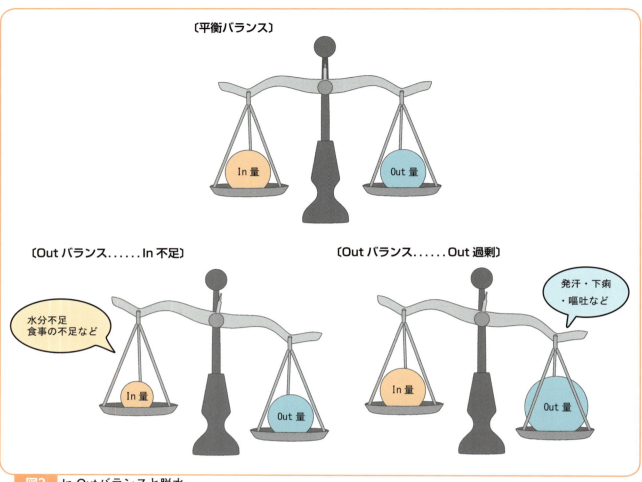

図2　In-Outバランスと脱水

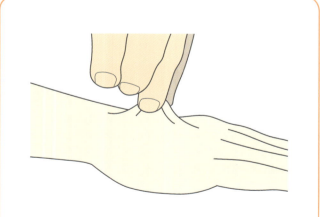

つまみ上げた皮膚が元に**戻るまでの時間**や，その**張りぐあい**を観察する．脱水状態の場合，つまみ上げた皮膚に張りがなく，また離しても皺が寄ったままの状況が数十秒続く

図3　皮膚の緊張度の確認（ツルゴール）

ワンポイントアドバイス

「脱水」は夏であっても冬であっても，小児であっても高齢者であっても，さらに病院であっても在宅であっても，「時・人・場所」を選ばずに生ずる，時として生命に危険をもたらす可能性のある症候ですので，看護者として常にこの視点をもって関わる必要性があります．

参考文献

1）習田明裕：排泄パターンのアセスメント．"ヘルスアセスメント"松尾ミヨ子 他 編．メディカ出版，pp269-274，2014
2）山内豊明：患者さんのサインを読み取る！山内先生のフィジカルアセスメント症状編．エス・エム・エス，pp137-144，2014
3）岡田なぎさ：ホメオスタシス 体液調節機構．"根拠と急変対応からみたフィジカルアセスメント"清村紀子 他 編．医学書院，pp98-104，2014

2章 症候・徴候からみたフィジカルアセスメント

Q37 低体温のフィジカルアセスメントとは？

A 低体温症とは体温が35℃以下に低下した状態をいいます．症状は，震えおよび嗜眠から錯乱，昏睡および死亡へと進行します．軽度の低体温には，暖かな環境と断熱性の保温が必要です．これを受動的復温といいます．重度の低体温には，体表面（ウォームマット・電気毛布などによる）や深部（体腔灌流・PCPS・CHDF）の能動的復温が必要になってきます．

エビデンスレベルⅠ

回答者
小澤美津子

1 人為的低体温・偶発性低体温とは？

a) 人為的低体温
心臓手術時などの低体温循環停止時の低体温や全身麻酔では，血管が拡張し深部体温が末梢に移動する熱の再分布が起こり，低体温が生じます．

b) 偶発性低体温
寒冷暴露などの環境で体温が低下すると，血管や汗腺が収縮し，血管の表面積が小さくなるため，皮膚温が低下し熱の放散が小さくなります．汗腺は収縮すると発汗を抑え放熱を小さくします．寒冷暴露により鳥肌やふるえ（シバリング）などの症状がでます．この症状は核心体温を一定に保とうとする正常な反応であるとともに，産生熱より放散熱のほうが大きくなった場合には，体温は低下していきます．このような寒冷暴露されて起こる病態を偶発性低体温といいます．とくに，小児や高齢者は体温調節機能が低下しているため起こりやすいです．

2 低体温症ではどんな症状がみられますか？

●生命維持であるエネルギー産生量が低下し，呼吸抑制・循環動態の変調・意識レベルの低下・消化管出血・血液凝固能異常・腎障害・スキントラブルなどの症状が生じます（表1）．

3 観察のポイントを教えてください

●低体温がどのような状況から起きているのかを観察しアセスメントします．
環境因子：雪山遭難，落水，寒冷暴露
生体因子：酩酊状態，精神疾患，大量出血，広範囲皮膚損傷
既往歴：糖尿病，甲状腺機能低下，脳血管疾患，心・肝・腎疾患の有無

4 緊急度の高い病態回避のための観察項目は？

●生命の維持のしくみで考えます．低体温が遷延すると，呼吸中枢の抑制が起こります．抑制が起こると1回換気量や呼吸数の減少が起き，分泌物の増加から肺炎・無気肺の合併症が生じやすく，酸素化が保てないと，循環血液量は低下します．また，脳細胞の基礎代謝を抑え，脳血流を低下させ，健忘などの症状が出現し，意識障害になるため，低体温症の患者さんに対しては，復温と同時にＡＢＣ（表2）の安定化を図ることが必要です．

5 復温はどのように行いますか？

●復温は30℃までは早急に行いますが，それ以降は1時間に0.5〜1℃上昇を目標に行っていきます．体温測定は中枢温で行い，センサー付き尿道カテーテルが有用です．その他に，直腸温，食道温で測定することもあります．
●復温方法としては，簡易的な方法として加温した輸液投与・加温した酸素投与・加温水での胃洗浄・膀胱洗浄・加温毛布・循環式加温マットなどがあり，緊急度が高い場合には，体外循環としてPCPS・CHDF，加温水での胸腔・腹腔洗浄なども行われます．

6 低体温患者さんを看護することで気をつけることは？

●復温とバイタルサインの安定化を図りつつ，寒冷暴露による循環障害と体動困難から同一部位の圧迫，脆弱な皮膚からの損傷には留意して看護提供していきます．

フィジカルアセスメント　95

表1　低体温の症状

分類	体温	症状
重篤	20～25℃	・昏睡・著しい血圧低下 ・酸素消費量減少 ・呼吸停止 ・角膜反射消失 ・脳波平坦
重度	25～30℃	・意識混濁 ・呼吸・心拍数の低下 ・不整脈 ・腱反射の低下
中等度	30～33℃	・意識レベルの低下（周囲への関心がなくなる） ・体動が困難 ・心拍数の低下
軽度	33～35℃	・寒気・冷感・震えによる熱産生量の増加 ・チアノーゼ ・細かい作業困難 ・腱反射の亢進 ・尿量増加

挿管

心電図モニター装着（表3）
復温：加温輸液
利尿管理
酸素投与
安静

表2　急変原因検索のためのABCアプローチ

A	気道の開通の有無
B	呼吸：酸素化
C	循環：血圧
D	意識：意識レベル

表3　偶発性低体温による心電図変化

・洞性徐脈
・PQ，QRS，QTの延長
・T波逆転
・心室性不整脈
・心房細動
・J波（図1）

J波はQRS群の終末に出る陽性動揺として特徴的である

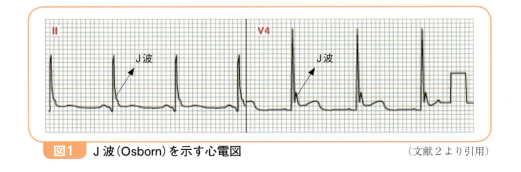

図1　J波（Osborn）を示す心電図

（文献2より引用）

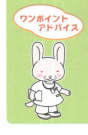

体温が低いからと運動・マッサージをすると，手足から停滞していた低温・低酸素・高カリウムの血液が心臓に戻り，心室細動等をひき起こし，生命の危機をもたらすこともあります．復温時は，バイタルサイン・全身状態に留意して行います．

参考文献

1) 松川　隆：“院内急変と急変ケア”岡元和文 他編　総合医学社，pp52-53，2006
2) Mark H. Beers 他著：“メルクマニュアル 第18版”日経BP社，2006

2章　症候・徴候からみたフィジカルアセスメント

Q38 発熱のフィジカルアセスメントとは？

A 発熱は侵襲から体を守るための防御・生理反応のひとつであり、心拍数・呼吸数の増加による循環機能の変調が起きます。おもな原因は，感染・悪性腫瘍・膠原病・血液疾患・環境因子です。発熱があったら，原因が何かを検索すると同時に，解熱治療を開始し消耗を最小限にすることが必要です。

エビデンスレベルⅢ

回答者　小澤美津子

1　発熱が起きるメカニズム（表1）

① 外因性発熱物質（エンドトキシン・エクソトキシンなど）が体内に侵入し増加すると，マクロファージが遊走し，貪食がはじまり，内因性発熱物質（インターロイキン1・インターフェロンなどの炎症性サイトカイン）が産生されます．内因性物質は視床下部にある体温中枢の内皮細胞に作用し，プロスタグランディンの合成を促進し，伝達物質（メディエーター）となって視床下部に命令を下し体温の上昇を誘発します．感染防御反応の現われです．
→化学的刺激
② 腫瘍などの機械的刺激による発熱
③ 精神的刺激による発熱
④ 環境による発熱

2　発熱と高体温の違いは？

● 高熱とは38℃以上のことをいいます（図1）．

3　発熱ではどんな症状がみられますか？

● 体温の上昇時には，悪寒・戦慄（シバリング）・末梢の冷感・心拍数・呼吸数の上昇・血圧低下・脱水・筋肉や関節痛・熱性蛋白尿・けいれん・意識障害などの症状が生じます．

● 悪寒は，体温が高くても続くときがあります．体温中枢が急激に上昇し温度を認識し，適応するまでには時間差が生じます．そのため，体温が高くても悪寒を感じることがあります．血液の温度と，体温中枢が認識した温度が平衡になった時点で悪寒は感じなくなります．

● 体温の解熱時は，視床下部の体温中枢の認識する調節点に低下します．しかし，血液の温度はすぐには低下せず，強い発汗・血管拡張で急激に皮膚温を上昇させます（図2）．

4　緊急性の高い発熱は？

● 脱水・意識障害・けいれん・熱中症（Ⅲ期）に対しては，早急に治療と発熱が起きている原因を検索し，対応処置をしていくことが必要になります．

5　緊急度の高い発熱時の原因検索とアセスメントと対応（表2）

● 発熱の起きている原因を現病歴・既往歴・生活歴などから検索していきます．同時に生命に危機的な状況が生じていないかを観察し，対処していきます．

表1　高体温の原因分類

分類	原因	メカニズム
化学的刺激	ウイルスや細菌感染 膠原病・悪性腫瘍 心筋梗塞・脳梗塞 アレルギー・内分泌疾患・甲状腺機能亢進	細菌・菌体・毒素などの発熱物質や組織の破壊により壊死した細胞からの発熱物質が体温中枢へ刺激を与え発熱を起こす
機械的刺激	脳出血・脳腫瘍・外傷など	視床下部への体温中枢への圧迫により発熱をひき起こす
精神的刺激	神経症・ヒステリー	大脳皮質からの影響で発熱する
環境要因	高温環境 熱中症	体温中枢が障害され、体内に熱が蓄積されて、高体温をきたす

表2　緊急度の高い発熱時の原因検索とアセスメントと対応

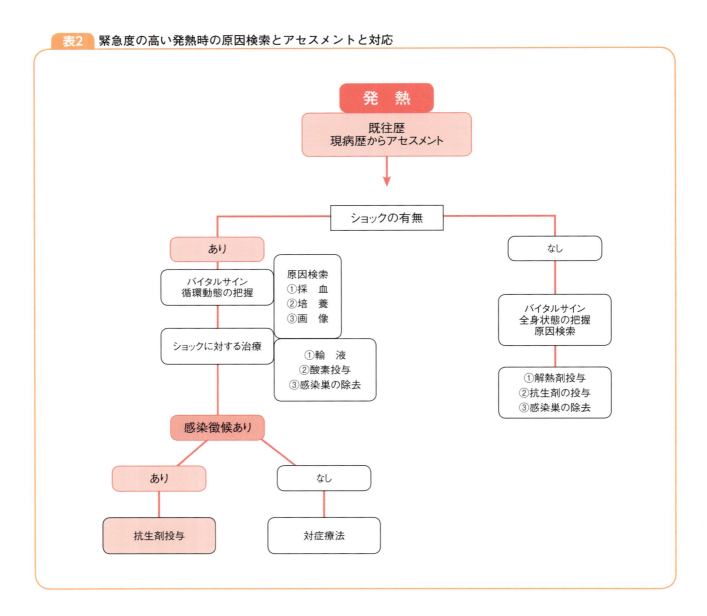

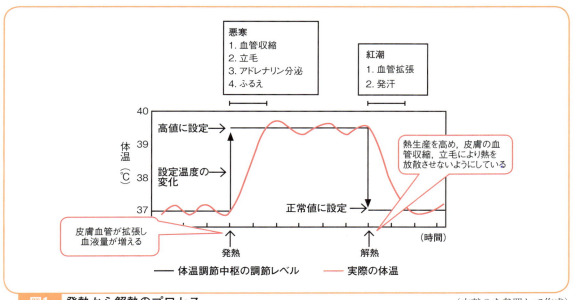

図1 発熱から解熱のプロセス　　　　　　　　　　　　　　　（文献2を参照して作成）

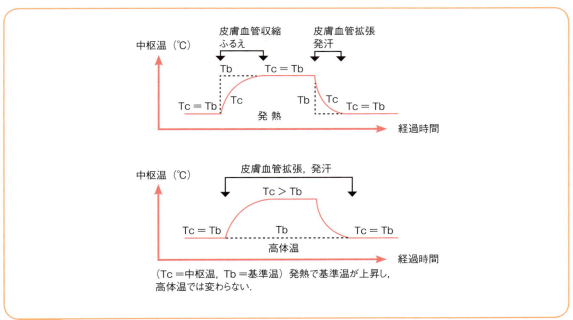

図2 発熱と高体温の違い　　　　　　　　　　　　　　　　　　　　（文献1より引用）

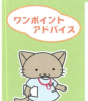

発熱が重篤な症状の前駆症状ということもあります．解熱や抗生剤投与前に発熱の原因が何であるのかを慎重に対応することが必要です．

参考文献

1) 尾崎　眞：高体温と低体温 "手術患者の体温管理—温かみを大事にする看護技術—" メディカ出版, pp80-87, 2003
2) 落合　亮一："ゼロからわかるバイタルサインの見かた" 成美堂出版, pp44-47, 2014

2章 症候・徴候からみたフィジカルアセスメント

Q39 徐脈のフィジカルアセスメントとは？

A 徐脈の患者さんのフィジカルアセスメントでは，急性冠症候群，薬物，高・低カリウム血症，低酸素血症などの症候性徐脈についての鑑別が必要です．徐脈は治療が不必要なものから先の症候性徐脈のように緊急処置が必要なものがあります．血圧低下，失神，胸部不快や呼吸困難感を訴えるときには，応急処置が必要になるケースがあります．

エビデンスレベルⅠ

回答者
平尾明美

1 問診のポイントについて教えてください

- 成人の正常な脈拍数は60〜80回/分であり，脈拍数60回/分未満を徐脈と定義されますが，一般には臨床的に病的意義がある50回/分未満になります．ただし，頻脈が疑われる病態なのに60回/分の時には徐脈といえます．
- 徐脈のときには，めまいや息切れ，疲労感，胸部不快や呼吸困難感などの症状がないかを尋ねます．
- 症状を訴えられる患者には，内服薬の確認をします．降圧薬や抗不整脈薬などの循環器系の薬剤では副作用として徐脈となることがあります．また，β遮断薬，Ca拮抗薬，**ジギタリス**などを内服中の場合では，薬物中毒の可能性もあります．症状があるときには，日頃の脈拍数や，いつから症状が出てきたのか，きっかけとなるような薬剤の内服や変更がなかったのかを問診します．
- また，反射性失神では交感神経機能の減退や，糖尿病の合併がある高齢者が多いです．排便時の**迷走神経反射**，排尿時の仙髄副交感神経反射，咳による舌咽神経反射，採血の迷走神経反射などでも徐脈となり失神を起こすので，起こした状況を聞く必要があります．
- 健常者でも吸気時に多く，呼気時に少ないこと（呼吸性不整脈）や睡眠時には徐脈になることがあります．また，長距離走者では脈拍が著しく少ない人もいます．

2 どんな疾患が考えられるか？

- 徐脈性不整脈として，洞結節のペースメーカー刺激が低下する洞機能不全症候群や，伝導系に異常のある房室ブロックがあります．その他，先に挙げた副交感神経系の緊張や薬物による副作用があります．薬物には，抗不整脈薬，抗うつ薬，高血圧や狭心症の治療薬である交感神経系を抑制する薬が原因となりやすいです．
- また相対的な徐脈として，ショック（循環血液量減少性ショック，感染性ショック）などによって起こることがあります．
- その他，甲状腺機能低下，低体温，脳圧亢進で起こります．

3 まず，はじめになにをみる？

- 不整脈の正確な診断は心電図によりますが，フィジカルアセスメントとしては，心拍数と脈拍数を正確に計ることが必要です．脈拍数が，心拍数より少ないときには，脈拍欠損がみられることになります．そのような場合も徐脈となります．絶対的徐脈との鑑別のためには，ショック症状を確認します．そのためには，表情，顔色，脈の触れ，冷汗，冷感の確認を行います．

4 得られた情報をどのようにケアに活かせばいいでしょうか？

- 緊急性の高い病態では，すぐさま対応することが必要ですが，意識，呼吸がしっかりとあるようであれば様子を見ることも可能です．また，低血圧でも徐脈では心負荷を避けるため臥床時に下肢を挙げないようにします．

表1　症候性徐脈

- 心拍集が50回／分　未満
- 徐脈が原因で次の症状・所見があるとき
    - 自覚症状
        - 胸痛　呼吸困難　失神・失神性めまい　意識障害
    - 他覚所見
        - 血圧低下　心不全　急性冠症候群　心室性期外収縮（PVC）

表2　徐脈の病因

外因性	内因性
自律神経 　・頸動脈過敏症 代謝／内分泌 　・高カリウム血症 　・高マグネシウム血症 薬物中毒 　・β遮断薬 　・Ca拮抗薬 　・ジギタリス 　・麻薬 甲状腺機能低下症 睡眠時無呼吸 気管内吸引（迷走神経刺激） 頭蓋内圧亢進	急性冠症候群 洞不全症候群（SSS） 炎症性 老人性アミロイドーシス 医原性 　・放射線治療 　・手術後 家族性 筋硬直性ジストロフィ

（文献2を引用）

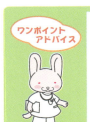

ワンポイントアドバイス
症状のある徐脈では，薬剤（アトロピン）や対外ペーシングが適応となります．日頃から体外ペーシングの使用方法を知っておくことが重要です．

参考文献

1) 松下 毅彦：徐脈性不整脈．"循環器内科学テキスト" 鄭 忠和 監．メディカ出版，pp 193-198, 2012
2) Daniel H. Lowenstein 谷口浩一郎 訳：徐脈性不整脈．"ハリソン内科学 第4版" メディカル・サイエンス・インターナショナル，2013

2章 症候・徴候からみたフィジカルアセスメント

Q40 不整脈のフィジカルアセスメントとは？

A 不整脈のフィジカルアセスメントでは，致死的不整脈かそうでないのか鑑別することが必要です．また蘇生が必要なくても血圧の変化，呼吸困難感や胸痛，失神，冷汗などの随伴症状がある場合は緊急性を示します．この症状に必要なフィジカルアセスメントは，脈拍数の異常や脈拍のリズムを触診しながらバイタルサインと心電図を読み取ることです．

エビデンスレベルII

回答者 松本幸枝

1 問診のポイントについて教えてください

- どのような不整脈が起きているのか問診します．脈拍数や脈が規則的か不規則か，突然不整脈が起きるのか，安静時に起きるのか運動した時に起きるのか，不整脈は継続性か非連続性かを確認します．脈拍数が多いけれど規則的な場合は上室性頻脈を，脈拍数が減少しているが規則的な場合は洞性徐脈などが推察され，また脈のリズムが乱れるものは，心房細動や房室ブロック，期外収縮などを考えられます．
- 不整脈の緊急度をアセスメントするために，不整脈出現時の自覚症状について問診します．心房細動や心房粗動，上室性頻脈，期外収縮が多発する場合は動悸として自覚することがあります．動悸については次項を参照してください．随伴症状として，倦怠感や，眩暈，失神などがある場合は，低心拍による血圧低下が考えられるため，緊急に対処が必要な不整脈であると推察されます．胸痛や絞扼感がある場合も，急性心筋梗塞などが疑われるため注意が必要です．
- 不整脈に影響している要因として，既往歴や生活歴について問診します．呼吸器疾患や心疾患，貧血や喫煙，疲労なども不整脈に影響するからです．

2 不整脈ではどんな疾患が考えられますか？

- 不整脈は心臓の刺激伝導系の異常によるものと，冠動脈の狭窄や心筋症などによって心筋に障害が起きると，二次的に生じる不整脈があります．
- 期外収縮は，弁膜症や，虚血性心疾患，心筋症そのほか慢性閉塞性肺疾患や甲状腺機能亢進症に起きやすく，とくに虚血性心疾患が原因で起きる期外収縮は，心室性頻拍に移行する危険があります．

3 まず，はじめに何をみる？

- 脈拍を触診し，脈拍数や脈の規則性をアセスメントします．不整脈に伴って循環動態の変動がないかバイタルサインを測定し，随伴症状について問診します．その後過剰心音や心雑音の有無，呼吸音を聴取し，緊急性がないかアセスメントしていきます．心拍数の異常は**表1**を参照してください．

4 得られた情報をどのようにケアに活かせばよいでしょうか？ 緊急性はあるのか？ 重症度の見極め方は？

- 眩暈，失神を伴う不整脈は重症（Adams-Stokes症候群）で早期に治療が必要になります．胸痛や呼吸困難感を伴う場合，虚血性の心疾患による二次的な不整脈と考えられるため，まずは原疾患の治療が必要と考えられます．心疾患に不整脈が合併すると，病態が悪化する危険があり，例えば頻脈や徐脈が長時間続くと，左室に負荷がかかり心不全を誘発しますし，心不全，虚血性心疾患，大動脈弁狭窄症に心房細動が合併すると病状が悪化します．致死的不整脈については**表2**を参照してください．

5 その他，関連するフィジカルアセスメントについて教えてください

- 問診，触診，聴診はとても重要ですが，胸部誘導や十二誘導による心電図検査で，不整脈の特定や，冠動脈の虚血部位などを明確にして治療に役立てます．

表1　心拍数の異常

不整脈の分類	心電図	不整脈の種類
頻脈性不整脈		洞性頻脈 上室性頻脈拍 心房細動・心房粗動 接合部頻拍 心室頻拍
徐脈性不整脈		房室ブロック 洞房ブロック 洞性徐脈
期外収縮		上室性期外収縮 心室性期外収縮

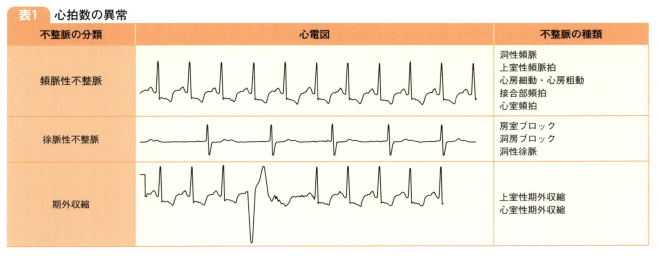

表2　不整脈の重症度分類

治療のレベル	心電図	症状と不整脈
蘇生が必要	心停止 心室細動	脈拍が触知できない不整脈 　心停止・心静止・電動収縮解離 　心室細動・心室粗動
緊急を要する	心房細動 ＜完全房室ブロック Ⅲ度＞	循環動態が不安定な不整脈 　心室頻拍・発作性上室性頻拍・心房細動・心房粗動 　房室ブロック
緊急ではないが治療が必要	上の心電図を参照	循環動態は安定している不整脈 　心房細動・心房粗動・Ⅱ・Ⅲ度房室ブロック
	表1を参照	眩暈や失神，血圧の低下を伴う不整脈 　洞性頻脈・洞性徐脈

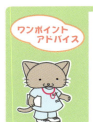

ワンポイントアドバイス　心電図を読解することは，不整脈を理解する早道です．

参考文献

1) 笠貫宏 他："不整脈の非薬物治療ガイドライン（2006年改訂版）"循環器学会，日本胸部外科学会，日本人工臓器学会，日本心臓血管外科学会，日本心臓病学会，日本心電学会，日本心不全学会，日本不整脈学会，2011
2) 児玉逸雄 他：不整脈薬物治療に関するガイドライン（2009年改訂版）．"心房細動治療（薬物）ガイドライン（2006年改訂版）"日本循環器学会，日本小児循環器学会，日本心臓病学会，日本心電学会，日本不整脈学会，2009

フィジカルアセスメント

2章　症候・徴候からみたフィジカルアセスメント

Q41 動悸のフィジカルアセスメントとは？

A 動悸のフィジカルアセスメントでは，緊急を要するのかそうでないのか鑑別することが重要です．胸痛や呼吸困難感，眩暈や失神などを伴う場合は重症心疾患や肺疾患が疑われます．この症状に必要なフィジカルアセスメントは，動悸の起こり方について十分問診をすることです．

エビデンスレベルⅡ

回答者
松本幸枝

1 問診のポイントについて教えてください

- 動悸の性状や程度について問診します．動悸の性状としては，脈が時々飛ぶような動悸は期外収縮を，規則正しく速い動悸は上室性頻拍を，規則性がない動悸は心房細動などが推測されます．また動悸は，一過性か持続するのか，出現は安静時か労作時か，どれくらいの頻度で起こっているか，何か誘因があったのか問診してください．動悸が一過性のものであれば，血液検査やホルダー心電図のように時間をかけて原因を検索していけばよいのですが，動悸が持続している場合は重症不整脈を疑い，速やかにバイタルサインを測定し，心電図や血液検査を行う必要があります．また労作時の動悸は虚血性心疾患を，安静時の動悸は弁膜症や心筋症などを疑います．
- 動悸に関連する随伴症状について問診します．胸痛や呼吸困難感，眩暈，失神，発熱，発汗，振戦の有無は重症度の鑑別には重要です．胸痛や呼吸困難感がある場合は虚血性心疾患を，また眩暈や失神は重症不整脈が疑われるため，早期に治療を行う必要があります．また発熱などにより血管が拡張することで動悸が生じる場合は，内分泌疾患や感染症を疑います．
- 生活歴について問診します．動悸は疾患からくるものだけではなく，更年期の女性や血管拡張作用がある飲酒や薬物によって起きることもあります．年齢や性別，体重の増減，喫煙，飲酒，薬物歴，アレルギーの有無などについて問診してください．
- 既往歴について，また家族歴について問診してください．心疾患，呼吸器疾患，内分泌疾患，精神科疾患，パニック症候群などがわかれば，動悸の鑑別を行いやすく，対処もスムーズになります．

2 動悸では，どんな疾患が考えられますか？

- 動悸とは，なんらかの原因で交感神経が活発になり，心臓の拍動を感じとれる自覚症状です．不整脈などの心疾患のほかに，甲状腺機能亢進症や低血糖症，緊張や不安が強い場合や，薬剤や発熱により血管が拡張する場合にも起きます（動悸が生じる疾患については**表1**を参照）．

3 まず，はじめに何をみる？

- 動悸の起こり方について問診した後，心疾患に関連する随伴症状をアセスメントして緊急性を判断します．胸痛や呼吸困難感，これまでに動悸と随伴して眩暈や失神がなかったか尋ね，脈拍や血圧，呼吸音や副雑音，心音や心雑音の聴診を行います．また心不全兆候として下肢のむくみや腹水の有無を観察します．

4 得られた情報をどのようにケアに活かせばよいでしょうか？　緊急性はあるのか？　重症度の見極め方は？

- 心疾患や呼吸器疾患が原因か，それ以外に内分泌疾患によるものか精神的な要因があるのか判別します．意識障害や循環動態が変動するような症状があれば，致死的不整脈や虚血性心疾患を疑うため，早期に心電図，血液検査などを行います．
- また動悸のうち，心房細動は心房内で血栓を形成して脳梗塞や心筋梗塞を起こす危険性が高いため，薬剤や電気的除細動を行い合併症を予防することが先決です．

5 その他，関連するフィジカルアセスメントについて教えてください

- **表2**を参照してください．

表1 動悸の原因

心　臓	不整脈（発作性頻脈，発作性心房細動，房室ブロック，期外収縮など），心筋梗塞
血　液	貧血
内分泌	甲状腺機能亢進症，低血糖
精　神	自律神経障害，不安神経症など
中　毒	アルコール

表2 動悸と関連するフィジカルアセスメント

視　診	苦痛表情，呼吸困難感，ショックの5兆候，冷汗，チアノーゼ	心筋梗塞
	苦痛表情，呼吸困難感，頸静脈の怒張（Kussmaul兆候），下肢の浮腫	心不全
	冷汗，振戦	低血糖
	呼吸困難感，るい痩	慢性閉塞性呼吸器疾患
	眼球突出，るい痩	甲状腺機能亢進症
	頻呼吸	過換気症候群
触　診	不整脈	大動脈弁閉鎖不全，拡張型心筋症
聴　診	過剰心音（ギャロップ）	心筋梗塞，心不全，心筋症
	心雑音，頸動脈雑音	弁膜症（大動脈弁・僧帽弁）
	断続性ラ音	心不全

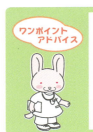

ワンポイントアドバイス
動悸は不快な症状で不安をもたらすため，精神的な介入が必要です．

参考文献

1）笠貫宏 他：不整脈の非薬物治療ガイドライン（2006年改訂版）：循環器学会，日本胸部外科学会，日本人工臓器学会，日本心臓血管外科学会，日本心臓病学会，日本心電学会，日本心不全学会，日本不整脈学会，2011.
2）児玉逸雄 他：不整脈薬物治療に関するガイドライン（2009年改正版）：心房細動治療（薬物）ガイドライン（2006年改訂版）日本循環器学会，日本小児循環器学会，日本心臓病学会，日本心電学会，日本不整脈学会，2009.

2章 症候・徴候からみたフィジカルアセスメント

Q42 発汗のフィジカルアセスメントとは？

発汗は生理的現象ですが，ショック，低血糖時などに生じる発汗は重要な意味をもっています．発熱がなく，発汗がある場合や暑いのに発汗しない場合は，身体のどこかに異常のサインがある可能性があります．原因を考えながら，その他の異常なサインを早期にとらえることが重要なポイントとなります．

エビデンスレベルⅠ

回答者
山口弘子

1 発汗とは

● 発汗は全身に分布する汗腺から汗が分泌されることで，基本的には生理現象です．不感蒸泄と発汗により生体で生じた熱を放熱して体温を調節する生理的な機能と，水分，尿素，塩分を汗として排泄し，それによって皮膚の表面の環境を維持するという役割も果たしています．発汗の量は1日600〜700mL程度といわれていますが，季節や体質，年齢，生活状態などによって異なり，個人差もあります．

2 発汗のメカニズムと種類

● 私たちの身体には，皮膚と脳の視床下部に体温を調整するセンサー機能が備えられ，体温を37℃程度の一定に調節するようになっています．温熱刺激により体温上昇を感知して，発汗を促す場合を温熱性発汗といいます．緊張や興奮などの精神的な原因によって生じる発汗が精神性発汗とで，精神的な興奮が交感神経を刺激して発汗が促されます．また，熱いものや辛いものなどの刺激性食物の摂取によって生じる汗を味覚性発汗といいます（**表1**）．

3 発汗の原因となる疾患

● 発汗量が多くても生理的な発汗であれば大きな問題はありませんが，その原因がないのに大量の発汗がみられたり，その反対に気温が高いにもかかわらず汗をかかないなどの場合は，なんらかの原因が考えられます（**表2**）．温熱性発汗，精神性発汗，味覚性発汗のどれに分類されるかアセスメントし，発汗の原因を明らかにすることが大切です．

4 発汗の原因検索とアセスメント

● 発汗の原因をアセスメントする場合，発熱の有無は重要なポイントになります．**発熱がなく発汗を生じている場合は，身体のどこかに異常があることを示すサインの可能性があります**．バイタルサインの観察，検査データのチェック，発熱，低血糖，ショック，不安など，発汗に伴う症状を観察し，発汗の原因をアセスメントしていくことが重要です．

5 緊急性を要する発汗

● 緊急性を要する発汗として，糖尿病の低血糖発作とショックがあります．**血糖値が70mg／dL以下になると低血糖症状が出現**します．糖尿病の既往の有無，血糖降下薬の使用，食事摂取状況などを確認し，適切な対応が重要です．重篤な低血糖は昏睡状態となり，緊急対応が必要となります．

6 看護ケア

● 多量の発汗をそのままに放置することは不快感をもたらすだけでなく，**皮膚は浸軟状態となり，化学的・機械的刺激を受けやすくなり**，炎症，感染も起こしやすくなります．発汗時は汗を拭き取り，清潔を保つことが必要です．また，発汗により体液が失われ，脱水となる危険性もあります．失われた水分の補充と塩分の補充が必要となります．発汗は，身体的因子のみならず，精神的因子も関与しています．精神的援助も必要となる場合もあります．

表1 発汗の分類

分類	発汗部位	特徴
温熱性発汗	手掌, 足底を除く全身	外気温の上昇や熱産生が増加した場合体温調節機能が働いての発汗する
精神性発汗	手掌, 足底, 腋か, 額など	精神的な緊張や興奮によって起こる発汗. 体温調節機能はない
味覚性発汗	とくに顔面	刺激性食物の摂取によって起こる発汗

表2 発汗の原因となる疾患

	原因疾患	発汗の機序
発汗が多い	感染症の罹患や炎症	体内で熱が産生され発汗する.
	術後	術後侵襲に伴う生体反応により体温上昇がみられ体温調節のため発汗する.
	脳腫瘍・脳血管障害, 頭蓋底骨折などによる体温中枢が刺激されている場合	体温中枢の障害, あるいは髄膜刺激症状などによって発熱が起こることがある.
	甲状腺機能亢進症	甲状腺機能が亢進され, 全身の機能が過剰に働くため熱の産生量が増加し発汗量も増加する.
	糖尿病の低血糖発作	自律神経系の異常をきたし全身あるいは局所に発汗する.
	ショック	
	褐色細胞腫	副腎腫瘍などでアドレナリンが過剰分泌される. 血圧変動が激しく, 発作的に血圧が上昇することがあるのが特徴. 発汗, 動機, 顔面蒼白など交感神経が興奮した場合と同様の症状が起こる.
	有機リン系農薬中毒	発汗が促進される.
発汗が少ない	脱水	体内の水分不足.
	甲状腺機能低下	甲状腺機能の低下により熱産生が低下している.

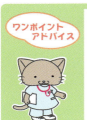

ワンポイントアドバイス
発汗多量の場合, 脱水からショックになる危険性もあります. 発汗の状態とともにバイタルサインを含め, しっかりと身体状況を確認していくことが大切です. また発汗がある場合は小まめに汗を拭き, 清潔を保つことも基本です.

参考文献

1) 池松裕子 他：発汗. "症状・徴候別アセスメントと看護ケア" 池松裕子, 山内豊明編. 医学芸術新社, pp694-707, 2011
2) 北川さなえ：発汗. "根拠がわかる症状別看護過程" 関口恵子 編. 南江堂, pp266-272, 2010
3) 山内豊明：ナース専科, 発汗異常 http://nurse-senka.jp/contents/press/1246/, http://nurse-senka.jp/contents/press/1249/

2章 症候・徴候からみたフィジカルアセスメント

Q43 黄疸のフィジカルアセスメントとは？

A 皮膚や目の強膜などが黄色く「黄疸」が気になったときには、まず血中ビリルビンの値が正常かどうかを確認します。例えば、柑橘類やニンジンなどのカロチンを多く含む食品を多く摂取したときにも、黄疸がみられるからです。

エビデンスレベルI

回答者
添田英津子

1 黄疸

- 赤血球の寿命は120日。老朽化した赤血球が脾臓などで破壊されると、赤血球内に含まれる赤い色素タンパクであるヘモグロビンが漏出し、化学的に変化してビリルビンという黄色の色素になります。これは**間接（非抱合型）ビリルビン**とよばれ、アルブミンと結合して肝臓に運ばれ、肝細胞で**グルクロン酸抱合**され**直接（抱合型）ビリルビン**となります（図1）。
- ビリルビンが血中に増加し、皮膚や眼球結膜が黄色くなった状態を黄疸といいます。健常者の血液のビリルビン値は、1mg/dL以下です。
- ビリルビン値が2～3mg/dL以上になると、肉眼的に黄疸がわかりますが（図2）、血液データで2.0mg/dL以上の場合であれば黄疸と診断されます。
- 何が原因で、黄疸が起こっているのかを考えることが大切です（表1）。
- ビリルビンの産生が増えているのか？
- ビリルビンの吸収や抱合を行う肝機能に障害が起きているのか？
- 胆汁の流れが閉鎖されているのではないか？

2 もし、閉塞性黄疸が考えられる場合

- 尿や便の色について確認することが大切です。
- 直接ビリルビンが肝臓から排出されず血中濃度が高くなった場合、尿中に排出されます。尿は、濃黄色～茶褐色、紅茶のような色になります。
- 間接ビリルビンは、尿中に排出されません。したがって、紅茶色の尿を見るときには、「直接ビリルビンを、直接！目で見ている」と覚えておけばよいでしょう。
- 便の色は、尿の色とは逆に色が薄く（淡色便）なります。
- 皮膚のかゆみや腹部の痛みの有無についても確認することが大切です。かゆみは、閉塞性黄疸や胆汁がうっ滞していることと関連することがあります。また、腹部の痛みが持続する場合は、膵臓がんや胆石症の場合があります。

3 その他

- 肝炎の可能性を考え、アジア・アフリカ等の肝炎ウイルス汚染地域への**渡航歴**を確認することも大切です。
- カキ等の生食（A型肝炎）だけでなく、**性交歴**（B・C型肝炎等）、**輸血・歯の治療・透析**などを介してウイルス性肝炎に感染している場合もあります。
- アルコールが体内に入ってくると、肝臓はアルコールがゼロになるまで代謝し、分解し続けます。大量のアルコールを飲むほど、長時間肝臓は働き続けることになり、肝臓の働きが衰えてきます。
- アルコールの**飲酒状況**や、**薬物の服用**についても確認することが大切です。
- 病歴と自覚症状を注意深く聴取したうえで、腹部の所見（視診、聴診、打診、触診）を確認し、一般生化学検査、血液・凝固検査、画像検査（CT、ECHO）の所見も把握します。ウイルス肝炎では肝は腫大し圧痛があり時に脾腫を認めます。非代償性肝硬変では、黄疸に加え、貧血、脾腫、腹水、下腿浮腫さらに肝性脳症を伴うこともあります。

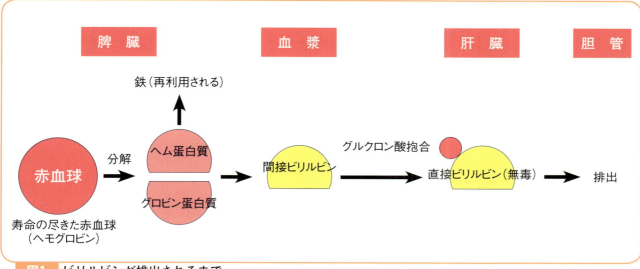

図1 ビリルビンが排出されるまで

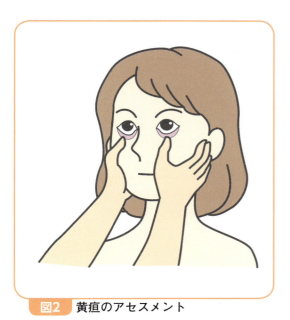

図2 黄疸のアセスメント

表1	黄疸の種類	
生理的黄疸		出生後2～14日間，新生児に発生する黄疸．新生児は，胎児ヘモグロビンの破壊が進む一方で，肝機能が未熟なためグルクロン酸抱合がうまく行われないので黄疸が発生する（間接ビリルビン優位）．
溶血性黄疸		溶血により多量の間接ビリルビンが肝臓に流入し，ブルクロン酸抱合が間にあわないために起こる黄疸．溶血性貧血（間接ビリルビン上昇）
病的黄疸	閉塞性黄疸	肝臓で代謝された直接ビリルビンが，胆管の通過障害により血中へ逆流して起きる黄疸．胆石・胆道癌・膵癌，胆道閉鎖症（小児）（直接ビリルビン優位）
	肝細胞性黄疸	肝細胞が障害されて起こる黄疸．肝臓におけるビリルビンの取り込み，グルクロン酸抱合に異常が生じて起こる．肝硬変，肝炎（一般的に，直接ビリルビン優位）
	胆汁うっ滞性黄疸	原発性胆汁性肝硬変（PBC），原発性硬化性胆管炎（PSC），劇症肝炎，薬剤性（直接ビリルビン上昇）

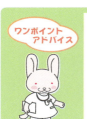

ワンポイントアドバイス

昔の冗談？に，「インディアン，うそ，つかない！」という言い回しがありましたが，それと同様に，「ビリルビン，うそ，つかない！」といえるほど，血中のビリルビン値が異常値を示しているときは，肝臓で何か!?が起きています．そのことを，まず肝に銘じてください．

参考文献

1) 岡野栄之，植村慶一 監訳："オックスフォード生理学（原著3版）" 丸善，2009
2) 山田幸宏 編著："看護のための病態ハンドブック" 医学芸術社，2007
3) Bickley, Lynn：Bates' Goulde to Physical Examination and History-Taking Lippincott Wiliams & Wilkins, 2012

2章　症候・徴候からみたフィジカルアセスメント

Q44 腹部膨満のフィジカルアセスメントとは？

A 腹部膨満のフィジカルアセスメントでは，緊急処置を必要とするのか，また良性疾患か悪性疾患かの鑑別が必要です．患者さんの腹部が腹腔内の内容物の貯留や増大により，外観的に大きくなった状態を腹部膨満といいます．

エビデンスレベルⅡ

回答者
古米照恵

1 問診のポイントについて教えてください

● 患者さんから話を聞き，フィジカルイグザミネーションを行い，しっかり状態を把握していきます．

2 問診のポイント

a) 起こり方
急速に発症したのか（日単位であれば，腸管内容物貯留，腹水貯留などを，時間単位であれば，消化管穿孔や腹腔内出血を考えます）．
緩徐に発症したのか（月単位であれば，腹部実質臓器，腫瘍の容量の増加を疑います）．

b) 起こってからの経過と誘因について
悪化の一途をたどっているのか，よくなったり悪くなったりを繰り返しているのか．
食物（何をいつ食べたか），薬剤（どんな薬を飲んでいるか），精神的ストレスがないか．

c) 随伴症状について
腹痛の性状によっては腹膜炎を発症する病態を考えます．
嘔気・嘔吐があれば，消化管病変を疑います．
排泄・放屁状況はどうか（便秘，排尿障害はないか）．
発熱の有無を聴取します．

d) 既往歴
これまでに消化管疾患，肝・腎・心疾患，血液疾患，婦人科疾患にかかったことはなかったか．あればいつ，どのような治療を受けたか．**妊娠の可能性**はないのか．

3 腹部膨満ではどのような疾患が考えられますか？

● 表1に示します．

4 まずは何をみますか？

● 仰臥位になってもらい，腹部全体（剣状突起よりやや頭側から恥骨結合まで）を視診していきます．

a) 視診のポイント
● 視診は患者さんに声をかけながら行います．そうすることで，最初の問診で聞き逃した情報が得られます．
腹部全体が膨隆していれば，肥満，腹水，鼓腸を考えます．局所性であれば，膨隆部直下にある臓器の腫瘤を疑います．胃の場合は，呑気症のこともあります（図1）．手術創があるか（癒着性腸閉塞の可能性）．
● 腹壁静脈の怒張があれば，肝硬変による門脈亢進が疑われます．

b) 聴診のポイント
● **腹部は触診や打診によって腸蠕動が増強することがあります．そのため，聴診を先に行います．**
腸蠕動音の変化はないか（亢進金属音であれば，機械性イレウスを，消失では麻痺性イレウスや消化管穿孔などを疑います）．
血管雑音はないか（腹部大動脈瘤の可能性）．

c) 打診のポイント
● 鼓音は胃や腸管の拡張を，濁音は腹水や腫瘍，実質的臓器増大を疑います．

d) 触診のポイント
● 腫瘤は触知するか，圧痛はあるか，あれば部位はどこか．
● 波動があれば腹水の貯留を疑います．
● 筋性防御があれば腹膜炎，消化管穿孔を疑います．
● 以上のことなどをアセスメントしていきます．

表1 腹部膨満(感)の原因または考えられる疾患

原因	随伴症状	考えられる疾患・状態	病態
鼓腸	食欲不振	呑気症，胃泡性症候群，神経症	空気嚥下過剰
	排ガス，腹痛	発酵性食物摂取	腸管内ガス生成亢進
	耐糖能異常，消化不良，下痢，腹痛	膵外分泌障害	
	腹痛，出血傾向，黄疸	閉塞性黄疸	
	腹痛，便秘	イレウス	腸管内ガス通過排泄障害
	腹痛	麻痺性イレウス	腸管(運動)機能障害
	発熱，下痢	感染症	
	四肢痙攣	低カリウム血症	
	便秘	薬物による腸蠕動運動低下，巨大結腸症，高齢による排便反射低下	
	浮腫，呼吸困難	うっ血性心不全	腸内ガスの吸収障害
気腹	腹痛，筋性防御	消化管穿孔	腹膜性鼓腸(気腹)
		人工的気腹	腹腔鏡検査による人工的穿孔
腹水	腹水(漏出液)，脾腫，食道静脈瘤	肝硬変，突発性門脈亢進症	門脈亢進症
	腹水(漏出液)，浮腫	右側うっ血性心不全	循環障害
	腹水(漏出液)，心不全，発熱	収縮性心不全	
	腹水(漏出液)	バッド・キアリ症候群	
	腹水(滲出液)，浮腫，栄養障害	ネフローゼ症候群，タンパク漏出性胃腸症，低栄養	低タンパク血症
	腹水(滲出液)，発熱，るいそう	がん性・炎症性・結核性腹膜炎	各種腹膜炎
	血性腹水，るいそう	がん性腹膜炎	腹膜炎
	血性腹水，腹痛，無月経，貧血	異所性妊娠	
	血性腹水，腹痛	腹部大動脈瘤	出血
	膿性腹水，発熱，腹痛	化膿性腹膜炎	腹膜炎
	胆汁性腹水，発熱，黄疸	急性胆汁性腹膜炎	
	粘液性腹水	腹膜偽粘液腫	腹膜播種
	乳び腹水	悪性リンパ腫，腸間膜リンパ節炎ほか	腹膜炎
	乳び腹水，腹痛	急性膵炎	
	乳び腹水，発熱	結核	
	乳び腹水	門脈栓塞	
	尿性腹水	術後尿管腹腔瘻形成	
	粘液水腫，徐脈，低体温など	甲状腺機能低下	
腹部腫瘤	肝機能障害，脾腫	肝硬変	上腹部腫瘤
	肝腫大	肝腫瘍，肝嚢胞	
	食欲不振，貧血	胃がん	
	貧血，出血傾向など	血液疾患，門脈亢進症	脾腫
	貧血，出血傾向など	充満膀胱	下腹部腫瘤
	妊娠，無月経	妊娠子宮	
	不正出血	子宮筋腫	
	腹痛	卵巣嚢腫，卵巣がん，大腸がん，大腸ヘルニア	
	肥満	肥満症	その他
	上腹部不快感など	胃内容停滞	

※赤字は緊急対応を要する疾患

(文献1より引用)

表2 腹部膨満の部位別鑑別疾患

部位	疾患
上腹部中心	肝臓（肝腫大）　脾臓（脾腫）腎臓（腎腫大）胃（胃拡張）腹部大動脈（大動脈瘤）膵臓（膵腫瘍）など
下腹部中心	子宮（子宮増大）　卵巣（卵巣腫瘍）　膀胱（膀胱拡張）など
腹部全体	肥満（皮下脂肪）小腸（小腸拡張）多量の腹水　多量の腹腔内出血ガスの貯留（鼓腸）など

表3 腹部膨満の随伴症状となりゆき

随伴症状	成り行き
・腹膨満感，心窩部不快感，食欲不振，曖気，嘔気，嘔吐，胸やけ，腹痛，便通異常など ・呼吸困難，動悸，不整脈 ・倦怠感，体動困難，作業能率低下，緩慢な動作	・呼吸困難，倦怠感，体動困難の増強と，これらによる日常生活動作行動の低下，睡眠，休息障害 ・栄養摂取量の低下 ・腹水の場合は陰部のただれ　褥瘡　呼吸器・尿器感染 ・転倒転落 ・ボディイメージの混乱，自尊感情の低下，抑うつとこれらによる他者との不十分な相互作用など

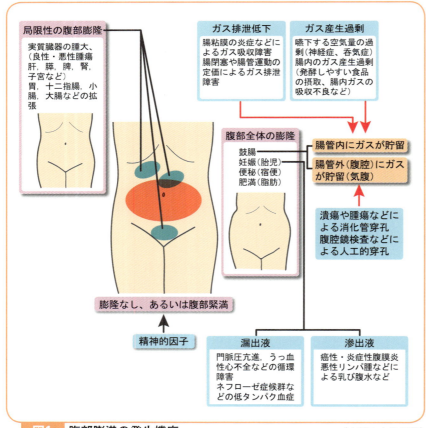

図1 腹部膨満の発生機序　　　　　　　　　　　　（文献1より引用）

ワンポイントアドバイス

この症状に必要なフィジカルアセスメントの技術は問診，視診，聴診，打診，触診です．患者さんの訴えに耳を傾け，意識的に注意深く観察すると，患者さんの症状や腹部膨隆の局在で原因疾患をある程度推測できます．腹部の解剖を十分に理解しておきましょう．

参考文献

1) 宮坂京子 他：腹部膨満（感）．"緊急度・重症度からみた症状別看護過程＋病態関連図" 井上智子他 編，医学書院，pp735-751，2011
2) 斉藤宣彦："症状からみる病態生理の基本（看護学生必修シリーズ）" 照林社，pp42-47，2009
3) 山内豊明："フィジカルアセスメントガイドブック 第2版" 医学書院，pp138-149，2013

2章 症候・徴候からみたフィジカルアセスメント

Q45 食欲不振のフィジカルアセスメントとは？

食欲不振とは，「食べたい気持ちが起こらない，あまりない」という状態で，長期にわたる場合は，なんらかの基礎疾患があることが少なくなく，健康障害や生命の危機に発展する場合もあります．食欲不振の原因を検索し，原因の除去に努めるとともに，その状況に合った援助が必要となります．

エビデンスレベルⅠ

回答者
山口弘子

1 食欲のメカニズム

- 食欲を制御する中枢は摂食中枢と満腹中枢に分かれ，2つの中枢の平衡により食欲が調節されています（図1）．
- 満腹と空腹は，**血液中のブドウ糖と遊離脂肪酸の濃度で**決まります．満腹を感じる満腹中枢と，空腹を感じる摂食中枢は**間脳の視床下部**にあります．
- 食事により血糖値が上昇し，血液中のブドウ糖の濃度が上昇します．この情報はただちに満腹中枢に伝えられます．この情報を受けて，中枢からは「エネルギーの摂取は十分である！」という情報が体にフィードバックされ，満腹感を覚えることになります．一方，さまざまな活動によりエネルギーが消費されると血糖値が低下し，体に蓄えていた脂肪を分解してエネルギーを作り出そうとします．この脂肪を分解するときにできるのが遊離脂肪酸です．遊離脂肪酸が血液中に増えてくると，この情報が摂食中枢に送られ空腹感となって，私たちにエネルギーの補給を促します．

2 食欲不振のメカニズム

- 器質的疾患や精神的疾患などの原因疾患により，さまざまな食欲調節因子が刺激されて食欲不振をひき起こします．食事量が少なくて体重減少をきたすものと，食欲がないが，ある程度は摂取ができ，体重減少を認めない場合があります．原因疾患が改善されない場合は，長期にわたって食欲不振が持続し，著明な体重減少や多臓器障害の危険性があります．

3 食欲不振の原因となる疾患・病態

- 食欲不振には，病態因子によるもの，治療因子によるもの，状況因子によるものがあります（表1）．

4 食欲不振に伴う症状と影響

- 食欲不振の持続により必要な栄養素が確保されず，痩せや栄養障害を生じます．進行した痩せでは，以下のようなさまざまな症状を生じます．
  体重減少，栄養障害，体力低下，気力減退，倦怠感，低体温，貧血，脱水，めまい，ふらつき，皮膚乾燥，成長・発達障害，ストレスによる抵抗力の低下，回復遅延，思考力減退，感情の不安定．

5 食欲不振の原因検索

a）問診・身体所見
- **食欲不振は主観的な訴えであり，問診が重要となります．**食欲不振を主訴とする疾患の多くは消化器系疾患ですが，その他の疾患によるものも少なくありません．随伴症状の観察やフィジカルアセスメントによって，原因疾患を検索していきます．

b）検査
- 原因検索のため血液検査などスクリーニング検査が行われ，その結果によって診断のための検査が行われます．

6 食欲不振の看護

- 食べるということは，人間が生きていくうえで疾病からの回復や生きる意欲をひき出すなど重要な意味をもっており，さまざまな角度からの支援が必要となります．
- 食欲不振の原因はさまざまです．**しっかり原因を把握し，その他の原因となるものがないかを確認しながら対応していくことが大切**です．栄養状態の改善に向けて，血液データや体重の増減などを評価しながら，身体的苦痛の除去，精神面への援助などを行います．また，落ち着いて気持ちよく食事ができる環境面への配慮も重要です．

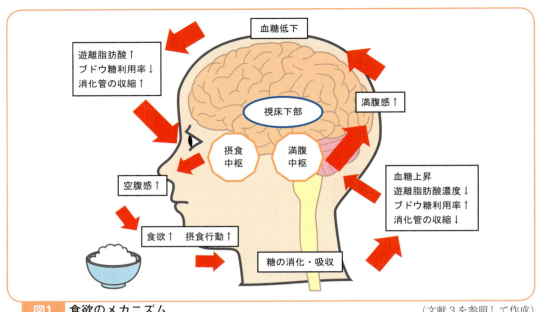

図1 食欲のメカニズム　　　　　　　　　　　　　　　　　　　　（文献3を参照して作成）

表1 食欲不振の種類

因子	分類		特徴
病態	内臓性食欲不振	消化管疾患	胃壁の緊張状態の変化や胃酸の酸性低下，粘膜浮腫などにより生じる
		肝胆膵疾患	肝疾患では代謝障害，解毒機能低下による中毒物質の増量により食欲不振が生じる
		内分泌疾患	内分泌機能不全，ホルモン分泌低下不足により食欲不振を生じる
		循環器疾患	消化管のうっ血・浮腫による食欲不振がある
		腎・泌尿器疾患	浮腫性疾患において起こる．腎不全などの内因性毒素によるものと考えられている
	中枢性食欲不振		中枢神経の機械的刺激や頭蓋内圧亢進による
	欠乏性食欲不振		栄養素の摂取障害，ビタミン類の欠乏などによる代謝内分泌機能不全による
	精神神経性食欲不振		最も食欲不振を訴えるのは神経性食欲不振症である
薬剤	薬物性食欲不振		薬物により視床下部や胃粘膜が刺激されて食欲不振を生じる
	中毒性食欲不振		感染症による菌毒素，アルコール，タバコなどの中毒物質が中枢神経や胃粘膜を刺激するために生じる
状況	身体的因子		運動不足により血糖値や遊離脂肪酸濃度が変化しないために生じる
	心理社会的因子		不快な感情，心配ごと，悩みなどがあると起る

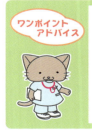

ワンポイントアドバイス
食べることは人間が生きていくための基本であり，喜びです．食欲不振は精神的な影響も大きく関与します．身体的異常がないかを確認し患者さんの背景など，患者さん個々の状況をしっかり把握して，援助していくことが重要です．

参考文献

1) 酒井礼子：食欲不振．"根拠がわかる症状別看護過程" 関口恵子 編，南江堂，pp186-196，2010
2) 池松裕子 他：食欲不振．"症状・徴候別アセスメントと看護ケア" 池松裕子，山内豊明 編．医学芸術新社，pp476-489．2011
3) 食欲のメカニズムを探る．http://www.health.ne.jp/library/3000/w3000111.html

2章 症候・徴候からみたフィジカルアセスメント

Q46 便秘のフィジカルアセスメントとは？

便秘は，日常的に見られる状態ですが，患者さんの主観的な情報も非常に重要になります．それを加えて適切なフィジカルアセスメントをし，患者さんへどのようなケアが必要かを判断することが大切なポイントになります．

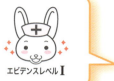
エビデンスレベルⅠ

回答者
永田　明

1 便秘とは？

- 機能性消化器疾患の国際的部会により定義されているRome Ⅲ基準では，以下のように定義されています．
- 排便回数が週3回未満
- 硬便が排便時の25％以上（4回に1回以上は硬い便）
- 用指的排便（指や綿棒を用いて強制的に排便させる行為）が25％以上
- 努責（排便時に強くいきむこと），残便感，閉塞感がみられる頻度が25％以上
- 日本消化器病学会の定義では，「排便日数に1回程度に減少し，排便間隔不規則で便の水分含有量が低下している状態（硬便）を指す」と示しながらも，明確な定義があるわけではないと説明しています．
- これらのことから，便秘とは
- 排便回数の減少
- 排便困難
- 残便感
- 排便がない

などの症状があることであるといえますが，これらの症状は個人差が大きく客観的な定義付けをすることは困難です．

- 臨床において，援助の対象となるのは，
- 便の量および回数が非常に少ない場合
- 便が非常に硬くて排便が困難な場合
- 排便後に残便感がある場合

などの症状があり，**日常生活に支障がある場合**だと考えてもよいでしょう．

2 インタビュー

- 以下の内容を，患者さんからインタビューしましょう．前述のように客観的な定義付けが困難な症状なため，患者さんの主観情報が重要になります．
- 排便パターン（以前と現在の比較）：排便の回数，頻度，トイレに行くタイミング，便意，残便感の有無，排便の時刻，便の量，便の性状（表1）
- 便秘の期間：いつから排便がないのか
- 便秘への影響因子：食事の内容と量，水分の摂取量，偏食，運動量，生活リズム，精神的ストレスの有無，性格，排泄環境とトイレ様式，年齢，性と性周期，薬物の使用，排便に対する意識，その他の生活様式
- 既往歴：先天性疾患やその他の疾患，手術歴
- 随伴症状：消化器症状として，腹部膨満感，腹痛，下腹部不快感，悪心，食欲不振など．全身症状として，不安，不眠，精神的イライラ，頭痛，頭重感，集中力低下など

3 フィジカルアセスメント

- 以下の内容の，フィジカルアセスメントを行います．腹部や肛門を露出するため，**十分な説明を行い保温・羞恥心への配慮を行うことが大切です．**

a) 排便姿勢の観察

- 患者さんが実際にトイレをどのように利用しているか評価しましょう．
- 適切な便意でトイレへ行けていますか？
- 前傾姿勢ではなく，上半身が反り返っていませんか？
- 膝を開き，踵の位置など安定した姿勢を維持していますか？
- いきみを加えたときに腹圧の上昇が見られていますか？
- 出すときに肛門にも力が入って締めていませんか？

b) 腹部の観察

- 疼痛・違和感のある場所を，患者さんに聞いて確認しましょう．
- 腹壁の緊張や左下腹部の便塊の有無を触診して確認しましょう（図1）．

フィジカルアセスメント　115

- 腹壁の1～2ヵ所で腸ぜん動音を聴診しましょう．
- 腹部の打診をして，腹腔内のガスの存在を確認してみましょう（図2）．
- 腹囲を測定しましょう．

c）直腸の観察

- 排便が数日見られないときなどに，直腸内に指を挿入してみましょう

表1 ブリストル便性状スケール

タイプ	形 状	アセスメント
1	硬くてコロコロの兎糞状の便	腸内に停滞する時間が長く，便秘とされます
2	ソーセージ状であるが硬い便	
3	表面にひび割れのあるソーセージ状の便	
4	表面がなめらかで柔かいソーセージ状，あるいは蛇のようなとぐろを巻く便	正常な便 特に「4」は理想的な便とされます
5	はっきりとしたしわのある柔かい半分固形の便	
6	境界がほぐれて，ふにゃふにゃの不定形の小片便，泥状の便	下痢 先にタイプ1が出た後に，これが出る場合も便秘と判断されます
7	水様で，固形物を含まない液体状の便	

（文献1より引用，日本国際消化管運動研究会訳）

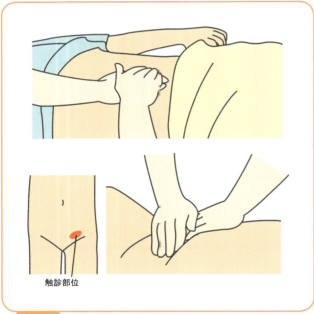

図1 腹部の触診

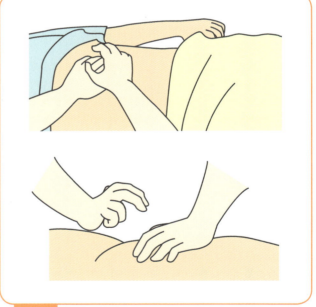

図2 腹部の打診

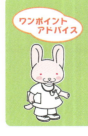

ワンポイントアドバイス
便秘は，身体的な問題だけではなく，心理・社会的な側面の要因も大きく影響します．患者さんの主観的・客観的な情報を捉え，全体論的に判断していくことが大切です．

参考文献

1）佐々木大輔 編：新診断基準 Rome 3（Rome 2 から Rome 3 へ）．"過敏性腸症候群―脳と腸の対話を求めて" 中山書店，pp182-192, 2006
2）高木永子監："看護過程に沿った対症看護" 便秘．下痢．学研，pp105-130, 2010

2章 症候・徴候からみたフィジカルアセスメント

Q47 嘔気・嘔吐のフィジカルアセスメントとは？

嘔気・嘔吐のフィジカルアセスメントでは，症状の緊急性・重症度の判断と原因疾患の特定が大切です．嘔気・嘔吐の患者は疾患が多岐にわたるので，「むかむかする，吐き気がする，気持ちが悪い，胃のあたりがおかしい」など訴え方が患者により多様です．実際に吐き出してしまうのが嘔吐です．

エビデンスレベルⅡ

回答者
古米照惠

1 問診のポイントについて教えてください

- **発病時期とその後の経過**について聞きます．
  - いつから始まったのか，突然か，徐々にか，その後の経過はどうか，体重の変化はどうか．
- **発現時間・食事との関係**について聞きます．
  - 早朝空腹時は尿毒症初期，妊娠，アルコール依存症，心因反応などが考えられる．
  - 食直後は食道狭窄，胃の機能疾患を示唆．
  - 食後1〜4時間は胃・十二指腸疾患，毒素型食中毒が考えられる．
  - 食後12〜48時間は幽門・十二指腸疾患，感染性食中毒が考えられる．
- **吐物の性状**について聞きます．
  - ①量②色調③匂い④血液の混入⑤胆汁の混入⑥食物残渣について尋ねたり，吐物があれば観察する．
- **前駆症状・随伴症状**について聞きます．
  - 嘔気を伴う場合は反射性，突然の嘔吐の場合は中枢性です．
  - 発熱などの全身症状，冷汗，顔面蒼白，血圧変動，頻脈，徐脈，脱力感，呼吸速迫，消化器症状（腹痛，便通，黄疸），神経症状（頭痛，運動障害，知覚異常，めまい，視力障害，耳鳴り）などについて尋ねます．
- **既往歴**について聞きます．
  - 高血圧，胃・十二指腸疾患，肝・胆・膵疾患，心疾患，腎疾患，糖尿病，内分泌疾患などの有無を聞きます．また，中枢神経系疾患についても聞きます．
  - 開腹術後の癒着によるイレウスに注意する．
  - 放射線照射の治療歴
- **生活像**について聞きます．
  - 睡眠状況，ストレスの有無，仕事上の問題，アルコール，常用薬品，**妊娠の可能性**について尋ねる．

2 嘔気・嘔吐ではどんな疾患が考えられますか？

- 表1に示しています．

3 まず，はじめに何をみる？

- まずは，**全身状態，バイタルサイン，一般状態**を観察することが重要です．血圧の上昇は，慢性腎不全や高血圧性脳症による可能性があります．徐脈は，急性頭蓋内圧亢進を疑います．瞳孔の変化，対光反射，眼球運動，各脳神経の麻痺について確認することも大切です．眼球圧の上昇は，原発性緑内障を疑います．めまい，難聴，耳鳴りがある場合は前庭器官を考えます．
- 腹痛を伴う場合は，腹部の視診，聴診，打診，触診を注意深く行います．

4 ケアの要点

- 多様な原因を把握するとともに，まず症状緩和や安楽の援助を行います．
- 嘔気・嘔吐の程度と経過，随伴症状を観察し，その影響にも注意します．
- 治療の原則は，原因疾患の治療です．
- 吐物による気道閉塞が疑われる場合は気道確保します．
- 緊急処置の必要な**急性腹症**や**頭蓋内圧亢進**に対しては迅速な対応が必要です．これらの疾患を徴候や情報を見逃さないよう十分な観察を行います．

フィジカルアセスメント

表1 嘔気・嘔吐の種類とメカニズム

	種類	メカニズム	考えられる疾患
中枢性	脳疾患	脳に何らかの異常が起こり，直接嘔吐中枢が刺激され嘔気・嘔吐が起こる	脳腫瘍，脳梗塞，くも膜下出血，脳血管障害，髄膜炎，頭蓋内圧亢進，片頭痛，緑内障
	感情や感覚	神経や心因性の原因により，嘔吐中枢が刺激されて起こる	ストレス，不安など
	有害物質	代謝異常や薬物，有害物質などの刺激にCTZ（第4脳室にある化学受容体引金帯）を介して，嘔吐中枢を刺激し，嘔気・嘔吐が起こる	抗がん剤，薬物中毒（ジキタリス，モルヒネ，利尿薬など），糖尿病による代謝異常，妊娠悪阻，感染症など
末梢性	平衡感覚の異常	平衡感覚を司る内耳の前庭器官の異常が前庭神経を通り，嘔吐中枢に伝わり起こる	中耳炎，乗り物酔い，メニエール病など
	消化器系疾患	内臓の刺激や腹膜の刺激が交感神経と迷走神経を通り，嘔吐中枢を刺激することによって起こる	胃潰瘍，十二指腸潰瘍，胃がん，胃炎，虫垂炎，急性肝炎，急性・慢性膵炎など
	心疾患		心筋梗塞，うっ血性心不全，狭心症など
	機械的嘔吐	消化管の狭窄や咽頭などの刺激，通過障害によって嘔吐が起こる	アカラシア，食道がん，イレウス，幽門狭窄など

表2 問診のポイント

・発病時期とその経過
・発現時間，食事との関係，誘因
・吐物の性状
・前駆症状・随伴症状
・既往歴，治療中の疾患
・生活像，妊娠の可能性

（文献4より引用）

表3 観察のポイント

1）一般状態
2）血圧：血圧の上昇は慢性腎不全の可能性
　　　　高血圧脳症による嘔吐の可能性
3）脈拍：徐脈は急性頭蓋内圧亢進の可能性
4）瞳孔の変化，対光反射，眼球運動，各脳神経の麻痺
5）口臭：不快な酸性臭は胃がんによる幽門狭窄，アセトン臭は糖尿病によるケトアシドーシス，尿臭は腎不全，アンモニア臭は肝不全の疑い
6）めまい，難聴，耳鳴りの有無：前庭器官の関与の疑い
7）腹痛の有無

（文献4より引用）

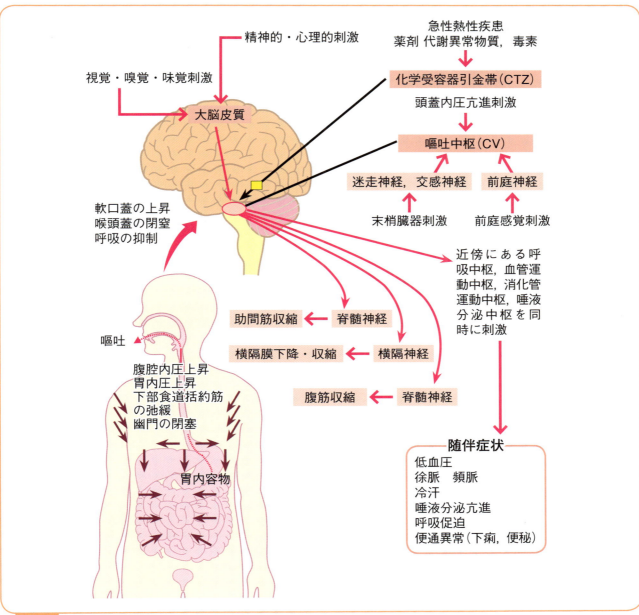

図1 嘔吐の発生機序

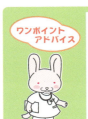

嘔気・嘔吐だからといって消化器系の疾患が原因とは限らず，原因は多岐にわたります．問診とイグザミネーションで緊急性を見抜きましょう．

参考文献

1) 小井戸薫雄 他：悪心・嘔吐．"緊急度・重症度からみた症状別看護過程＋病態関連図" 井上智子 他編，医学書院，pp700-716，2011
2) 山内豊明："患者さんのサインを読み取る！山内先生のフィジカルアセスメント症状編，ナース専科BOOKS" pp119-124，2014
3) 斉藤宣彦："症状からみる病態生理の基本（看護学生必修シリーズ）" 照林社，pp24-29，2009
4) 橋本信也："症状からみた病態生理学（エキスパートナースMook32）" 照林社，pp82-87，2005

2章 症候・徴候からみたフィジカルアセスメント

Q48 吐血のフィジカルアセスメントとは？

A 吐血のフィジカルアセスメントでは喀血と吐血の鑑別が重要です．出血量が多いとショックに陥るため，迅速な評価や処置・治療が必要となります．

エビデンスレベル I

回答者 橋本真由美

1 問診のポイント

a) いつから？　咳とともに出血したか？
呼吸器系からの出血の可能性もあるための問診です．鼻咽頭からの出血が喉にまわった時も，反射的に咳が出やすくなります．

b) 出血の色・性状は？
胃液によって酸化することにより，血液は黒っぽく変化します．鮮血色か，コーヒー残渣様かで，出血部位の大まかな判断材料となります．
血液に泡が混じっている場合，呼吸器系からの出血の可能性があります．

c) 出血の量は？
大量の出血は食道静脈瘤破裂の可能性があります．止血や輸血・補液など緊急処置が必要になります．

d) 嘔気・嘔吐の有無は？
飲酒後に激しい嘔吐に伴って突然吐血した場合，マロリーワイス症候群が疑われます．

e) 便に血が混じっていないか？
タール便が認められる場合，上部消化管出血が疑われます．

f) 腹痛（心窩部痛）の有無は？
胃・十二指腸潰瘍では，心窩部の不快感や疼痛の症状がみられることがあります．

g) 既往歴は？
消化管潰瘍の再発，肝疾患の有無や心疾患，脳梗塞など内服薬に関連する情報も得ます．

h) 常用薬は？
非ステロイド系抗炎症剤の使用は，潰瘍の原因となります．ステロイドの内服も，潰瘍の発症に関与することがあります．抗凝固剤や抗血小板薬を内服している場合，止血されにくく，大量出血をきたすこともあるため，重要な情報となります．

2 吐血ではどんな疾患が考えられますか？

● 表1を参照してください．

3 まず，はじめに何を見る？

● バイタルサイン（呼吸状態，血圧，脈拍，意識レベル）を確認し，ショック症状の有無を見極めます．
● ショック状態であれば，呼吸循環の安定化が優先されます．
● ショック徴候を見逃さないために，経時的なモニタリングが必須となります．
● 吐血時には，出血量・性状を観察します．

4 得られた情報をどのようにケアに活かせばよいでしょうか？

● 循環血液量の低下による出血性ショックの可能性を考えて，行動しましょう．

【吐血時】
側臥位：窒息や誤嚥防止のために体位変換します．
吸　引：意識障害など必要時に行います．
含嗽・口腔清拭：口腔内の不快感は嘔吐を誘発する可能性があります．

● 突然の出血や緊急内視鏡など，患者さん・家族は不安や生命の危機感が強くなるため，十分な声かけ，説明を行います．

5 その他，関連するフィジカルアセスメントについて

● 呼吸音聴取：粗い断続性複雑音（コース・クラックル）が聴かれた場合，吐血を誤嚥してしまっている可能性があります．

表1 吐血をきたすおもな疾患と出血の性状

出血部位	おもな疾患	出血の性状
食道	逆流性食道炎，食道潰瘍 食道がん，または良性腫瘍	コーヒー残渣様
食道	マロリーワイス症候群 食道静脈瘤	鮮血色
胃	胃潰瘍，胃静脈瘤	鮮血色からコーヒー残渣様
胃	急性胃粘膜性病変 毛細血管拡張症 胃がん，または良性腫瘍	コーヒー残渣様
十二指腸	十二指腸潰瘍 がん，または良性腫瘍	コーヒー残渣様

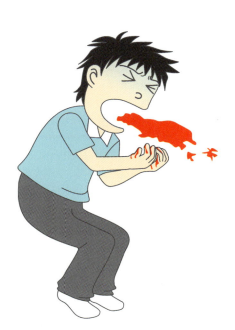

吐血の問診のポイント

a) いつから？咳とともに出血したか？
b) 出血の色・性状は？
c) 出血の量は？
d) 嘔気・嘔吐の有無は？
e) 便に血が混じっていないか？
f) 腹痛（心窩部痛）の有無は？
g) 既往歴は？
h) 常用薬は？

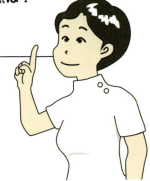

ワンポイントアドバイス

出血の量と性状の観察，ショック徴候を見逃さないことは重要なポイントになります．緊急内視鏡や手術への対応ができるようにしておきましょう．

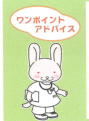

参考文献

1) 木原信市：吐血・下血．"3巻 病態生理学" メディカ出版，pp261-263，2013
2) 山内豊明：口から血が出た．"フィジカルアセスメントガイドブック" 医学書院，pp25-27，2011
3) 杉本光繁 他：吐血・下血．"臨床検査のガイドライン JSLM2012" 日本臨床検査医学会，pp131-135，2012

2章 症候・徴候からみたフィジカルアセスメント

Q49 口渇のフィジカルアセスメントとは？

口渇のフィジカルアセスメントでは，口腔乾燥症（ドライマウス）によるものか，体液量の減少と浸透圧上昇による脱水症状によるものか鑑別が重要です．患者さんの年齢，経過，随伴症状などをもとに推論する必要があります．

エビデンスレベルⅡ

回答者 佐藤ゆかり

1 問診のポイントについて教えてください

● 口渇は，患者さんの年齢，症状，経過，悪化の要因，緩和の要因によりさまざまな原因が考えられます．単に口腔乾燥症によるものなのか他の病気と関連があるのかを問診で確認します（表1）．

2 口渇ではどのような疾患が考えられますか

● 全身性疾患による口渇の多くは，水分不足による脱水症状であり，糖尿病，下痢が挙げられます．また出血や，ショック，心不全による循環血液量減少でも起こります．
● 口腔乾燥症による口渇は，唾液分泌機能の低下によるシェーグレン症候群や唾液腺の萎縮や炎症によって起こるものや唾液腺分泌の妨げになる薬剤等があります．
● 心因性の原因でも口渇が生じます．例えば，ストレスや緊張をすると交感神経が刺激され，唾液の分泌が抑制されることが原因です（表2）．

3 まず，はじめに何をみる？

a) 口腔内の観察

口腔内の観察をします．舌圧子を使用して，口腔粘膜湿潤度，舌の色調，唾液腺など炎症，齲歯の有無を確認します．口腔内は唾液によって湿っているが，乾燥によって次のような臨床変化が生じます．

- 0：正常（0度）　口腔乾燥や唾液の粘性亢進はない．
- 1：軽度（1度）　唾液の粘性亢進，やや唾液が少ない．唾液が糸を引く．
- 2：中等度（2度）　唾液がきわめて少ない．細かい泡が見られる．
- 3：重度（3度）　唾液が粘膜上に見られない．

また，舌表面の亀裂や発赤，虫歯などは口腔乾燥症が慢性的に続いていると考えられます．

b) 尿検査

尿量，性状，尿比重を観察します．多尿の場合は体内の水分喪失による脱水症を疑います．血液，尿の濃度を変化させ，粘膜や皮膚の乾燥，口渇，倦怠感，脱力などをひき起こします．尿量が多いにもかかわらず高比重の場合は，糖尿病，低比重の場合は尿崩症や心因性多飲症を考えます．原因を推定するうえで大切です．

c) 随伴症状の観察

皮膚粘膜の状態，神経と筋肉の症状，血圧と脈拍，浮腫などに注目します．脱水のときは，皮膚や粘膜は乾燥し，ツルゴール反応が低下（皮膚の緊張度が低下）するとともに，血圧低下，脈拍の増加などもみられます．脱水が重症になると，精神状態に異常をきたし，死に至ることもあります．

4 得られた情報をどのように活かせばよいでしょうか？

● 口腔乾燥は，歯，口腔粘膜，不快感，味覚異常，嚥下機能，口腔内感染を起こし日常生活にも影響を及ぼします．単に口渇だけが起きているのか，他の疾患と関連があるかどうかを判断し，全身の病態や疾患の場合は適切な水分補給を，唾液腺障害などの場合は苦痛を緩和し唾液の分泌を促すように務める必要があります．

5 その他，関連するフィジカルアセスメント

● 原因はさまざまであるため，問診を十分に行い，全身状態の観察を丁寧に行うことが大切です．

表2　口渇を起こす疾患および状態

原因	おもな疾患・症状	鑑別に関する検査
全身の病態や全身性疾患		
ホルモン，代謝系異常	糖尿病，尿崩症，甲状腺疾患	血糖チェック，ホルモン定量測定など
体液，電解質異常	発汗，出血，下痢，ショック，心不全など循環血液量の減少	血算および血球分画，血清浸透圧，尿中浸透圧，X-P撮影など
放射線被曝による障害	唾液腺の機能低下	唾液分泌検査など
薬剤	降圧剤，抗ヒスタミン剤，利尿剤，抗うつ剤，向精神薬，鎮痛剤	薬物血中濃度など
感染	高熱による発汗など	血液データ（WBC，CPR）など
口腔乾燥症		
口腔粘膜の水分放散	口呼吸，水分摂取量の不足	
唾液分泌の減少	唾液の分泌を妨げる薬物の服用，糖尿病，放射線障害，尿毒症，甲状腺疾患，鉄欠乏性貧血，不十分な咀嚼の回数	薬物血中濃度，血糖チェック，ホルモン定量測定など
唾液分泌腺障害	ジューグレン症候群（全身性自己免疫疾患），老化による唾液腺の萎縮，口内から咽頭領域の放射線治療後の副作用による腺の変性	唾液分泌量測定など
その他		
心因性	ストレスなど	

（ナース専科　http://nurse.senka.jp/，http://www.chukai.ne.jp/ を参照して作成）

表1　口渇のある患者さんの問診例

症状および経過について
- どのくらい前から口渇を感じていますか？
- 一日中，口渇が続きますか？
- 日中，症状が悪くなっていますか？
- 急に症状が現れましたか，徐々に現れましたか？

悪化・緩和の要因
①食生活について
- 塩分や香辛料が多く含まれた食物を多く取るようになりましたか？
- 一日に摂る塩分はどのくらいですか？
- 食生活を変えましたか？

②活動について
- 最近，運動量が増えましたか？

その他の症状
- 口渇の他にも同時に何か症状がありますか？
- 熱傷や他の外傷を受けましたか？
- 尿の回数が増えましたか，減りましたか？
- 尿量が増えましたか，減りましたか？
- 体重が増えましたか，体重が減りましたか？
- 出血がありましたか？
- 多汗症がありますか？
- 発熱がありますか？

（ナース専科　http://nurse.senka.jp/contents/press/1082　を参照して作成）

ワンポイントアドバイス
身体的な問題だけでなく，ストレスなどによる心因性の口渇もあります．主観的情報・客観的情報から判断し，苦痛の緩和をはかることが重要です．

参考文献

1) 渡部　茂 監訳：" 唾液　歯の口腔の健康" 医歯薬出版, 2008
2) http://www.chukai.ne.jp/~myaon80/xerotop1htm.htm

2章 症候・徴候からみたフィジカルアセスメント

Q50 下血のフィジカルアセスメントとは？

下血は，消化管のどの部位からの出血でも認められるため，排出された血液の性状を観察し，消化管の出血部位を推定するうえで重要です．

エビデンスレベル Ⅰ

回答者 藤村朗子

1 問診のポイントについて教えてください

- 出血の機転や基礎疾患，既往歴（胃・十二指腸潰瘍や肝疾患）．
- 出血時の状態（回数，量，正常，色調，混入物）．
- 前駆症状（腹痛，腹部膨満感，気分不快，便意，吐血など）の有無と程度．
- 下血に伴う症状（腹痛の部位・程度，嘔気・嘔吐，胃部不快感）の有無と程度．
- 貧血症状（めまい・立ちくらみ，眼瞼結膜蒼白）の有無．
- 飲酒・喫煙歴や食事の習慣，薬物（胃腸薬，抗凝固薬，抗血小板薬，NSAIDs，副腎皮質ステロイドなど）服用の有無，ストレス状態など．

2 下血ではどのような疾患が考えられますか？

- 下血の原因は，**消化管の炎症・潰瘍，腫瘍，血管異常，その他**に分けられます．出血原因は，上部消化管出血では胃・十二指腸潰瘍が最も多く，下部消化管出血では大腸炎，大腸がんが多いです．

3 まず，はじめに何をみる？

- バイタルサイン，意識状態を観察し，ショック徴候の有無を観察します．
- 便の性状により，出血部位の分類ができます（**図1**）．
 上部消化管からの出血…タール便
 下部消化管からの出血…暗赤色便，鮮血便，粘血便
 ※出血部位が肛門に近い出血ほど新鮮な血液となる．
- 下血は，出血部位による分類，臨床的な出血の程度による分類，下血の進行状況により分類されます（**表1**）．

4 得られた情報をどのようにケアに活かせばよいでしょうか？ 緊急性はあるか？ 重症度の見分け方は？

- 出血状況，病歴や生活習慣などから出血の部位や原因の探索を行います．
- 下血のあるときは，失血による循環不全を起こす可能性があるため，ショックの有無を確認します．
- 脈拍数と血圧の値を活用して，**ショック指数**（**表2**）を算出しましょう．推定出血量が推定できます．
- バイタルサイン，意識レベル，ショック徴候の有無，出血部位・量から緊急性が高い場合は，医師に報告し速やかに対応しましょう．

5 その他，関連するフィジカルアセスメントについて教えてください

- 視診，聴診，触診により，腹部の観察（蠕動不隠，腫瘤，抵抗，圧痛，腸雑音，腹水，鼓腸の有無）を行います．
- 血液検査で，赤血球300万/μL，Hb8.0/dL以下の場合は，大量出血と判断します．出血が多い場合は，チアノーゼと尿量減少がみられるので，呼吸状態と尿量も観察します．

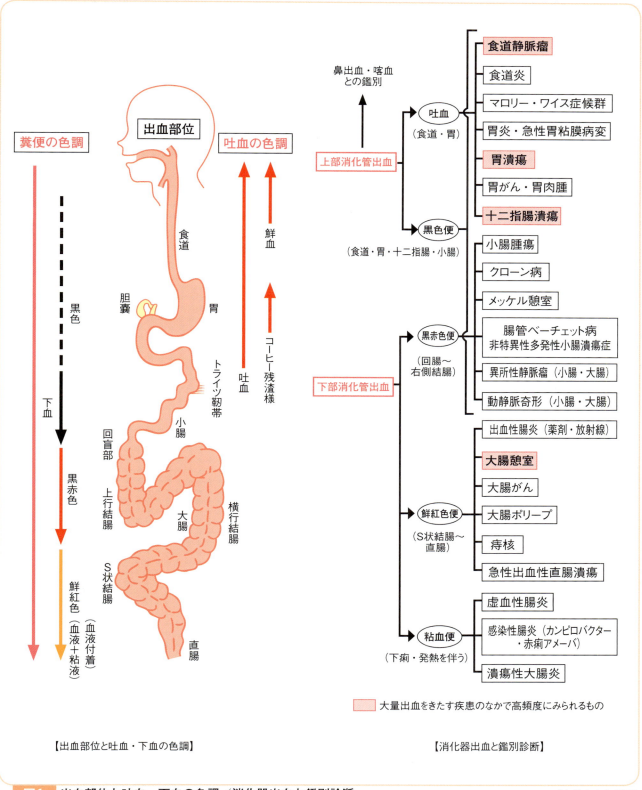

図1 出血部位と吐血・下血の色調／消化器出血と鑑別診断

(文献1より引用)

表1 下血の種類

分類の種類		特徴
①出血部位	上部消化管出血	トライツ靭帯(十二指腸,空腸の境界)より口側,上部の消化管からの出血.下血の約70～80%を占め,大量出血の頻度が高い.
	下部消化管出血	トライツ靭帯より肛門側,下部消化管からの出血.下血の約20～30%を占め,大量出血の頻度は低い.
②臨床的な出血程度	タール便,黒色便(狭義の下血)	黒色便あるいはコールタール状の便が排出される.上部消化管からの出血量が,50mL～100mL以上(胃潰瘍,胃がん,肝硬変,白血病などが多い).
	血便(粘血便),鮮血便	便中に鮮血が混じる場合や,便の表面に血液が付着している状態,または,新鮮血そのものを排出することを示す. 遠位大腸である左半結腸から直腸,肛門の出血が多い.まれに上部消化管出血が大量であった場合に,腸管の通過が促進され鮮血便を排出する. 潰瘍性大腸炎やクローン病などの炎症性疾患,細菌性赤痢,腸管出血性大腸菌による出血性大腸炎などの感染性腸疾患の可能性が大きい. 便潜血反応は7mL以上の出血で陽性になる.
③進行状況	急性出血	白血球数増加(急性出血で増加し,Htの反応より早い.ショックのストレス反応で好中球数が増加する).Htの1%の低下は100mLの出血が推定されるが,数時間～十数時間たたないと検査値に反映されない(Hb値やHt値は,急性出血直後は変動しにくい).
	慢性出血	MCH,MCHC(平均赤血球血色素濃度),血清鉄,血清鉄結合能(TIBC)低値を示し,鉄欠乏性貧血をきたし,小球性低色素性貧血となる.

(文献2より引用)

表2 ショック指数

ショック指数	0.5 (正常)	1 (軽度)	1.5 (中等度)	2 (重症)
脈拍数(bpm)	70	100	120	140
収縮期血圧(mmHg)	140	100	80	70
出血量	0	1L 23%	1.5L 33%	2L 43%

※ショック指数＝脈拍数÷収縮期血圧
※通常は0.5前後.値が大きいほど重症

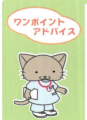

ワンポイントアドバイス
下血時には,頻回に便を排出するため,肛門部のびらんや感染が起こりやすいため,肛門部周辺の皮膚の観察や感染徴候の観察を行います.抗凝固療法や血液疾患患者など,出血傾向のある患者の血液検査結果(凝固機能)を把握しておくことも大切です.

参考文献

1) 松田明子 他:"系統看護学講座 専門分野Ⅱ 消化器 成人看護学5" 医学書院,pp55-57,2011
2) 池松裕子 他:"症状・徴候別アセスメントと看護ケア" 医学芸術社,pp248-267,2008

2章 症候・徴候からみたフィジカルアセスメント

Q51 全身倦怠のフィジカルアセスメントとは？

全身倦怠感のフィジカルアセスメントでは，倦怠感をきたす疾患を想起しながら問診・状態観察することが必要です．

エビデンスレベルⅡ

回答者 橋本真由美

1 問診のポイント

- 全身倦怠感は，疾患の特異性に乏しいため，随伴症状などそのほかの情報を得ることが重要となります．患者さんの訴える倦怠感は，何を意味しているのかを考えながら問診します．

a) いつから，持続期間は？
訴えが1カ月を超えると，精神的な原因によるものが多くなる傾向にあります．

b) 随伴症状の有無は？
器質的疾患の可能性についての情報となります．

c) 現病歴，既往歴は？
器質的疾患によるものか，薬剤性かなどの鑑別に重要な情報です．

d) 日内変動の有無は？
一般的に，器質的疾患では疲労が蓄積する午後以降に症状が悪くなり，心因・精神疾患では朝に症状が悪くなる傾向にあります．

e) 日常生活への影響は？
倦怠感の程度を客観的に評価します．

f) アルコール摂取は？
倦怠感をきたす頻度の高い原因の一つになります．

g) 気分の落ち込みや興味の減退，食欲不振，睡眠障害の有無は？
うつ病のスクリーニングとして問診します．

2 考えられる疾患

- 倦怠感をきたす病態として，末梢組織の酸素需要に見合った酸素供給が行われない低酸素状態，老廃物の分解や排泄の障害，ホルモンの異常による代謝障害，必要なエネルギーの摂取・吸収障害に伴う栄養障害，筋力低下に伴う神経・筋障害，炎症の持続に伴う消耗性疾患，心因・精神的要因などが挙げられます（表1）．

3 まずはじめに何をみる？

- 呼吸・循環，意識，全身状態の観察をします．
- 呼吸・循環の異常が認められる際には，緊急性がある場合があります（表2）．

4 得られた情報をどのようにケアに生かせばよいでしょうか？

- 発熱に伴う全身倦怠感の場合，感染症を考え，スタンダードプリコーションや隔離などが必要となることもあります．各施設のプロトコルに従って対応します．
- どのような倦怠感にしても，患者さんの状態や経過に応じた援助が必要になります．ケアに対する患者さんの反応を見ながら援助します．

全身倦怠感のフィジカルアセスメントでは……
① まずは呼吸・循環・意識・全身状態の観察を！
② 呼吸・循環の異常→緊急を要する場合があります！

フィジカルアセスメント

表1　全身倦怠感が主訴となりうるおもな疾患

分類	疾患
感染症	ウイルス感染症，HIV感染症，結核
循環器疾患	心不全，心内膜炎
呼吸器疾患	COPD，肺線維症
代謝内分泌疾患	甲状腺機能低下症・亢進症，糖尿病，クッシング症候群，アジソン病
腎疾患	急性・慢性腎不全，ネフローゼ症候群
肝疾患	肝硬変，急性・慢性肝炎，アルコール性肝障害
血液疾患	貧血，多発性骨髄腫，白血病，悪性リンパ腫
神経・筋疾患	重症筋無力症，多発性硬化症，筋萎縮性側索硬化症
膠原病・慢性炎症疾患	SLE，潰瘍性大腸炎，クローン病，サルコイドーシス
悪性腫瘍	胃がん，大腸がん，肺がんなど
その他	睡眠時無呼吸症候群，脱水，低カリウム血症，慢性疲労性症候群
薬剤性	抗ヒスタミン薬，降圧剤，睡眠薬，抗不安薬，抗うつ薬，抗コリン薬，利尿剤
心因・精神疾患	うつ病，統合失調症，適応障害，不安障害，アルコール依存症

（文献3を参照して作成）

表2　全身倦怠感に対するフィジカルアセスメント

視診 聴診	呼吸・循環	呼吸数，息切れの有無 高・低血圧，頻脈・徐脈の有無
視診	意識レベル 表情・態度・話し方	スケール（GCS，JCS）で評価 表情に乏しく気力が印象：うつ病の可能性 不安感が強い印象：不安障害など
視診 触診	皮膚・爪の状態	発汗：甲状腺機能亢進や交感神経過緊張（心不全や心理的緊張状態など）の有無 乾燥：脱水の有無，甲状腺機能低下 皮膚色：腎疾患・肝疾患の可能性 浮腫：下肢に圧痕性浮腫の有無 爪の変形：スプーン状
視診	体型 筋力	肥満：糖尿病など生活習慣病の関与や睡眠時無呼吸症候群による睡眠障害の可能性 るい痩：低栄養や悪性腫瘍 筋力低下の有無
視診 触診	リンパ節	腫脹の有無，圧痛の有無

（文献3を参照して作成）

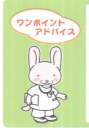

ワンポイントアドバイス　全身倦怠感の重症度を客観的に把握，評価することは難しいことです．しかし，患者さんはその症状で苦しみ，日常生活に支障をきたしていることに対し，共感的態度で対応しましょう．

参考文献

1) 岡田　忍：倦怠感．"ナーシング・グラフィカ"メディカ出版，pp143-145，2013
2) 山内豊明：むくみがある．"フィジカルアセスメントガイドブック"医学書院，p24，2011
3) 野田和敬 他：全身倦怠感．エキスパートナース24(6)：105-111，2008

2章 症候・徴候からみたフィジカルアセスメント

Q52 体重増加・減少のフィジカルアセスメントで大切なことを教えてください

A ①体重の増加・減少は体内の水分量（おもに組織間液，血漿など），②脂肪組織量，③除脂肪組織量（筋肉，骨など）の増加・減少で生じます．病的な体重増加・減少であるか，またその要因は何であるか，を明らかにするフィジカルアセスメントが重要です．

エビデンスレベルⅠ

回答者
澤田和美

1 体重増加の原因疾患とフィジカルアセスメントのポイントを教えてください（表1）

- **体内の水分量の増加**による体重増加は，**むくみ（浮腫）**として現れます．血栓性静脈炎や，所属リンパ節隔清などによる局所性の浮腫であるのか，心疾患，腎疾患，肝疾患または栄養障害などによる全身の浮腫であるかを，現病歴，既往歴，自覚症状，身体所見，検査所見などからアセスメントし，原因を明らかにして看護援助に結びつけます．
- **脂肪組織量増加**による体重増加は，**肥満**として認められます．肥満を伴う症候群として内分泌系肥満のクッシング症候群，甲状腺機能低下症など，視床下部性の肥満として満腹・空腹やエネルギー消費をコントロールする視床下部の腫瘍や外傷・炎症，またステロイドホルモンや向精神薬などの薬物といった，さまざまな要因で肥満をひき起こし，体重増加をきたす可能性があります．
- **除脂肪組織量の増加**では腫瘍や，疾患ではありませんが女性の場合，**妊娠の可能性**も考慮してアセスメントします．

2 体重減少で病的な状態と体重減少の原因を教えてください

- 意図的でなく明らかな体重減少をきたした場合，何らかの全身疾患が隠れていることがあります．とくに**短期間での急激な体重減少**（6～12ヵ月間での5％以上の体重減少）では，**細心の注意をしてアセスメントを行います**．
- 体重減少をきたす疾患は，①悪性腫瘍，②精神神経疾患，③消化器疾患，④内分泌疾患，⑤感染症などが考えられます．

3 普段体重を測定していない患者さんの，体重減少を確かめる方法を教えてください

- 体重減少にいつ気づき，どのくらい減少したかを確かめます．
- 普段から体重を測定していない患者さんの場合は，「ズボン（スカート）がゆるくなった」，「周りから痩せたと言われた」など体重減少を自覚した時期，"普段の"体重と現在の体重からアセスメントを行います．

4 体重減少のアセスメントのポイントを教えてください（表2）

- 食欲と食事摂取量，そして代謝のバランス，嚥下や咀嚼状態，消化器症状の有無，内服薬や既往歴などの関係からアセスメントします．

a) 食欲があり食事が取れていた，もしくは食欲があったが食事が取れていなかった．

食欲があり食事が取れていても体重が減少する場合，甲状腺機能亢進症や糖尿病などの内分泌疾患や吸収障害，慢性的な下痢など消化器疾患の可能性を考えます．食欲があるが食事が取れていない場合は，口腔内や飲み込みの問題を考えます．

b) 食欲がない．

食欲がない場合，胃痛や悪心など消化器症状を伴うか，倦怠感や内服薬などによる食欲の不振があるか，気分の落ち込みなど，食事への興味の消失を関係づけ，悪性腫瘍，精神神経疾患，消化器疾患，内分泌疾患，感染症の可能性を考えます．

c) 家族歴，職業歴，認知症の有無，そして日常をどのように過ごしているか．

経済的な困窮や社会的孤立も体重減少の原因となり得ます．

表1 体重増加の原因疾患と症状

		疾患	体重増加以外の鑑別症状
水分量増加	心臓性	心不全	呼吸困難，起坐呼吸，静脈怒張，心拡大，身体の下方の浮腫など
	腎性	ネフローゼ症候群 急性糸球体腎炎	尿の泡立ち，著明な蛋白尿，低アルブミン血漿，倦怠感，顔面の浮腫など
	肝性	肝硬変	腹水，黄疸，手掌紅斑，くも状血管腫
脂肪組織増加	内分泌系	クッシング症候群	高血圧，頭痛，皮下血管拡張，中心性肥満，満月様顔貌
		甲状腺機能低下症	眠気，低体温，寒がりになる，全身倦怠感，便秘しやすくなる，皮膚がカサカサになるなど

表2 体重減少のフィジカルアセスメント

	フィジカルアセスメント内容
呼吸・循環器の症状	発熱，疼痛，息切れ，咳，動悸など
消化器の症状	口腔内の状態，嚥下障害，食欲不振，悪心，便通異常
精神機能の症状	ゆううつ気分，興味の減退，認知症の症状
その他	喫煙，飲食，常用薬，既往歴，社会的背景，旅行歴
身体所見	身長，体重，バイタルサイン，皮膚の状態，四肢の状態 頭，顔，頸の状態，胸腹部の状態

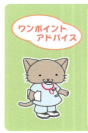

ワンポイントアドバイス

患者さん本人が，体重の増加・減少に気づいてないときでも，周りの人が気づいている場合があります．家族などに話を聞いてアセスメントを行うことも大切です．

参考文献

1) 福井次矢 他 監："ハリソン内科学（第3版）" メディカル・サイエンス・インターナショナル．pp238-242, 262-264, 480-486, 2009
2) 奈良信雄 編："ナースの内科学（第9版）" 中外医学社, p12, 2013
3) 日本臨床検査医学会："臨床検査のガイドライン JSLM2012" pp88-91, 2012

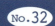

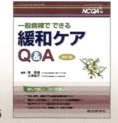

2章 症候・徴候からみたフィジカルアセスメント

Q53 呼吸困難のフィジカルアセスメントとは？

呼吸困難は呼吸器系の障害によるものだけではなく，循環器系の障害が原因のものもあり，いずれの障害によるものかによって対応が大きく異なります．したがって患者さんの自覚症状を問診するとともに，呼吸・循環のアセスメントを実施することでいずれの障害によるものかを検索し，緊急度の判断をすることが大切です．

エビデンスレベルⅠ

回答者
江川幸二

1 呼吸困難のフィジカルアセスメントのポイントについて教えてください

- 呼吸困難は発症経過や，体位と呼吸困難との関係，随伴症状，フィジカルイグザミネーションで得た身体所見などから，その原因となっているものをアセスメントすることができます（表1）．問診，視診，聴診，触診などで，表1で示した内容についての情報を得ることが，呼吸困難のフィジカルアセスメントのポイントといえます．

2 呼吸困難ではどんな疾患が考えられますか？

- 図1で示したような原因が考えられます．「生理的呼吸困難」とは健康な人であっても激しい運動をした後など，一時的に酸素消費量が増加したことにより生じるものです．病的呼吸困難の中の「心因性呼吸困難」とは精神的に興奮した時や疼痛時，および不安・緊張が原因で生じる過換気症候群などによるものが含まれます．「非心因性呼吸困難」のなかには呼吸器系の疾患によるものだけではなく，心臓性，神経疾患によるもの，貧血，代謝性の原因によるものなどさまざまな原因が含まれていることがわかります．

3 まず，はじめに何をみる？

- まずは呼吸困難の自覚症状とその程度について問診します．自覚症状としては呼吸に努力を必要とするか，息が吐き出しにくい感覚の有無，空気が足りないような感覚の有無，胸が締めつけられるような感覚の有無などです．呼吸困難の程度はNRS（Numerical Rating Scale），VAS（visual analog scale）や修正版Borgスケール（modified Borg Scale）（図2）などが用いられます．また発症が突然のものか，数時間ないし数日をかけてのものか，それよりもゆっくりとしたものかなどの発症経過や，体位や労作と呼吸困難との関係があるかどうか，発熱・胸痛・動悸・めまいなどの随伴症状の有無についても尋ねます．

- また緊急処置を必要とするかどうかという視点では，まず意識レベルの低下の有無について確認する必要があります．意識レベルの低下は，脳の低酸素状態を意味していますので，生命の危機状況に陥っていると考えられます．

4 得られた情報をどのようにケアに活かせばよいでしょうか？

- 意識レベルの低下がある場合は，①気道確保，②酸素投与，人工換気（バッグ・バルブ・マスクによる），③静脈路確保などの緊急処置を行うと同時に原因検索をし，原因に応じた治療・処置の介助をする必要があります．
- 意識レベルの低下がなく，安静時に急性増悪した呼吸困難の場合は，次ページの表2で示したようにその原因に応じてケアを行います．
- また心因性呼吸困難の場合，身体的な疾患がなくても患者は呼吸困難により死の恐怖を感じ，それがさらに頻呼吸をもたらすことで呼吸困難を悪化させるという悪循環に陥ります．したがって頻呼吸による$PaCO_2$値の低下を改善するため，ビニール袋や紙袋などを用いて，自分の呼気を再吸気させて$PaCO_2$の上昇をはかるとともに，安心感を与えるような関わりや必要に応じて心理療法につなげるなどのケアが求められます．

表1　呼吸困難のフィジカルアセスメント

	観察項目	所見	判断
視診	胸部の可動性拡張（深呼吸時）	4cm程度	正常
		4cm未満	高度の慢性閉塞性肺疾患
	胸郭の左右差	あり	肺炎，無気肺，胸水，気胸など
	呼吸数	24回／分以上	頻呼吸，発熱，疼痛，興奮時，心不全，肺疾患など
		12回／分以下	頭蓋内圧亢進，薬剤（睡眠薬，麻薬など）投与など
	呼吸のリズム・深さ	クスマウル呼吸（呼吸数が少ないが，深い大きな呼吸）	尿毒症，糖尿病性昏睡などによる代謝性アシドーシス
		チェーン・ストークス呼吸（浅い呼吸と深い呼吸を繰り返す）	脳血管疾患，脳腫瘍，重症心不全，薬物中毒など
	呼吸様式	努力呼吸	気道狭窄・閉塞
		シーソー呼吸	不完全気道狭窄・閉塞
		奇異呼吸	多発肋骨骨折
		呼気延長	気管支喘息発作，慢性閉塞性肺疾患
		吸気延長	咽頭浮腫など
	ばち状指	あり	肺癌，心不全など
	チアノーゼ	あり	慢性呼吸器疾患，多血症など
聴診	呼吸音	減弱，消失	無気肺，胸水，気胸など
		連続性　ラ音　いびき音	気道異物，気管支喘息，慢性気管支炎など
		笛音	気管支喘息，肺水腫
		断続性　ラ音　捻髪音	間質性肺炎，過敏性肺炎など
		水泡音	肺水腫，気管支拡張症など
		胸膜摩擦音など	胸膜炎など
打診	打診音	鼓音	気胸，肺気腫など
		濁音	無気肺，胸水など
触診	握雪感	皮下気腫	縦隔気腫，気胸など

（文献3より引用）

表2　呼吸困難時の対応

呼吸困難の状況	必要な対応
意識レベルの低下がある	以下の緊急処置が必要 ①気道確保（異物除去を含む） ②人工換気・酸素投与（医師の指示が必要） ③静脈路確保（原因に応じた必要な薬剤投与のため）
問診により慢性疾患の既往症を確認し，COPD，気管支喘息，心不全などがあり，呼吸困難をきたしている．	【COPDの既往があるとき】 ①酸素療法（医師の指示が必要．CO_2ナルコーシスに注意） ②$β_2$刺激薬の吸入 ③副腎皮質ステロイド薬の使用 ④安楽な体位，不安の軽減，気道の清浄化 【気管支喘息の既往があるとき】 ①酸素療法（医師の指示が必要） ②$β_2$刺激薬の吸入，気管支拡張薬の吸入 ③エピネフリンの皮下注射 ④副腎皮質ステロイド薬の使用 ⑤テオフィリン製剤の使用 ⑥安楽な体位，不安の軽減 【心不全の既往があるとき】 ①上体の挙上（ファーラー位，座位など患者が楽な姿勢） ②酸素療法（医師の指示が必要） ③利尿薬・強心薬の使用

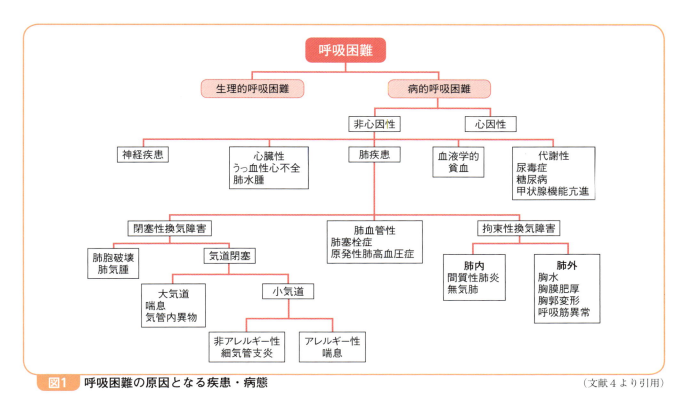

図1 呼吸困難の原因となる疾患・病態 （文献4より引用）

図2 呼吸困難の主観的な量的評価尺度

がん患者の呼吸器症状の緩和に関するガイドライン（2011年度）
(https://www.jspm.ne.jp/guidelines/respira/2011/pdf/02_04.pdf) より引用

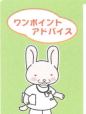

ワンポイントアドバイス

呼吸困難とは患者さんが「息苦しい」「息が吸えない」「息が切れる」などと感じる自覚症状であり、生理的、あるいは心因性のものが原因の場合もあり、個人差が大きいです。一方で呼吸不全は明確な診断基準がありますので、両者を区別しましょう。

参考文献

1) 高木永子 監：看護過程に沿った対症看護 病態生理と看護のポイント 第4版, 学研メディカル秀潤社, pp173-195, 2011
2) 池松裕子 山内豊明 編："症状・徴候別アセスメントと看護ケア" 医学芸術社, pp384-401, 2008
3) 三浦邦久：呼吸困難. 救急患者のフィジカルアセスメント. EMERGENCY CARE 2011 夏期増刊305 134, 2011
4) 杉本恒明 小俣政男 編：呼吸困難. "内科学 第6版" p153, 朝倉書店, 1995

2章 症候・徴候からみたフィジカルアセスメント

Q54 喘鳴のフィジカルアセスメントとは？

A 喘鳴は気管や気管支，喉頭などの一部に狭窄が生じ，狭窄部位を吸気・呼気が通過する際に高音の連続音がするものです．喘鳴はそれが生じる場所の違いによってwheezeとstridorの2種類に分類されます．とくに吸気性のstridorは切迫性の上気道の閉塞が考えられますので，早期の対応が重要となります．

エビデンスレベルⅠ

回答者 江川幸二

1 喘鳴のフィジカルアセスメントのポイントについて教えてください

● 喘鳴の特徴的な音は「ヒューヒュー」といった笛のような音や，「ゼーゼー」といった音です．いずれも高調性の連続性副雑音ですが，wheezeは胸腔内で生じ，一般的に呼気相において胸部で聴取されることが多いのに対して，stridorは胸腔外の気道から生じ，一般的には吸気相において頸部や気管中央部で聴取されることが多い点が異なります．

● いずれも喘鳴の長さと音調が通気障害の程度によって変化し，喘鳴が長いほど，また高調性の音であるほど通気障害の程度が強いことを意味します．したがって長さと音調の変化に注意することで重症度や緊急度の判断をすることができます．ただし気管支喘息患者でwheezeが消失した場合には，必ずしも喘息の改善を意味するとは限らず，換気障害が悪化して複雑音を生じるのに最低限必要な気流速度も保てなくなっているという状態も考えられます．つまりこの場合には喘息の悪化を意味するため注意が必要です．

2 喘鳴ではどんな疾患・病態が考えられますか？

● 喘鳴をきたすおもな疾患は表1に示したとおりで，上気道や下気道の狭窄をひき起こす疾患や病態が考えられます．上気道の狭窄をきたす疾患の多くは，異物や腫瘍，炎症による浮腫などが原因で生じます．

● また下気道の狭窄をきたす疾患では，気管支喘息，急性気管支炎，COPD，肺血栓塞栓症，肺がんなどがあります．

● さらにうっ血性心不全がある場合には，気管支のうっ血，気管支粘膜の浮腫，気道分泌液増加などにより気道が狭窄することにより喘鳴を生じます．

3 まず，はじめに何をみる？

● 喘鳴のフィジカルアセスメントでは，まずは緊急性のある喘鳴かどうかについて判断をする必要があります．そのためには前述したように喘鳴の長さや音の高さに注目すると同時に，呼吸困難や低酸素血症を示す随伴症状の有無に注意する必要があります．

● 表2に喘鳴のフィジカルアセスメントのポイントをまとめました．こうしたフィジカルアセスメントの結果を，表1の喘鳴をひき起こす疾患ごとの身体所見の特徴と照らし合わせることで鑑別診断が可能になります．

4 得られた情報をどのようにケアに活かせばよいでしょうか？

● stridorのなかでも異物誤嚥による狭窄の場合は異物除去が最優先です．それが不可能な場合や異物誤嚥以外の原因での気道閉塞の場合，緊急気管切開の適応になります．院内であれば気管切開の準備と同時に医師に連絡します．気管切開を待つ余裕がない場合には，図1のように緊急で輪状甲状間膜の穿刺ができるトラヘルパー®を使用し，一時的に気道確保をする場合もあります．

● wheezeの場合でも，呼吸困難，努力呼吸，チアノーゼ，徐脈などの不整脈，意識障害などの随伴症状がある場合は，重篤な状態であると考えられますので，気管挿管，酸素投与，静脈路確保など緊急処置を行う必要があります．

表1 喘息をきたすおもな疾患とその特徴

疾患		病歴や身体所見の特徴
上気道系	上気道狭窄，閉塞（異物などによる）	突然の発症（高齢者の食事中や小児の小玩具での遊戯中），嚥下障害の既往
	急性喉頭蓋炎，後咽頭膿瘍クループ症候群	先行する上気道感染症状，小児（クループ症候群），強い咽頭痛，嗄声，犬吠様咳嗽，著しい咽頭発赤など
	アナフィラキシーによる喉頭浮腫	突然の発症と急激な進行，原因物質への曝露，アレルギー性疾患の既往，顔面浮腫など
	咽頭がん，喉頭がんなど	徐々の発症，咽頭痛，嚥下障害，嗄声，血痰，喫煙歴
下気道系（肺内性）	気管支喘息	繰り返す喘鳴，夜間の増悪，起座呼吸，アレルギー性疾患の既往，家族歴，非ステロイド系消炎鎮痛薬などの服薬歴，ペット飼育歴，職業歴，住居環境など
	急性気管支炎	先行する上気道感染症
	慢性閉塞性肺疾患（COPD）	徐々の発症，労作時呼吸困難，慢性閉塞性肺疾患の既往，先行する上気道感染症，喫煙歴，職業歴，ビヤ樽状胸郭，打診上の鼓音，呼吸音減弱など
	肺血栓塞栓症	突然の発症，胸痛，ショック，手術歴，骨盤内疾患，悪性腫瘍，長期臥床，長時間の坐位（エコノミークラス症候群），服薬歴，下肢の圧痛や腫脹など
	原発性肺がん，転移性肺腫瘍など	徐々の発症，血痰，喫煙歴
肺外性	うっ血性心不全（心臓喘息）	心疾患（虚血性心疾患，弁膜症，心筋症など）の既往，夜間就寝時の呼吸困難（夜間発作性起坐呼吸），湿性ラ音，心雑音，ギャロップ，頸静脈怒張，下腿浮腫など

（文献1より引用）

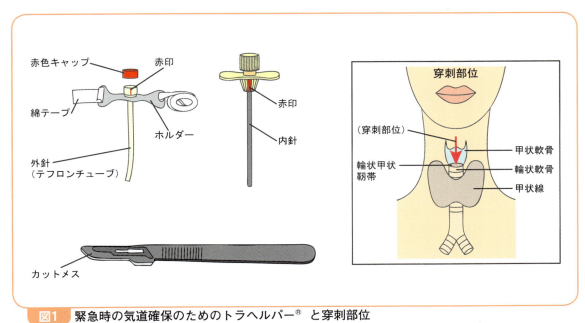

図1 緊急時の気道確保のためのトラヘルパー® と穿刺部位

（http://www.top-tokyo.co.jp/medical/pdf/6010_4.pdfを参照して作成）

表2 喘鳴のフィジカルアセスメントのポイント

問診	【発症状況】 ・いつ，どのような状況での発症か（誤飲の可能性） ・急性か慢性か ・吸気性か呼気性か ・発症年齢はいつ頃か 【誘因】 ・労作時呼吸困難か安静時呼吸困難か ・食事後や服薬後などか ・住宅環境 ・ペット飼育歴 ・職歴 ・先行する上気道感染症の有無 【随伴症状】 ・呼吸困難，咳嗽，喀痰，血痰，胸痛，発熱，動悸，咽頭痛の有無 【既往歴】 ・喘鳴の既往の有無 ・既往疾患名 ・服薬歴，喫煙歴
視診	・チアノーゼの有無 ・呼吸の状態（胸郭の形状・動き，呼吸様式など） ・頭頸部の状態 ・頸静脈怒張の有無 ・体位（起坐呼吸の有無）
触診	・圧痛の有無や部位 ・末梢動脈の触知 ・浮腫の有無
聴診	・呼吸音（連続性高調性副雑音の有無と場所，限局性かどうかなど） ・心音 ・嗄声の有無
打診	・胸部打診による濁音，鼓音の有無

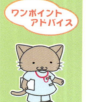

ワンポイントアドバイス

喘鳴にはwheezeとstridorの2種類がありますので，鑑別できるようになりましょう．また生命の危険を伴うケースもありますので，緊急度の判断は重要となります．

参考文献

1) 大塚盛男：喘鳴．"講義録 呼吸器学" 杉山幸比古 編，メジカルビュー社，pp116-119, 2008
2) ジェーンM. オリエント著，須藤 博 他 監訳：サパイラ 身体診察のアートとサイエンス 原書第4版，医学書院，pp394-397, 2014

2章 症候・徴候からみたフィジカルアセスメント

Q55 いびきのフィジカルアセスメントとは？

いびきは舌や頸部の筋肉が沈下し，上気道が閉塞するために起こります．睡眠時無呼吸症候群（sleep apnea syndrome：SAS）の症状の一つです．放置すると，生命予後の悪化につながることが明らかとなっています．疾患の理解を深め，観察が正しく行えるようになることが重要です．

エビデンスレベルI

回答者
宮城芳江

1 問診のポイントについて教えてください

● いびきに呼吸停止を伴う場合，睡眠時無呼吸症候群を積極的に疑う必要があります．睡眠状況については，中途覚醒や熟眠感，夜間頻尿，日中の眠気・居眠りの状況など，いつから，どの程度生じているのか確認します．しばしば社会的適応障害が生じ，それが原因で抑うつ状態にいたる場合もあります．精神症状や性格変化についても配慮したうえで，問診を進める必要があります．また高血圧，不整脈，虚血性心疾患，脳血管障害，糖尿病など，多様な合併症をもつことが明らかになっています．加えて，口呼吸は鼻呼吸と比較し，咽頭周囲が狭くなり，上気道が閉塞しやすい状態になる傾向があります．鼻炎や副鼻腔炎などの鼻症状がある場合は，本来の鼻呼吸がしにくくなるため，耳鼻科疾患の既往についても確認しておきます．

2 いびきの患者の観察ポイントについて教えてください

● 夜間のいびき，無呼吸を認める場合，パルスオキシメータで酸素飽和度SpO_2を測定し，反復するSpO_2低下の有無や，呼吸回数や呼吸のリズム，睡眠状況について確認します．SASであれば，呼吸再開とともにSpO_2は自然回復することが予測されますが，酸素投与を行うこともあります．図1に診断のフローチャートを示します．SASが疑われる場合には，終夜ポリソムノグラフィー（PSG）による精密検査を行い，診断を確定します．SASの重症度は無呼吸・低呼吸指数（apnea-hypopnea index：AHI）で判定し，$5 \leq AHI > 15$であれば軽症，$15 \leq AHI > 30$で中等症，$AHI \geq 30$で重症と診断されます．無呼吸のタイプは，無呼吸中の呼吸努力の有無から，3つのタイプに分類できますが，最も発現頻度が多いのが，閉塞型（obstructive sleep apnea：OSAS）です（表1）．

3 睡眠時無呼吸症候群の患者さんのケアについて教えてください

a) 治療

鼻マスク式持続陽圧呼吸（CPAP）が一般的です．寝ている間の無呼吸を防ぐために鼻マスクを装着し，気道に空気を送り続けて気道を開存させる治療です．上気道閉塞を予防し，無呼吸を改善することができます．しかしながら，CPAPは対処療法であるため，患者さんは半永久的に治療を継続しなければなりません．そのほかに手術治療や，口腔内装置の装着を行う方法もあります．また，鼻閉があるといびきや無呼吸を増悪させるため，薬物療法や手術を検討することもあります．

b) 生活習慣の改善

肥満により頸部の脂肪も肥厚し，上気道閉塞を引き起こします．肥満はOSASの最も重要な危険因子であるため，生活習慣の改善として，減量に対する指導を行うことが有用です．さらに，仰臥位での睡眠時は，舌根部が重力の影響を受けて沈下し，上気道の狭小化や閉塞につながります．側臥位での就寝を促すことでOSASも軽減する可能性があります．また，過度のアルコールや睡眠薬は，いずれも上気道の筋肉群の活動性を弱めるため，摂取を控えるよう指導が必要です．いずれの指導も，患者さんの生活背景や睡眠状況などをよく理解したうえで，精神面へのケアと同時に行っていくことが重要です．

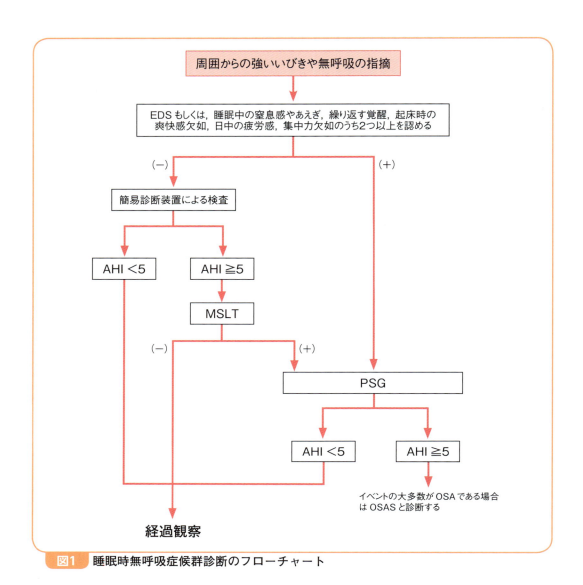

図1 睡眠時無呼吸症候群診断のフローチャート

表1 無呼吸のタイプと特徴

①閉塞型 (obstructive sleep apnea：OSAS)	②中枢型 (central sleep apnea：CSA)	③混合型 (mixed sleep apnea：MSA)
無呼吸中呼吸努力が認められ，胸郭と腹壁は奇異運動を示す	呼吸中枢から呼吸筋への出力が消失するため，胸郭および腹壁の動きがなくなる	同じ無呼吸発作中に中枢型から閉塞型に移行する

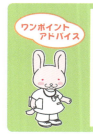

ワンポイントアドバイス

いびきに10秒以上持続する呼吸停止が伴う場合には，睡眠時無呼吸症候群を疑い，介入が必要です．夜間の睡眠状況やSpO₂，呼吸の観察を行うとともに，生活習慣の改善の指導を行うことが重要です．

参考文献

1）睡眠時呼吸障害研究会 編："成人の睡眠時無呼吸症候群診断と治療のためのガイドライン" メディカルレビュー社，2005
2）漆畑一寿，花岡正幸：睡眠時無呼吸症候群：診断と最新治療トレンド．臨床麻酔 臨時増刊号 別冊34：真興交易医書出版部，2010

2章 症候・徴候からみたフィジカルアセスメント

Q56 咳と痰のフィジカルアセスメントとは？

A 咳と痰のフィジカルアセスメントでは，咳や痰の出る原因を探ります．呼吸器系だけが原因とは限らないので，問診を行ったり，咳や痰の種類や性状にも注目していきます．

エビデンスレベルⅠ

回答者
片岡秀樹，北岡宏太

1 咳とは

- 咳は最も頻度の高い呼吸器症状です．気道内の分泌物や異物を排除する生理的防御反応の一つで，肺胞内空気が気道を通じて有声駆出されたものです．咳受容体の刺激により，迷走神経を介して呼吸筋が刺激され，咳が出現します．
- 持続期間から急性咳嗽（3週間以内），遷延性咳嗽（3〜8週間），慢性咳嗽（8週間以上）に分類されます．
- 喀痰を伴う湿性咳嗽と喀痰を伴わない乾性咳嗽に区別されます．

2 咳を訴える患者さんの問診の注意点

- 発症の時期，経過，咳の性質を聴取します．咳の種類，性質については表1に示します．
- 急に咳が出始めた場合，咽頭炎や肺炎，誤嚥により気道への刺激によるもの，心不全などが疑われます．慢性的に咳が出る場合，後鼻漏（鼻汁が喉の方に流れ込む）や逆流性食道炎が疑われます．湿性咳嗽では咽頭炎，後鼻漏，呼吸器疾患（肺炎などの炎症性疾患），肺がんなどがあります．乾性咳嗽では咽頭炎，呼吸器疾患（塵肺症），アレルギー（花粉症），ACE阻害薬の副作用などがあります．また心因性や左心不全徴候の場合もあるため，注意が必要です．

a）発症時の随伴症状
発症時に発熱，鼻水，咽頭痛など，感染に付随する症状があったかどうか？　健康な成人で，このような症状があれば，ウイルス性の呼吸器感染症が疑われます．

b）ACE阻害薬の服用の有無
ACE阻害薬は高血圧治療薬として広く用いられていますが，副作用として乾性咳嗽が発生することがあるため，内服の有無を確認します．

c）咳がいつ強くなるか？
咳嗽が就寝後，あるいは深夜から明け方に悪化したり，冷気，運動，喫煙などで悪化しやすければ，喘息の可能性が高くなります．

d）頭痛，嘔気，鼻汁，胸やけの有無
頭痛と嘔気，嘔吐がある場合，頻度は少ないですが，脳腫瘍の可能性も考えられます．仰臥位になったとき，胸やけが増悪し咳が出やすい場合は，逆流性食道炎が疑われます．

3 痰とは

- 気道粘膜は気管支腺や杯細胞から分泌された粘液で覆われ，たえず繊毛運動の働きにより，粘液が口腔へ運ばれることにより気道浄化が行われています．
- 痰は喉頭以下の気道由来の過剰な分泌物が唾液とともに喀出されたもので，咳とならんで頻度の高い呼吸器症状です．

4 痰を訴える患者さんの問診の注意点

- 痰の性状を聴取し，実際に観察します．痰の性状と色調の鑑別診断を表2，3に示します．

a）色
黄色系：黄色ブドウ球菌などの繁殖を考えます．
緑色系：緑膿菌などの繁殖を考えます．
ピンク色：心不全を考えます．うっ血により静水圧が上昇することで，血管内の赤血球が押し出されている可能性があります．
血液混入：気道粘膜損傷や結核の可能性を考慮します．

b）粘稠度
脱水や乾燥がある場合，粘性が上昇していることがあります．また輸液量が多い場合や，心不全などの場合，水様性や泡沫状の痰が増えることがあります．

表1 咳嗽の種類

咳嗽の種類	咳嗽の性質
乾性咳嗽	空咳
	痰を伴わない咳
湿性咳嗽	痰を伴う湿った咳
犬吠様咳嗽(けんばい)	犬が吠えるように「ケンケン」と聞こえる咳
喘鳴(ぜんめい)	ゼーゼー，ヒューヒュー
	聴診器を用いなくても患者の側にいて聴取できる狭窄音

表2 痰の性状による分類

分類	性状	病態
泡沫性痰	泡沫状	肺循環のうっ血による漏出液
漿液性痰	さらさら	肺・気管支毛細管の透過性亢進
	透明で水溶性	
粘液性痰	半透明	気管支分泌腺で肺細胞からの粘液分泌亢進
	白色粘稠性	
粘液膿性痰	粘液性	粘液分泌亢進に感染が加わる
膿性痰	膿性	細菌・真菌感染による
血痰	血性	気道・肺からの出血

表3 痰の色調と病態

色調	病態
白色透明	細菌以外の感染の可能性や，気管支炎，気管支喘息のとき
黄色	白色がかった黄色(白黄色)痰や少し緑色を帯びている黄色(緑黄色)もある おもに気道の感染時にみられる 感染症以外には，慢性気管支炎や気管支喘息
緑色または黄緑色	緑色または黄色がかった緑色の痰 緑膿菌などの感染症や蓄膿症などでみられる (蓄膿症の場合は，鼻から喉の奥に流れ込んで気管などの痰と一緒に喀出されることがある)
褐色	やや黒みをおびた茶色 気管支拡張症，肺結核，肺梗塞，肺がんなどのとき
錆色	鉄についた錆のような色，赤みがかった褐色 感染による肺炎(とくに肺炎球菌肺炎) 肺化膿症，心不全，肺うっ血など
ピンク色	肺うっ血や心不全などのとき
鮮紅色	鮮やかな赤色，多量の血液を含む 喀出のときの色 肺結核，肺がん，気管支拡張症などのときにもみられる (血性痰(血痰)は，褐色，錆色，ピンク色，鮮紅色の痰が含まれる)

図1 咳嗽の頻発・喀痰量増加による障害の広がり

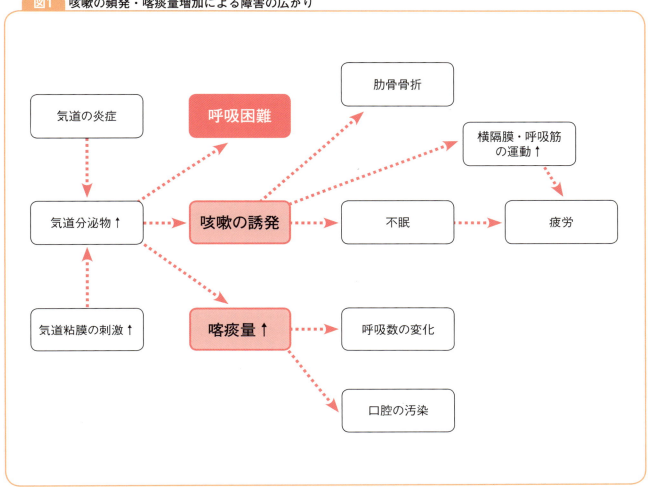

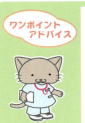

ワンポイントアドバイス
咳や痰だけに注目するのではなく，原因疾患を予測し総合的にアセスメントしていくことや，咳や痰が患者さんにどのような影響を与えているか考えていくことが重要です．

参考文献
1）道又元裕：見てできる臨床ケア図鑑ICUビジュアルナーシング　学研メディカル秀潤社，2014
2）奥宮暁子：呼吸器系の症状・疾患の理解と看護　中央法規出版，2013
3）田中一正：ベッドサイドで役立つ呼吸アセスメントQ＆A101　メディカ出版　2010
4）山内豊明：フィジカルアセスメントガイドブック　医学書院　2005

2章 症候・徴候からみたフィジカルアセスメント

Q57 血痰（喀血）のフィジカルアセスメントとは？

A 大量の出血の場合は，ショック症状を呈します．バイタルサイン，喀血の程度，持続時間，呼吸症状（呼吸困難の有無，酸素飽和度）がポイントです．検査データと合わせてアセスメントをしましょう．

エビデンスレベルⅡ

回答者 佐藤ゆかり

1 問診のポイントについて教えてください

- 血液の量に問わず，血液成分が痰に混ざることを血痰といい，血液そのものを1回に5mL以上喀出することを喀血といいます．喀血は，肺および気道からの出血であるため，窒息（気管・気管支閉塞）により，死に至る場合もあります．一方，消化管からの出血によって，血液を喀出することを吐血といいます．同じように血液を喀出するため，吐血・喀血を鑑別する必要があります．
- 出血の性状，症状は一過性なのか継続しているのか，随伴症状の有無（呼吸困難，眩暈，悪心・嘔吐，咳嗽の有無，胸痛，腹痛）を確認します．また，鼻出血が咽頭に流れ込み，口から喀出される場合もあるので頭部外傷や顔面の損傷の有無などの確認をします（**表1**）．

2 血痰ではどのような疾患が考えられますか？

- 機能血管系，気管支・肺実質，肺への循環系などの障害によって生じる疾患がおもな原因になります．その他全身性疾患などがあります（**表2**）．

3 まず，はじめに何をみる？

- 問診で得た情報を手がかりにアセスメントを行います．

a）全身状態の観察
バイタルサインなど全身状態を確認します．血圧低下や頻脈はショックの可能性があります．

b）口腔内の観察
口腔内や鼻出血の場合もあります．口腔内の異常がないか観察します．

c）呼吸状態の観察
呼吸数，呼吸音，酸素飽和度を確認し，救急度の確認を行います．胸全体にわたり「ゴロゴロ」という呼吸音が聞こえる場合は，肺内で血液が貯留している可能性があります．酸素飽和度が低い場合は，肺内に血液が貯留している可能性があります．

d）出血の色
出血の色は，吐血と喀血を鑑別する多くの情報になります．可能であれば，観察をしましょう（**表1**）．

4 得られた情報をどのように生かせばよいでしょうか？

- 少量の喀血でも大量の出血につながることがあります．また，患者さんは不安を覚え，興奮状態が続き，安静が守れないと出血を助長することがあります．不安の軽減に努めながら，バイタルサインの確認や全身状態の経時的観察が重要です．大量出血がある場合は，窒息死に至る場合もあります．大量出血などの急変の場合，顔を横に向け口からの喀出を促し，気道の確保をすることが重要です．また，意識レベルの低下のある患者さんの場合は，側臥位にし，血液の誤嚥を予防します．
- ショック症状がある場合は，下肢を挙上します．呼吸状態，酸素飽和度を観察し，低酸素状態に陥らないように酸素投与を行います．

5 その他，関連するフィジカルアセスメント

- 吐血を疑う場合は，腹部の観察（腹痛，悪心・嘔吐，胃部不快感）を触診，聴診しながら観察します．

142　フィジカルアセスメント

表1　吐血と喀血の鑑別

	喀血	吐血
出血時の状況	咳嗽・咳き込みを伴う.	悪心・嘔吐を伴う.
色	鮮紅色 ※鮮紅色の場合は，喀血の場合も吐血の場合も出血が継続している可能性がある.	暗赤色または黒色
性状	泡沫状となることがある.	泡沫はない.
混入物	喀痰が混入することがある.	食物残渣物が混入することがある.
PH	アルカリ性	酸性
随伴症状	胸痛	腹痛，血便（タール便）

表2　喀血の原因と特徴

病態	疾患	特徴	鑑別検査
機能血管系の障害	肺塞栓，肺梗塞	気管支動脈血流の流入，肺動脈の逆流，組織の壊死という説があるが，詳しくは不明.	造影CT，血液ガス分析，肺換気血流シンチ，肺血管造影
	急性肺水腫	血管の透過性の亢進により生じる．泡沫状のピンク色の痰を喀出する.	心臓超音波，心拡大，浮腫
気管支・肺実質の障害	気管支拡張症 慢性気管支炎	気管支が拡張すると，血管が増えて浄化作用が弱くなり，血痰や喀血が起こる.	CT，気管支壁肥厚，喫煙
	肺炎 肺化膿症	組織の破壊，気管支動脈の拡張などにより，血管壁の破綻により生じる.	細菌検査，血液生化学，発熱
	肺がん	気管支内腔に腫瘍が露出し，血管壁の破綻により生じる.	気管支鏡，喀痰細胞診，腫瘍マーカー
	肺結核など	結核の空洞内に血管が露出することによって生じる.	CT，細菌検査，ツ反
肺への循環系の障害	左心不全	肺うっ血により，血管の透過性の亢進により生じる.	心臓超音波，心拡大，浮腫
全身性疾患	白血病，血友病など	血液の凝固機能の障害により粘膜からの出血によって生じる.	血液・骨髄所見，出血時間・凝固系
その他	胸部外傷	骨折した断片が肺実質に刺さって生じる場合が多い.	病歴
	異物		CT，気管支鏡，誤嚥

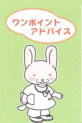

ワンポイントアドバイス
少量の喀血でも，不安は強く，口腔内の不快を感じます．意識がしっかりしている患者さんは，不安軽減や含嗽などにより口腔内の不快感の軽減をしながら，喀血の原因検索をし，再発予防に努めることが重要です．

参考文献

1) 木村謙太郎，松尾ミヨ子 監："NURSING SELECTION① 呼吸器疾患" 学研メディカル秀潤社，2003
2) 高木永子 監："New　看護過程に沿った対象看護　病態生理と看護のポイント" 学研メディカル秀潤社，2005

2章 症候・徴候からみたフィジカルアセスメント

Q58 徐呼吸のフィジカルアセスメントとは？

A 視診で胸郭と腹部の動きをみて，1分間呼吸回数と深さ，リズムをしっかり観察することが大切です．徐呼吸とは，呼吸回数の異常です．呼吸の深さやリズムは変わりませんが，呼吸数が1分間に9回以下になった状態をいいます．

エビデンスレベルⅡ

回答者 中野和美

1 問診のポイントについて教えてください

- いつ発症したのか，どのような状況で起きたのか，症状が続いているか，情報を把握し，異常の早期発見・対処を行います．睡眠中で本人が自覚していないこともあるため，家族にも確認します．薬物中毒と中枢性呼吸障害は息切れを伴わないため，息切れの自覚症状があるかを確認し，原因を予想します．

2 徐呼吸ではどのような疾患が考えられますか？

- 徐呼吸は，頭蓋内圧亢進状態，麻酔や睡眠薬，麻薬，鎮痛剤投与による呼吸抑制時，糖尿病性昏睡，代謝性アルカローシス，甲状腺機能低下症，胸郭異常，正常睡眠時，中枢性の興奮が低下した場合に起きます．

3 まず，はじめに何をみる？

- 「呼吸数・深さ・リズム」を観察し，呼吸パターンの異常がないか，SpO_2値の低下がないか確認します．正常な呼吸は，呼吸数が成人では12〜18回／分，規則的なリズムで，深さも一定であり，一回換気量約500mLです．**徐呼吸とは，呼吸の深さやリズムは変わりませんが，呼吸数が1分間に9回以下になった状態をいいます（図1）．**
- 呼吸は延髄の呼吸中枢で自律的に調整されていますが，意識的に変化させることもできます．感情や意識の影響を受けるため，脈拍を測定しているように見せながら呼吸数を測定すると，自然な呼吸を観察することができます（図2）．確実に呼吸数を把握したいときは，胸部を聴診し，直接，呼吸音を聴いて数えます．

4 得られた情報をどのようにケアに活かせばよいでしょうか？

- 呼吸の異常を認めたら回数を確認し，一過性でも徐呼吸と判断したら「一過性徐呼吸の5病態」を呼吸パターンから鑑別しましょう．一過性徐呼吸の5病態は，"ＡＢＣ２Ｓ"で記憶します（表1）．
- 喘ぎ呼吸の特徴は，徐呼吸で一回換気量は大呼吸から徐々に小さくなり，吸気が急激で呼吸補助筋を動員するため頭部が後ろに反り喘いで見え，呼気は脱力で得られます．失調性呼吸は，呼吸数，大きさ，リズムがいずれも不規則な呼吸をいい，延髄の障害でみられます．延髄にある呼吸中枢が頭蓋内圧亢進により徐呼吸となった場合は，無呼吸が規則的に起こります．5回以下の場合は，補助換気をしてあげましょう．人工呼吸が必要な場合もあります．
- Cheyne-stokes呼吸は，呼吸相と無呼吸相を繰り返し，呼吸相漸増漸減するものをいい，おもに両側大脳皮質や間脳の障害でみられます．群発呼吸は，漸増漸減のない頻呼吸と無呼吸を繰り返すものをいい，橋下部の障害でみられます．睡眠時無呼吸症候群は睡眠時のみであり，刺激により覚醒します．
- 麻薬など薬剤を使用した後は，呼吸状態に注意し，徐呼吸が出現した場合には，医師に報告し，薬剤の量や内容の変更が必要か確認します．

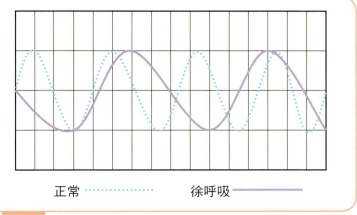

図1 呼吸数と深さ

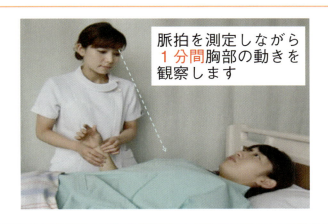

図2 呼吸数の測定方法

表1 徐呼吸〜無呼吸を認めた場合「一過性徐呼吸の5病態：ABC2S」

- Agonal gasp（喘ぎ呼吸）
- Biot（失調）呼吸
- Cheyne-stokes 呼吸
- Cluster（群発）呼吸
- 睡眠時無呼吸症候群（SAS）

ワンポイントアドバイス

呼吸の観察時には，意識的なのか異常なのか見定める必要があります．呼吸の異常を認めたら，回数を確認し，一過性でも徐呼吸と判断したら呼吸パターンから鑑別しましょう．

参考文献

1) 林信一郎：異常呼吸．"臨床検査のガイドラインJSLM2012 －検査値アプローチ／症候／疾患" ラボサービス, pp121-124, 2012
2) 入江聰五郎：喘ぎ呼吸．medicina VOL.50 (4)：2013

フィジカルアセスメント

2章 症候・徴候からみたフィジカルアセスメント

Q59 頻呼吸・呼吸パターンの異常時のフィジカルアセスメントとは？

A 頻呼吸・呼吸パターンの異常がみられた時は，緊急度・重症度が高いことが多いため，早急に原因を明らかにすることが重要です．詳細な観察を行うことで，障害を受けた機能の焦点化につながり，適切な対処ができます．

エビデンスレベルⅠ

回答者
栩川綾子，臼井千津

1 頻呼吸・呼吸パターンの異常時の問診のポイントについて教えてください

● 頻呼吸・呼吸パターンの異常時には，呼吸困難により本人から問診できないときもあります．よって家族などの同伴者からも情報を得ます．発症時間や随伴症状の情報で，障害機能が特定しやすくなります．
　①発症時間帯・時期：○時ごろから　夜間・朝方　時期（季節の変わり目）
　②きっかけ：ストレス　環境　労作時
　③発症の状況：突然に　徐々に悪化
　④随伴症状：胸痛　腹痛　発熱
　⑤既往歴：糖尿病　腎不全　アレルギー　COPD

2 頻呼吸・呼吸パターンの異常時では，どんな疾患が考えられますか？

● 呼吸とは，吸気・呼気を担う換気と，酸素と炭酸ガスの交換を行う拡散と，酸素または炭酸ガスが移行した血液を循環機能（体循環・肺循環）によって運搬するというプロセスから成り立ちます．そして呼吸調節には，延髄の呼吸中枢や神経性・化学的調節がなされており，血液中の酸塩基平衡を維持しています．このため，**頻呼吸や呼吸パターンの異常が現れた場合，呼吸器の障害だけではなく，脳・循環器・代謝障害が考えられます．**

3 まず，はじめに何をみる？

● 視診と触診で，呼吸数・呼吸の深さ・リズム・吸気と呼気の時間（I：E比）（**図1**）を観察します．乳幼児の呼吸の観察は難しいですが，呼吸数は必ず1分間で測定します．頻呼吸では，多くの場合，浅い呼吸となりますが，クスマウル呼吸や過換気症候群の場合は深くなります．I：E比は，通常1：1.5～2ですが，2：3～5と呼気の時間が長ければCOPDの可能性があります．よって，これらの観察から，障害を受けた機能を特定することができます（**表1・表2**）．また，**表3**では，緊急で注意を要する呼吸異常を示します．呼吸回数の増加は，末梢組織への酸素の供給低下を反映しているため，酸素飽和度・チアノーゼも有力な情報源となります．また，呼吸音の聴診も肺の状況を知る指針になります．しかし，急性呼吸器疾患や心不全では，それらに異常がなくても頻呼吸となることがあります．他の観察項目が正常であるからといって，惑わされてはいけません．**頻呼吸は，重症化へのサインです．**頻呼吸で，上腹部・下腹部の痛みが伴う場合，心筋梗塞・肺塞栓症・腹膜炎の可能性があります．呼吸の異常は，呼吸器疾患だけが原因ではないことを意識して，全身を観察します．クスマウル呼吸のようなリズム異常がみられる場合の原因は，糖尿病・尿毒症による代謝性アシドーシスです．原因を特定するには，既往歴の確認と，尿臭のような呼気臭が有用となります．

4 得られた情報をどのようにケアに生かせば良いのでしょうか？

● 異常呼吸や意識障害を伴う場合や，乳幼児の呼吸の異常は，緊急対応が必要となるため，早急に医師に連絡します．循環・代謝機能の障害の可能性もあるため，モニターを装着し，全身状態の把握に努めます．呼吸苦を伴う場合，患者さんの不安は増強します．看護師は，不安の軽減に努めていく必要があります．

表1 呼吸数の異常

頻呼吸	呼吸数25回／分以上 早い呼吸	呼吸不全，肺炎，呼吸中枢の病変
徐呼吸	呼吸数12回／分以上 ゆっくりした規則的で同じ深さの呼吸	頭蓋内圧亢進，麻酔・睡眠薬投与時
無呼吸	周期性呼吸停止	睡眠時無呼吸症候群

表2 呼吸リズムの見分け方

呼吸の種類	呼吸の型	特徴	考えられる原因
クスマウル呼吸		早く（20回／分以上），深く（ため息に似る），一時中断がない	腎不全，代謝性アシドーシス，糖尿病性ケトアシドーシス
チェーン・ストークス呼吸		30～170秒間早い深い呼吸の後，20～60秒間の無呼吸	頭蓋内圧亢進，重症心不全，髄膜炎，薬物中毒
ビオー呼吸		深くて早い呼吸の発作と無呼吸	頭蓋内圧亢進，中枢神経の病変

表3 呼吸の異常

鼻翼呼吸	鼻翼を張り鼻孔を広げ，咽頭を下に大きく動かすように呼吸する	重篤な呼吸不全
下顎呼吸	口や下顎を喘ぐように呼吸する	重篤な呼吸不全 死亡直前
陥没呼吸	吸気時に胸郭がへこむ	突発性呼吸窮迫症候群
起座呼吸	楽に呼吸ができるように座位になる	心不全 重症喘息発作

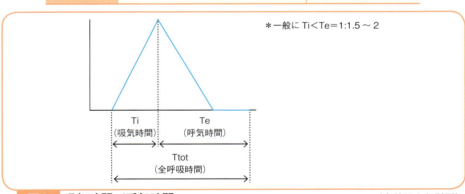

図1 吸気時間／呼気時間

（文献3より引用）

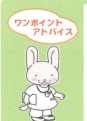

ワンポイントアドバイス

呼吸状態の変化は，生命に関わる徴候です．だからこそ，原因を明確にし，対応する必要があります．全身の機能および精神状態が呼吸に影響をきたすことを理解していれば，呼吸器疾患にとらわれず，原因を特定できます．

参考文献

1) 村上美好 監："写真でわかる看護のためのフィジカルアセスメント"．インターメディカ，pp33-35，2011
2) 徳田安春：バイタルサインから緊急性を読み取る 頻呼吸 重症化の最初の徴候．medicina 50：569-599，2013
3) 佐野裕子："呼吸の異常"に気づく！今さら聞けない！呼吸のフィジカルアセスメント "何かおかしい？" 呼吸数チェックのときづいたこと．Expert Nurse 27：20-23，2011

2章 症候・徴候からみたフィジカルアセスメント

Q60 熱傷のフィジカルアセスメントとは？

A 熱傷は，受傷した部位により，緊急性が異なります．顔面や頭部に熱傷創がなくとも，気道熱傷などを伴い呼吸状態を悪化させる可能性もあります．熱傷患者の初期アセスメントでは，受傷背景，熱傷部位，創の面積や深さなどを丁寧に観察していくことが必要です．

エビデンスレベルⅠ

回答者 佐藤憲明

1 熱傷患者の意識レベル

- 熱傷患者の意識レベルは，一酸化炭素中毒や電解質異常で低下する可能性があります．とくに前者では，緊急性が高く気管挿管や呼吸管理などの措置が必要です．
- 一酸化炭素中毒を確認するためには，まず受傷の背景を確認することから始まります．火災であればその可能性は高く，意識レベルが低下した症例では，血液中の酸化ヘモグロビンに一酸化炭素（CO）が結合することで，ヘモグロビンからの酸素の放出を障害し，低酸素状態を合併している可能性があります．この状態を一酸化炭素中毒といいますが，この状態では，血管透過性が亢進することで循環障害もきたし低血圧状態になります．
- よって，意識レベルの程度を観察するとともに，呼吸回数，血圧や脈拍などバイタルサインの測定が急がれます．

2 気道熱傷の確認

- 火災では，身体の火傷の面積が小さくても，熱風などにより気道熱傷を伴っていることが少なくありません．気道熱傷では，咽頭や気管の火傷により数時間で浮腫が生じ，呼吸困難をきたす場合があります．このため顔面や頭部に熱傷がなくとも，患者さんへの問診を基本として，鼻腔や咽頭の観察が必要です．
- 問診では，受傷にいたった経緯を聴取するとともに，受傷時に熱風を感じたか否かを確認します．とくに症状の確認としては，呼吸困難感の有無，咽頭の痛み，または咽頭の搔痒感を確認します．また，焦げた衣類を取り除いても患者さん自身が焦げ臭いにおいを感じるかということを聴取します．
- 視診では，患者さんに大きく口を開いてもらい，ペンライトを使って咽頭部の発赤の有無を確認します．次に患者さんの鼻腔を観察します．鼻毛の焦げは，鼻腔や気道熱傷の可能性を高めます．嗄声のある患者さんでは，頸部の聴診において喘鳴（strider）を聴取でき，気道熱傷に対する治療が急がれます．

3 熱傷の程度をアセスメントする

a）熱傷の深度（表1，図1）

- 熱傷の程度は，熱傷の部位を観察し，その深度（程度）を確認します．
- Ⅱ度以上の熱傷では，浅達性Ⅱ度熱傷（SDB）か，深達性Ⅱ度熱傷（DDB）かをしっかりと把握しておきましょう．
- 深達性Ⅱ度熱傷（DDB）では，時間の経過とともに炎症の増悪が進行すると容易にⅢ度に移行します．受傷後にも感染の影響により熱傷深度は進行していきますので，経時的な創部の観察と再評価が必要です．

b）熱傷の範囲のアセスメント

- 熱傷面積（body surface area：BSA）は，患者さんの片手の手のひらの面積を体表面積の1％と考えて，熱傷の面積を調べる方法と，頭部9％・上肢9％・下肢9％×2・体幹前面9％×2・後面9％×2として計算する「9の法則・5の法則」，幼児の場合には「ブロッカーの法則」があり，熱傷部位をもとに体表面積に占めるやけどの広さ（％）を調べることができます（図2参照）．
- 熱傷面積は，初療時は大まかな面積算定を行い，その後詳細な熱傷面積算定を行います．予後に大きく関与するもう一つの項目が，患者さんの年齢，既往症です．以上を総合して重症度を判定していきます．

c）熱傷の重傷度をアセスメントする

- 重症度判定は，受傷面積，深度，年齢，受傷部位を判定因子としてつくられています．
- 熱傷指数（burn index：BI＝1／2×Ⅱ度熱傷面積（％）＋Ⅲ度熱傷面積（％））は，熱傷深度と熱傷面積を組み合

わせた重症度の指標です．値が大きいほど重症度も高くなり，死亡率と相関しています（BI：10〜15以上であれば重症とする）．

● 熱傷予後指数（prognostic burn index：PBI ＝ BI ＋ 年齢）（表2参照）は，BIが同じでも，年齢により予後が異なることから考えられた方法です．

表1　熱傷深達度

Ⅰ度	表皮だけにとどまり発赤をきたす
Ⅱ度	浅達性Ⅱ度熱傷（SDB） 真皮浅層に達し水疱をきたす．痛みも強い
	深達性Ⅱ度熱傷（DDB） 真皮深層に達し水疱をきたす．痛みも強い
Ⅲ度	皮下組織まで達し痛みはない

表2　予後熱傷指数

120以上	致命的熱傷で救命は難しい
100〜120	救命率20％程度　ほとんどが死亡
80〜100	救命率50％程度　死亡する例もあり得る
80以下	重篤な合併症がなければ，ほとんどが救命可能

[burn index ＋ 年齢]

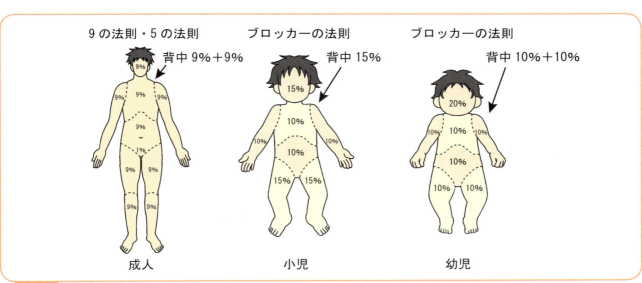

図1　熱傷深達度

図2　熱傷面積（body surface area：BSA）

ワンポイントアドバイス：熱傷は初期アセスメントが重要です．熱傷面積が小さくても，深度が深い，または，小児や高齢者では重症度は高くなることを覚えておきましょう．

参考文献

1）田熊清継，佐々木淳一：BURN 熱傷の初期診療と局所療法・抗菌化学療法の指標．医薬ジャーナル社，2008
2）鈴木幸一郎 監：特集「熱傷治療ガイドライン2007」，救急医学 31：744-747，2007
3）日本熱傷学会用語委員会 編：熱傷用語集 改訂版．日本熱傷学会，p53，1996

2章 症候・徴候からみたフィジカルアセスメント

Q61 凍傷のフィジカルアセスメントとは？

凍傷は－4～－10℃，あるいはそれ以下の寒冷曝露によって組織が冷却され凍結を起こした結果，発生する組織傷害です．末梢に起こりやすい凍傷は凍瘡（いわゆるしもやけ）との鑑別が大切です．最近ではあまりみられない傷害であるために，ことのほか発生機序などを理解してアセスメントし，対応することが重要です．

エビデンスレベルⅠ

回答者
森田孝子

1 凍傷発生機序について教えてください（図1）

- 発生機序：図1に示したような機序で発生します．
- 凍傷をひき起こしやすい条件：疲労，体力消耗，栄養不良，空腹，睡眠不足，飲酒後などが重なった時の寒冷曝露です．局所は，湿度が高く風力が強いと，その状況はますます悪くなります．
- 解剖学的に**血液循環の悪い耳介や鼻尖部，四肢末梢，とくに足指，手指**に好発します．もともと末梢のために組織の温度も低く，むれや外気の湿気を受けやすいうえに血液循環が悪いために，**低酸素・低栄養**になりやすいのです．

2 凍傷深度の分類について教えてください

- 凍傷深度と症状は図2を見てください．

3 問診のポイントを教えてください

- 寒冷にさらされた原因，時間，寒冷曝露状況（受傷時の気温，風力），睡魔に襲われ眠らなかったか
- 防寒装備はどのようなものだったか
- 受診までの経過
- 既往歴（寒冷曝露体験の有無，貧血，肝障害，睡眠不足の有無，栄養摂取状況）
- **徐々に寒冷環境にさらされた事例**では，急速に冷却された場合に比べ**危険度が高い**ので，必ず確認してください．
- 寒冷曝露の原因として，防寒衣類の不適正・情動の異常は，精神の不安定による自殺目的の行動，ＤＶが考えられます．冷蔵庫などの家庭内での凍傷も考えられます．急激な寒冷曝露か徐々に寒冷にさらされたのかによって，**同じ低体温でも危険の度合いが異なります．**冬季登山や飛行中の寒冷曝露と，冬季に雪中を素足に近い状況で歩いていて凍傷になる場合では，関連する問題が異なります．ゆえに原因に関する情報収集が大切となります．

4 まず，はじめに何を見る？

①自他覚症状（全身状態：バイタルサイン，意識レベル）
冷感，知覚障害（しびれ感，知覚鈍麻の範囲），疼痛（**灼熱痛，自発性疼痛**，接触時痛，床に足をつけられるか），表情，悪寒（苦痛顔貌，悪寒戦慄），呼吸苦，口渇
②全身の状態（体温とふるえ，全身の皮膚の状態，栄養状態，不安や怯えなど）とバイタルサイン，**心理状態**を観察しながら凍傷の部位を観察し，**凍傷深度と範囲を判断**する．
③凍傷の部位，範囲，程度（色調，つや，水疱形成の有無と程度，潰瘍形成の有無，合併損傷の有無）
皮膚の冷感，浮腫，皮膚の炎症，皮膚萎縮，潰瘍形成，壊死などの有無，健康な皮膚との境界線が明瞭か．泥土等による皮膚汚染の有無と程度
- 栄養状態（局所および全身の栄養状態）：頻脈の有無，末梢血管触知状況，血液検査等から
- 精神状態（凍傷の原因との関係）
なぜ必要？
- 表在性か深部にまで及んでいるかどうかによって発赤，水疱だけにとどまるか，壊死にまで進行するかの違いが生じる．したがって，**表在性か深部凍傷かを判別**することが重要．
- 全身の栄養不良は末梢組織への酸素供給をも不良にする．
- 泥土などの汚染，皮膚表面の破綻は感染の誘因となる．

5 まず行うべきことは？

- まず，体温を**復温**し，凍傷部位は38～42℃の温湯に浸し，

急速融解を図ります．このことによって末梢循環を改善させ，組織傷害を最小限にとどめることにつながります．
- 凍傷部位，原因，全身状態等身体的，精神的，社会的なアセスメントが適正にできることが，**回復と苦痛緩和**への支援につながります．

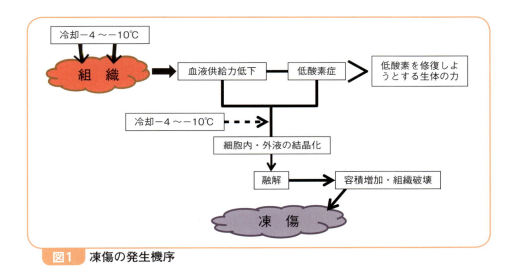

図1　凍傷の発生機序

図2　凍傷深度と症状

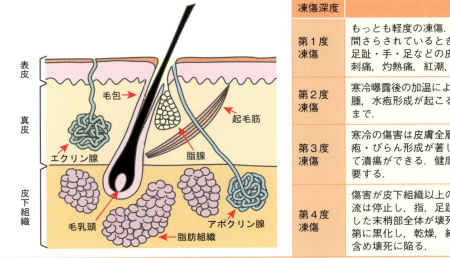

凍傷深度	症状	
第1度凍傷	もっとも軽度の凍傷．−4〜−10℃程度の寒冷に数時間さらされているときに出現する．足趾・手・足などの皮膚の蒼白化，無感覚，加温後の刺痛，灼熱痛，紅潮，腫脹浮腫	表在性凍傷
第2度凍傷	寒冷曝露後の加温によって12〜24時間以内に充血，浮腫，水疱形成が起こる．傷害は表皮と真皮の間の深さまで．	表在性凍傷
第3度凍傷	寒冷の傷害は皮膚全層から皮下組織に及び，浮腫や水疱・びらん形成が著しく，壊死に陥った組織が脱落して潰瘍ができる．健康な肉芽出現までかなりの時間を要する．	深在性凍傷
第4度凍傷	傷害が皮下組織以上の深さに及んだもので，局所の血流は停止し，指，足趾，踵部，耳介，鼻といった突出した末梢部全体が壊死に陥り，知覚消失をきたし，次第に黒化し，乾燥，縮小，ミイラ化する．骨，軟骨を含め壊死に陥る．	深在性凍傷

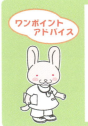

ワンポイントアドバイス
凍傷部位を乾熱や直火で過熱することは禁忌です．アルコールを含む消毒液は使用しないこと．油性軟膏の塗布はしないこと．皮膚をこすらないこと．水疱を穿刺したり切開したりしないこと．雑なケアや物理的刺激は避けることが大切です．

参考文献
1) 長尾俤夫：凍傷の治療．登山医学15 11-14 1995
2) 森田孝子：凍傷の看護 臨床看護事典 第2版．pp1449-1453，メヂカルフレンド社，1998
3) 森田孝子：凍傷と救急処置 救急看護プラクティス．pp232-236，南江堂，2004

2章 症候・徴候からみたフィジカルアセスメント

Q62 めまいのフィジカルアセスメントとは？

A 最初に生命に危機を及ぼす疾患が隠れていないか，ショック徴候や意識障害，見当識といったバイタルサインを評価します．安定しているのを確認したら，<u>末梢性めまい</u>か，<u>中枢性めまい</u>か，<u>その他のめまい</u>かを絞り込みます．

エビデンスレベルⅡ

回答者 三橋睦子

1 問診のポイントについて教えてください

- 具体的には問診が最も大切です．どんなめまいが，いつ，どんな状態で起こり，どのくらい続いたか，めまい以外の症状があるのか，また過去の病気の状態を聞くことも重要です．

a) どのようなめまい
- 患者はいろいろな症状を「めまい」と訴えるため，4つに分類してゆくとアプローチしやすくなります．
  ① 天井がまわる．自分がまわる．周囲がまわる→『回転性』→主として末梢性
  ② ぐらぐらする，倒れそうになる→『動揺性』→主として中枢性
  ③ ふわふわする→『浮遊性』→主としてその他（心因性）
  ④ 立ちくらみ→『眼前暗黒感』→主としてその他（全身疾患由来，老人性，その他）

b) いつ・どんな体位で，起こり方
- 急に，徐々に，一過性，進行性
- 「寝返りを打ったとたん」とか「上を向いたら」「座っているとき」「寝ているとき」「右向き・左向き」「首をまげたとき」

c) 持続時間・反復（どの程度持続しますか・繰り返しますか）
- 数十分～数時間（発作性めまい），または2日以上続き，1週間以内に治ります（持続性めまい）
- メニエール病の回転性めまい発作は2日以上続きません→末梢性（内耳性）
- 数秒間のぐらっとする感じ，あるいは数分間のめまい（椎骨脳底動脈循環不全）→中枢性

d) 随伴症状の有無
- 吐気，嘔吐が強い場合は末梢性が多いとされていますが，老人の椎骨脳底動脈循環不全でも，これらの症状はよくみられます．難聴，12脳神経麻痺，運動失調の有無など．

e) 既往歴
- 耳の病気，脳の病気，外傷，全身疾患（高血圧，糖尿病，心疾患）との関連もみられます．

2 めまいではどんな疾患が考えられますか？

- 末梢性，中枢性，その他のめまいのおもな基礎疾患は**表1**のとおりです．

3 フィジカルアセスメントの実際

a) <u>眼振検査で眼の動きの異常をみます</u>（図1，2）
- 眼振とは眼球が律動的に動く現象をいい，速い動きとゆっくりとした動きがあり，速い動きの方向を眼振の向きとします．眼振の方向には，水平，垂直，回旋の3つが基本ですが，複合して現れる場合もあります．

b) <u>書字検査で手の異常を観察します</u>
- 書字検査は目を開けた状態や，閉じた状態（遮眼書字）で字を書く検査です．
- 例えば自分の名前を漢字で書くなどして文字の震え（失調文字）や偏り（偏倚文字）などの異常（陽性）を観察します（図3の中央は正常）．

c) <u>足踏み検査で足の異常を観察します</u>（図4）

d) <u>めまい以外の随伴症状の有無を観察します</u>
- 難聴，吐き気，12脳神経麻痺，小脳障害などの有無

4 得られた情報をどのようにケアに活かせばよいでしょうか？

- どのようなめまいであれ，今までに感じたことのない感覚・不安定感のために恐怖に包まれていることが推測されるため，相手に共感し，嘔吐などの随伴症状を早く確認して対応し，安心感につながるようにケアしましょう．

- 中高年のめまいは動脈硬化を背景としていることが多いので，めまいをきっかけにして，生活習慣の改善につながるように活かせばよいでしょう．

5 その他，関連するフィジカルアセスメントについて教えてください

- 起立性低血圧はないか→臥位で血圧測定し，その後座位か立位にて2分程度間をあけて，再度測定します．
- 拡張期血圧の20mmHg以上の低下か脈拍の30回／分以上の増加（あるいは座位時にめまいの出現）を示す場合は，循環血液量低下を示します．基礎疾患のアセスメントが必要となります．

表1	めまいの基礎疾患
末梢性めまいをきたす疾患	・良性発作性頭位めまい ・メニエール病 ・突発性難聴 ・真珠腫性中耳炎
中枢性めまいをきたす疾患	・脳梗塞・脳出血 ・椎骨脳底動脈循環不全 ・聴神経腫瘍
その他のめまい	・加齢性平衡障害 ・心因性 ・起立性低血圧症 ・高血圧，糖尿病，心疾患

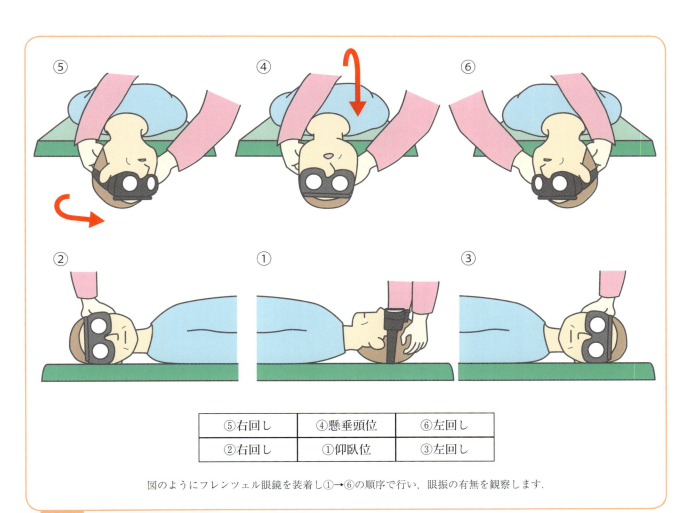

⑤右回し	④懸垂頭位	⑥左回し
②右回し	①仰臥位	③左回し

図のようにフレンツェル眼鏡を装着し①→⑥の順序で行い，眼振の有無を観察します．

図2 頭位眼振検査

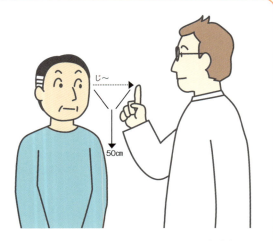

裸眼で眼前約50cmの距離にある目標物を上下左右約30°側方視させて眼振の有無を観察します．

図1 注視眼振検査

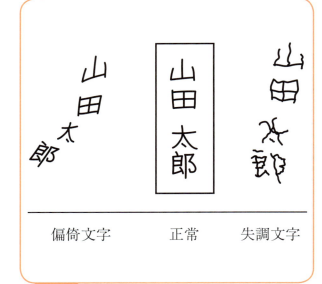

偏倚文字　　正常　　失調文字

図3 書字検査

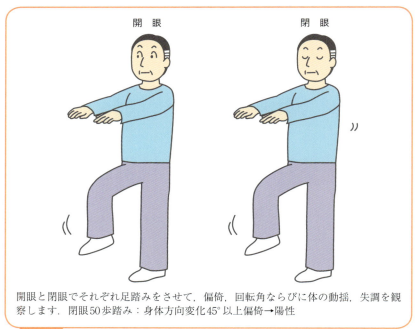

開眼　　　　閉眼

開眼と閉眼でそれぞれ足踏みをさせて，偏倚，回転角ならびに体の動揺，失調を観察します．閉眼50歩踏み：身体方向変化45°以上偏倚→陽性

図4 足踏み検査

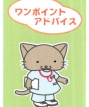

ワンポイントアドバイス
めまいを訴える人は，いろいろな症状をめまいという言葉で訴えます．そのなかには重篤な疾患が潜んでいることもあり慎重な**めまいのトリアージ**が必要です．

参考文献

1) 小田浩之：めまい．"エマージェンシー・ケア　2011年夏季増刊，救急患者のフィジカルアセスメント" 大友康裕 編．メディカ出版，pp111-117，2011
2) 上山裕二：めまい．苦手なめまい診療を克服しよう．"レジデントノート12(10)(増刊)救急初期診療パーフェクト2010" 今　明秀 編．羊土社，pp39-44，2010
3) 中山杜人，亀井民雄 監："めまい診療の進め方" 新興医学出版社，pp2-19，2004

2章 症候・徴候からみたフィジカルアセスメント

Q63 耳鳴りのフィジカルアセスメントとは？

A バイタルサインを測定し，安定していることを確認後，他覚的耳鳴か自覚的耳鳴かを評価し，それぞれの基礎疾患をアセスメントします．

エビデンスレベルⅡ

回答者 三橋睦子

1 問診のポイントについて教えてください

- 外界で音がしていないのに耳や頭の中で聴こえる音を耳鳴りといいます．
- どんな音がどれくらいの時間継続して聞こえるのか確かめます→症状を確認するため
- 難聴やめまいを伴うのか→診断に役立てるため
- 生活へ支障が及んでいる程度などを確かめます→ケアに活かすため

2 耳鳴りではどんな疾患が考えられますか？（表1）

- 内耳性の耳鳴が最も多く，難聴を伴うものを多く認めます．
- まれに聴神経障害や脳血管障害をきたすものが含まれます．
- ほかにも耳管狭窄症や耳管開放症といった中耳性のものもあります．

3 フィジカルアセスメントの実際

- 耳鳴りには本人しか感じない自覚的耳鳴と，他人にも聞こえる他覚的耳鳴があります．
- **他覚的耳鳴**は他人にも聞こえるわけですから，患耳へゴム管（オトスコープ）を入れ，その他端で聴診すれば耳鳴りを聴くことができます（図1）．
- 原因は耳の周りの筋肉の痙攣や血管の雑音など，聴覚に直接関係ない部位の異常なので，通常，難聴は伴いません．
- **自覚的耳鳴**は本人の訴えによるもので他覚的所見は認めません．難聴を伴う場合が多く認められます．

4 得られた情報をどのようにケアに活かせばよいでしょうか？

- 聴こえ方やその程度は，人によって異なりますが，症状が悪化すれば，家事や仕事など日常生活に重大な支障をきたしかねません．疲労や睡眠不足といった生活習慣とも密接な関係があるため，生活を見直し整えるような指導に活かしましょう．

a）緊急性はあるか？

- バイタルサインや視診によって脳血管障害が原因と思われる場合は，緊急性が高く，早期に専門家の治療を受けるようにしましょう．

b）重症度の見極め方は？

- 耳鳴の程度を測る指標としては，THI（tinnitus handicap inventory）という問診表を使って，耳鳴による生活への支障の程度をスコア化したものが重要視されています．

5 その他，関連するフィジカルアセスメントについて教えてください

- 耳鳴りがして困ると思っている人は，まず耳鳴りで何が困っているのかハッキリさせることが大事です．問診のなかで，もし耳鳴り以外のことで困っているとしたら，その困っていることの原因は本当に耳鳴りかどうかを確認しましょう．

フィジカルアセスメント

表1	原因疾患
中耳疾患	急性・滲出性・慢性などの各種中耳炎，耳硬化症，耳小骨離断，耳管機能不全（耳管狭窄症，耳管開放症など）
内耳（蝸牛）疾患	突発性難聴，メニエール病，低音障害型感音難聴，老人性難聴，急性音響外傷，騒音性難聴など
聴神経の疾患	聴神経腫瘍，神経の変性疾患や血管疾患
耳以外の疾患	高血圧，動脈硬化，頭蓋内や頸部の血管の走行異常，耳の周囲の筋肉の痙攣など
心の疾患	うつ病，仮面うつ病

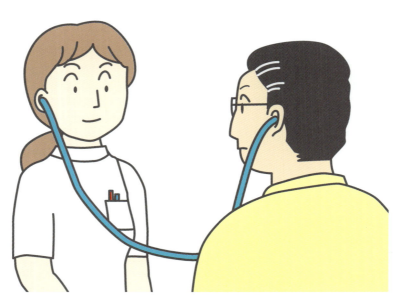

オトスコープ（ゴムの管）の端の一方を看護師の耳にあて，他方の端を患者さんの耳にあてると，患者さんの訴える耳鳴を聞くことができることがあります．

図1 他覚的耳鳴の聴診

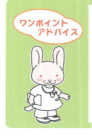

ワンポイントアドバイス
耳鳴はあくまでも症状であり，背景には耳の諸種の病気が基礎疾患となって，その随伴症状として耳鳴りが発現する場合があります．また，早く治療すれば治りやすいと考えられます．早めに専門医の受診を勧めましょう．

参考文献
1）田村康二，中澤眞平，星 和彦 著，田村康二 編：診察のしかた（第2版）．金原出版，p118，1999
2）北原正章：読んでなおす耳鳴のお話．金原出版，1997

2章 症候・徴候からみたフィジカルアセスメント

Q64 鼻出血のフィジカルアセスメントとは？

A 鼻出血のフィジカルアセスメントでは，①鼻をかむなどの機械的刺激や乾燥，鼻炎など鼻粘膜の損傷による特発性鼻出血と，外傷，腫瘍，循環器，血液疾患など原因疾患の存在する症候性鼻出血とを見分けること（表1），②全身状態の把握をすることが，重要です．

エビデンスレベルⅠ～Ⅱ

回答者
澤田和美

1 鼻出血でまず何をアセスメントすることが必要ですか？

- 大量出血をしている可能性も考慮し，出血の程度やバイタルサインズ測定（循環動態や意識レベルよりショック状態の有無などを確認する）を行い，局所・全身状態を把握して，**重症度や緊急度を判定する**ことが重要です．
- 止血を優先して対応し，段階的に止血することを説明するなど，患者さんの不安を軽減した後に，問診で出血状態を確認します．

2 問診のポイントを教えてください

- 問診は患者さんの状態把握と止血法の選定のためにとても重要です．

①**出血した時の状態**：どのような状態で出血したのか
- 洗面や鼻かみや寒冷刺激などの，明らかな機械刺激が加わったかなどを確認します．

②**患側はどちらか**：左と右の片側であるか，両側であるか．両側の時はどちらから始まったか
- 出血部位を把握するために有用です．

③**出血の状態**：鼻から出血したのか，咽頭に流れてきたのか
- 出血量が多い場合や，出血部位が鼻腔後方の場合は血液が咽頭に流れるため，出血量や出血部位や程度を推測できます．

④**出血の持続時間や出血量**
- 出血状態や初期の止血の状態を把握できます．

⑤**出血の頻度や反復の有無**
- 反復している場合は，原因疾患の存在も疑います．

⑥**既往歴や抗凝固剤の服用の有無**
- 循環器疾患，脳梗塞などで抗凝固剤を服用している場合は，出血しやすく，止血しにくい傾向があります．

⑦**貧血症状，下血などの有無**
- 鼻腔後方からの鼻出血の場合，鼻出血の自覚症状を欠いている場合もあり，貧血症状もしくは悪心，下血などの症状を呈している可能性があります．

3 鼻出血の止血の方法を教えてください

- 鼻出血は，鼻中隔前下方の**キーゼルバッハ部位（図1）** から多くみられます．治療のための器具や必要物品がそろうまで，両鼻翼を指でつまんで圧迫止血を試みます．

①鼻から咽頭に流れてきた**血液は飲み込まず，吐きだして**もらうように言い，ティッシュペーパーもしくはガーグルベースンなどを渡します．
- 血液を嚥下することによって生じる悪心や嘔吐を防ぎます．

②**鼻翼を両側から親指と人差し指でつまんで強く圧迫します（図2）**．

③体位は座位で，**ややうつむき加減**にします．
- 誤嚥や血液による上気道の閉塞を防ぎます．

④数分～10分程度，**圧迫止血を試み**，全身，局所状態の確認を行います．

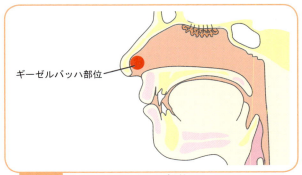

図1 キューゼルバッハ部位

表1 症候性鼻出血の要因

局所要因	腫瘍 ・血管腫・血管線維腫 ・鼻副鼻腔悪性腫瘍	圧迫止血では止まりにくいことが多く，頻回に繰り返します．
	血管異常 ・オスラー病	血管の形成異常があり，出血傾向があります．
全身要因	高血圧	血圧が，ある程度上昇しない限り，症状は出にくいです．
	血液疾患 ・再生不良性貧血 ・特発性血小板減少性紫斑病 ・白血病など	骨髄の障害で血小板などが十分に作られなくなったり，自己抗体が作られ血小板が破壊されて，数が減ってしまうなどの，出血傾向をきたす疾患
	肝疾患	肝機能障害による凝固異常
	薬剤性	抗凝固剤（心筋梗塞・脳梗塞など）

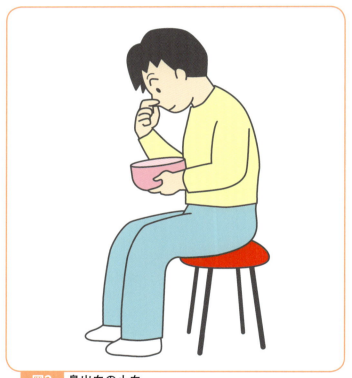

図2 鼻出血の止血

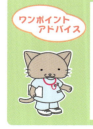

ワンポイントアドバイス

鼻出血は鼻汁中に血が混ざるというものから，突然鮮血が流出して大量の出血をきたすものまであります．まずは出血の状態，循環動態，貧血症状の有無を把握し，患者さんの精神的な緊張を和らげる援助をし，止血に努めましょう．

参考文献

1) 落合慈之 監："耳鼻咽喉科疾患ビジュアルブック" 学研メディカル秀潤社, pp130-132, 2011
2) 鈴木淳一 他："標準耳鼻咽喉科・頭頸部外科学(第3版)" 医学書院, pp325-327, 2008
3) 新田直巳：鼻出血がとまらない. 月刊ナーシング 33(12)：78-79, 2013

2章 症候・徴候からみたフィジカルアセスメント

Q65 難聴のフィジカルアセスメントとは？

難聴には，早期に治療を開始しなければ，治療効果に影響の出る疾患が隠れていることがあり，加齢性変化に伴う生理的難聴か，耳の障害で生じている機能的難聴なのかを早期に鑑別することが重要なポイントです．

エビデンスレベルⅠ

回答者 齋藤悠里

1 難聴の問診のポイント

- 問診では，いつから（急性か慢性か進行性か），どちらが（片側なのか両側なのか），どれくらい（軽度なのか高度なのか），**ほかに症状があるか**（耳痛，耳漏，めまい，顔面神経麻痺など），**過去の病歴**（ムンプスや中耳炎の手術歴など），**薬剤の使用歴**（抗生剤や抗がん剤，利尿薬），併せて，**既往歴**（糖尿病，高血圧症）について，順を追って聞いていく必要性があります．そうすることにより，より具体的に症状の把握がしやすくなり，早期に治療を有する疾患や危険な疾患を発見することが容易になります．

2 難聴ではどんな疾患が考えられますか？（表1，図1）

- 難聴には障害された部位により**伝音難聴**と**感音難聴**，その両者が混じった混合難聴があります．
- 伝音難聴は，外耳と中耳に障害が生じて起こる難聴で，耳垢塞栓・外耳炎，急性中耳炎，真珠腫性中耳炎などが挙げられます．
- 感音難聴は内耳（蝸牛）より高位に障害が生じて起こる難聴で，突発性難聴・メニエール病・音響外傷・内耳炎・薬剤性・加齢性難聴・外リンパ瘻・聴神経腫瘍・脳腫瘍・脳梗塞・髄膜炎などが挙げられます．
- 感音難聴はその発症の経過から，急激に難聴が進行する急性難聴と，ゆっくり時間をかけながら進行する慢性難聴に分けられます．急性難聴には，外リンパ瘻，突発性難聴，メニエール病，音響外傷などがあり，慢性難聴には老人性難聴があります．

3 難聴のフィジカルアセスメントの実際

- 難聴の患者さんの問診は大変です．コミュニケーションがとれないとなると，大抵の人は大声を張り上げてしまいがちですが，大声を出すとかえって音声がゆがみ，患者さんは聞きとりにくくなります．
- 問診をとる際の手技としては，一対一で，1～3m位の距離で，正面から，ゆっくり，はっきりとした口調で話しかけを行うことが重要です．また必要に応じて，身振り手振りを交えたり，筆談を用いたりと工夫を行う必要性があります．難聴の程度には軽度から高度まであるため，普通の声量で聞こえるのか，健側の耳元で話さないと聞こえないのかなど，さまざまな聞き方をしてみます．
- さらに，聴覚の診察をします．静かな環境のなかで患者さんには閉眼してもらい，両手を患者さんの両耳の横に置きます．片方ずつ指をこすり合わせ，聴こえ方に左右差があるか答えてもらう方法があります．

4 緊急を要し，見逃してはいけないポイント

- 難聴や耳鳴は第Ⅷ神経のうちの蝸牛神経の症状ですが，他の神経症状の合併，とくに**めまい前庭神経症状**（第Ⅷ神経のうちの一つ）や**顔面神経麻痺**（第Ⅶ神経症状）がないかを観察することが大事です．めまいは問診で聞けますが，顔面神経麻痺はイーの口をしたり，閉眼してもらうことで判断できます．

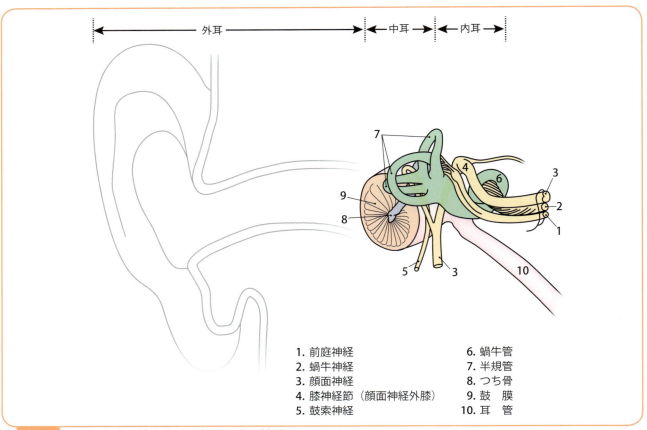

1. 前庭神経
2. 蝸牛神経
3. 顔面神経
4. 膝神経節（顔面神経外膝）
5. 鼓索神経
6. 蝸牛管
7. 半規管
8. つち骨
9. 鼓膜
10. 耳管

図1 中耳・内耳の構造と運動神経・内耳神経

表1 難聴の分類

伝音難聴			病歴や身体所見の特徴	
外耳	中耳	内耳	外耳	後迷路性
耳垢塞栓 外耳炎	急性中耳炎 滲出性中耳炎 真珠腫性中耳炎	突発性難聴 メニエール病 音響外傷 薬剤性 内耳炎 内耳結核 内耳梅毒 加齢性	外リンパ瘻	聴神経腫瘍 脳梗塞 脳腫瘍 脳炎 髄膜炎

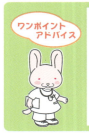

ワンポイントアドバイス
難聴と聞いて，生命の危険が直結するようなイメージは薄いですが，緊急性を要する疾患，あるいは，早期に治療を行うことにより治療効果に差の出る疾患があるので，早期の気付きが重要です．

参考文献

1) 森山寛：THE BEST NURSING 耳鼻咽喉科看護の知識と実際．メディカ出版，pp18-28, 42-63, 2001
2) 森山寛：耳鼻咽喉科エキスパートナーシング．南江堂，pp1-92, 2002
3) 田邊政裕：診察と手技がみえる 1．メディックメディア，p162, 2005

2章 症候・徴候からみたフィジカルアセスメント

Q66 不眠のフィジカルアセスメントとは？

不眠のフィジカルアセスメントは，まずは原因・誘因について，続発性か，原発性なのか，薬剤性なのかを見極めます．続発性の中でも，気管支喘息，狭心症，睡眠時無呼吸症候群（SAS）は疾患の治療・処置の緊急性も高く，呼吸循環動態についても，重点的フィジカルアセスメントを行うことがポイントとなります．

エビデンスレベルⅠ

回答者　中村美鈴

1 どのような原因，誘因で不眠となりますか？

- 不眠は**睡眠障害**の一つで，十分な睡眠がとれない状態です．睡眠開始の障害（入眠障害）および睡眠維持の障害であり，何らかの原因によって睡眠時間の短縮と睡眠の質の悪化が起こっている状態です．不眠は，いろんな疾患において，入眠障害，熟眠障害（中途覚醒，浅眠），早朝覚醒に分類され，単独あるいは組み合わさって出現します．
- 不眠の原因，誘因によって，①続発性の不眠，②原発性の不眠，③急性，一過性（6ヵ月未満）の不眠，④薬剤による不眠に分類されます（表1）．

2 不眠をひき起こす疾患や病態で，緊急度・重症度の高いものはありますか？

- 気管支喘息，狭心症，**睡眠時無呼吸症候群（SAS）**などです．
- とくに，睡眠時無呼吸症候群が挙げられます．睡眠時無呼吸症候群（Sleep Apnea Syndrome：SAS）とは，睡眠時，呼吸停止または低呼吸になる疾患です．また，この疾患では，就寝中の意識覚醒の短い反復，およびそれによる脳の不眠をひき起こします．

3 不眠患者のフィジカルアセスメントは，一般的にどのような手順で行いますか？

- 緊急度・重症度の高い疾患の場合は，その疾患の処置を優先します．
- まずは問診により，以下の項目に焦点を当て，情報収集します．

①どのような不眠ですか：ぐっすり眠れた感じがないのか，途中で何度も起きてしまうのか，寝つきが悪いのか，いつもより早く目が覚めるのか．
②どのように起こりましたか．
③何か心配事や不眠となるきっかけは何かありますか：不安やストレスなど
④**不眠からくる自覚症状はありますか**：抑うつ，イライラなど
⑤**睡眠時無呼吸症候群**と言われたことはありますか：（自覚症状，起床時の頭痛，他覚症状（家族から寝ているときにいびきをかいていると言われることはないか．）
フィジカルアセスメントにおける特徴：血圧：上昇，脈診：不整脈，肥満など）
⑥**自律神経失調の症状はありますか**：めまい，頭痛，動悸，肩こり，腰痛の有無，フィジカルアセスメントにおける特徴（視診：顔が赤い，汗ばんでいる，脈診：頻脈など）
⑦寝る前に煙草やアルコールを飲みましたか：ニコチン・アルコールによる不眠，自覚症状として悪心，頭痛，フィジカルアセスメントにおける特徴（視診：顔が赤く，汗ばんでいる，脈診：頻脈）
⑧**何か飲んでいる薬がありますか**：ステロイド，高脂血症薬，パーキンソン治療薬，薬の副作用による不眠はないか，睡眠薬が減ったことによる反跳性不眠
⑨**突然脱力したり眠くなることはありますか**：ナルコレプシーの有無と自覚症状，入眠時幻覚，金縛りなど．
⑩職場や生活環境との関連はみられますか．

4 急性期に関連して，注意を要する不眠はありますか？

- 時に不眠は，精神疾患の発症に先駆けて認められたり，精神症状の悪化に伴って，不眠が出現する場合があります．そのため，精神症状との密接な関係から，不眠の状

フィジカルアセスメント　161

態を観察し，フィジカルアセスメンとする必要があります．
- 精神疾患に関連した不眠状態の患者をフィジカルアセスメンする際は，前述のフィジカルアセスメント①〜⑩に加えて，患者の本来の睡眠パターンと睡眠に対するニーズ，現在患者の感じている睡眠パターン，不眠による苦痛の程度，睡眠状態，日中の過ごし方，身体症状，精神症状，生活習慣などについてもアセスメントし，不眠の原因を探る必要があります．
- 精神疾患に関連して，不眠を引き起こす医学的診断では，統合失調症，躁うつ病，神経症，アルコール依存症，認知症などがあります．
- とくに，統合失調症の急性期では激しい妄想・幻覚症状が現れます．そのため，極度の内的緊張，興奮，または非常に強い不安や恐怖感といった脳が活発化している過度な覚醒状態にあります．さらに，強度の不眠（とくに入眠障害や浅眠）が起こります．この時期には，幻覚・妄想状態からの回復と十分な睡眠が得られるように，看護実践する必要があります．

＊　　　＊　　　＊

- 睡眠には，神経伝達物質のセロトニンが関わっています．昼間，交感神経が働いているときは脳内でセロトニンが活発に分泌されますが，夜になるにつれて副交感神経が優位になると，セロトニンが睡眠導入作用のあるメラトニンに変化します．このメラトニンやその元となるセロトニンが不足すると不眠になりやすいといわれています．

表1　不眠の分類と特徴

不眠の分類		特徴
慢性 （6ヵ月以上）	①続発性の不眠	気管支喘息，狭心症，睡眠時無呼吸症候群（SAS），胃食道逆流症，慢性疲労性症候群，うつ病，老人性瘙痒症など
	②原発性の不眠	ナルコレプシー，レストレックレッグス症候群，周期性四肢運動異常症，レム睡眠行動異常症，自律神経失調症など
急性，一過性（6ヵ月未満）	③日常の誘因	心配事や不安からくる不眠，カフェイン，アルコール，交替勤務，外傷，時差ぼけなど
	④薬剤による不眠	気管支拡張薬（エフェドリン塩酸塩など），麻酔薬（コカイン塩酸塩など），抗ヒスタミン薬，抗うつ剤，ニコチン依存症治療薬（ニコチン），経口避妊薬，抗悪性腫瘍薬（パクリタクセル）など

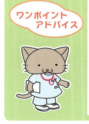

ワンポイントアドバイス　不眠は，本人の感覚的要素が大きいため，フィジカルアセスメントは原発性の不眠より，続発性の不眠に有用です．緊急性のあるものや薬剤性のものは，限定されていますので，原因となる薬剤や疾患を予備知識として蓄えておくと，急変時や緊急時のフィジカルアセスメントに役立つでしょう．

参考文献

1）大井一弥，白川晶一 編："薬剤師・薬学生のためのフィジカルアセスメントハンドブック" 南江堂，2014

2章 症候・徴候からみたフィジカルアセスメント

Q67 手指の震えのフィジカルアセスメントとは？

A 手指の震えのアセスメントでは，震えの出現部位，増幅の程度，リズムなどの性状を，安静時と運動時での相違，筋緊張について観察します．また，震え以外の症状と全身状態を観察して総合的にアセスメントし，医師への報告の緊急性を判断します．

エビデンスレベルⅠ

回答者 小林貴子

1 震えとは

- 震えは運動機能障害である**不随意運動**の代表的な症状であり，医学用語は「振戦 tremor」です．意図せずに発現する反復性で規則的，律動的な筋肉運動で，手指の振戦は生理的にも発現する症状ですが，さまざまな原因疾患の症状でもあり，時に重篤な状態を示す徴候の場合もあります．普通，私たちの意図的な運動（随意運動）の円滑な実施は，指令を発する大脳皮質の運動野とそこから骨格筋に運動の指令を伝達する神経の束である錐体路と錐体外路の機能によります（図1）[1]．
- 不随意運動は錐体外路系の障害によるものと，それ以外の小脳病変などによるものに大別されます．**手指の震えを主訴**とする場合は，**静止時振戦**の有無の確認により，**パーキンソン病**と振戦以外の症状がなく明らかな原因疾患の病変がない**本態性振戦**の鑑別が必要となります（表1）[2]．
- POINT: 振戦のフィジカルアセスメント技術は，運動のメカニズムを基盤とする不随意運動に関連した問診，視診，触診の技術です．

2 問診のポイントについて教えてください

1) まず今回の受診理由を患者さん自身の言葉で表出できるようオープンクエスチョンで始めます．本人が自覚している症状および生活への影響を具体的に知ることが可能となります．
2) 次に震えに焦点化し，症状発現の時期・気付いたきっかけ，部位，症状の変化を確認します．震えの部位，症状の進行の有無などから不随意運動の特徴を推察できます．
3) 震えの発現が安静時と運動時で相違があるかを確認します．「震えは何もしていないときにも出ていますか」

4) 震え以外の症状の有無，既往歴を聴取しアセスメントします．前傾姿勢，特徴的な歩行状態（すくみ足，小刻み歩行），筋固縮などはパーキンソン病の徴候です．麻痺，物を落としたなどの脱力，頭痛の症状の有無により脳血管障害との関連を確認します．代謝性疾患の有無，および既往歴（脳疾患，糖尿病）を確認します．

3 問診に引き続き何をみますか？

- 震えが患者さんの心理状態に影響していることに配慮しながら，丁寧に視診を行います（図2，3）．
 ①筋が活動していない状態である，**安静時（静止時）振戦**の有無を確認します．安静時の振戦があれば，暗算をしてもらうと暗算中に震えが増強します．
 ②**姿勢時振戦**の有無と程度を観察します．
 ③随意的な活動（書字，うずまきテストなど）により出現する動作時振戦の有無と程度を観察します．

4 「手指の震え」ではどのような疾患が考えられますか？

- 表2に示したような疾患が考えられます．

5 得られた情報をどのようにケアに生かせばよいでしょうか？

- 患者さんの苦痛，生活行動への影響を総合的にアセスメントしケアプランに反映します．
 ①転倒や熱傷リスクなどを回避する安全な療養環境を整え用具の工夫をします．
 ②チーム医療を推進するために，情報共有を行い，アセスメント結果に基づきケアを行います．

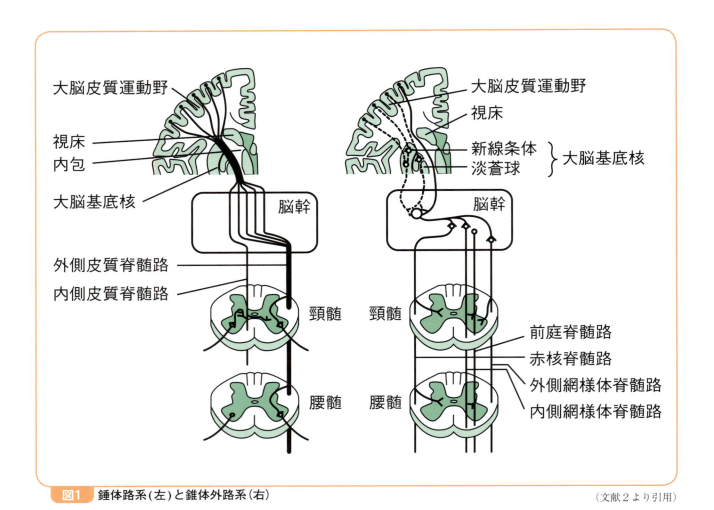

図1 錐体路系（左）と錐体外路系（右）

(文献2より引用)

表1 本態性振戦とパーキンソン病の震え

	本態性振戦	パーキンソン病
発病しやすい年齢	中高年に多いが，若い人に起きることもある	中高年に多い
震えが起きる部位	手（指先や腕），頭（横に揺れる），声	手，足
震えの特徴	動作をしているときや，特定の姿勢をとったときに震えが出る	安静にしているときに震えが出る
書字について	文字は上手に書けない．線が流れてしまう	書いている文字が次第に小さくなる
震え以外の症状	なし	筋肉が強張ったり，動作がゆっくりになったり，歩くときに足がすくんだりする
病気の経過	ほとんど進行しない	長い年月のうちに少しずつ進行する

(文献1より引用)

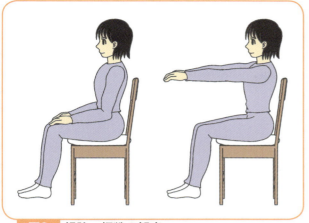

図2 視診：振戦の観察

図のように安定した椅子にかけてもらい，まず，肘を90度屈曲した状態で暗算を行い，振戦の有無を確認します．静止時振戦であれば暗算中に震えが増強します．次に水平に腕を挙上し振戦の有無をみます．

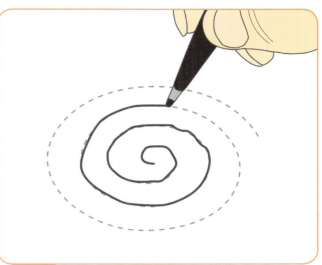

図3 視診：うずまきテスト

表2 手指の震えから考えられるおもな疾患

疾　患	振戦の特徴	振戦以外の症状
パーキンソン病	安静時振戦，随意運動時に消失する 上肢，とくに手に「丸薬を丸めるような親指と示指をこすり合わせる動作（pill rolling tremor）が特徴的	動作が緩慢となる 顔つきが無表情（仮面用顔貌） 歩行困難：小股で突進様
本態性振戦	姿勢時振戦，一定の姿勢で手指に出現する．精神的緊張で増強する 文字がうまく書けない コップの水をこぼす	振戦以外の症状はない
脳卒中（脳梗塞）	手足に震えが出現することがある	脱力，箸を落とす 頭痛
甲状腺機能亢進症	姿勢時振戦，手指の震え	動悸　イライラしやすい 異常な発汗 眼球突出
アルコール依存症	姿勢時振戦，アルコールが切れたときに出現	禁断症状
肝性脳症（肝硬変）	中毒性振戦，羽ばたき振戦	肝不全症状

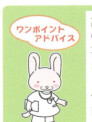

ワンポイントアドバイス

高齢者のアセスメントでは，時間的余裕と柔軟性を！高齢者は新しい環境への適応に時間を必要とし，焦りは混乱を招きます．また，不用意な発言は自尊感情を刺激し，興奮や緊張を誘発し，症状を増悪させたり一時的に認知レベルを低下させます．アセスメントの時期や方法は，高齢者の状態に合わせ柔軟に対応します．

参考文献

1）日本臨床内科医会学術部 編：わかりやすい病気のはなしシリーズ24 本態性振戦．日本臨床内科医会，p4，2003
2）松尾ミヨ子 他 編：ナーシング・グラフィカ基礎介護学② ヘルスアセスメント4版．メディカ出版，2014
3）古谷伸之 編：診察と手技がみえる1 第1版．メディックメディア，2013
4）池松裕子，山内豊明 編：症状・徴候別アセスメントと看護ケア．医学芸術社，2008
5）井村裕夫 編：わかりやすい内科学．文光堂，2002．
6）南山堂医学大辞典．南山堂，2006

2章 症候・徴候からみたフィジカルアセスメント

Q68 眼球突出のフィジカルアセスメントとは？

眼球突出は，徐々に進行する場合と，急激に症状が出現する場合があります．一般に急激な症状の出現は緊急度も高く，迅速なアセスメントを必要とします．眼球突出のアセスメントには眼球突出計を使用します．他に随伴症状の観察も必要です．

エビデンスレベルⅡ

回答者 佐々木雅史

1 眼球の解剖と役割を教えてください

- 眼球は前頭骨，頬骨，蝶形骨などで形成される眼窩の中にあり，眼窩脂肪で固定されています．眼球は直径が約2.5cmの球状になっており，後部5/6は眼窩内にあり，前部の1/6が露出しています．眼球は眼球壁と，水晶体，硝子体，眼房から形成されます．付属器として，眼瞼，結膜，涙器があります．**眼球には外眼筋が付着しており，これにより眼球運動が可能になります**．眼球から入った**光情報は眼球壁の網膜から視神経へと伝わり，視覚中枢へと伝達されます．**

2 どのようなことを問診したらよいでしょうか？

- 骨格は個人差が大きいので，眼球突出の程度もかわります．いつから眼の周辺の自覚症状を感じたのか，疼痛や視力低下，羞明感，複視の有無，流涙の他，副鼻腔炎による眼窩への炎症も考えられるため，鼻水，鼻閉感，頭痛も確認します．他に随伴症状を尋ねます．

3 どのようなフィジカルイグザミネーション（視診）が必要でしょうか？

- 眼球突出が片側に生じているのか，両側に生じているのかを観察します．それにより，おおよその疾患を推測することができます（表1）．**患者に正対するよりも，患者に坐ってもらい，頭部の方から観察することで，左右を比較することが容易になります．**
- 眼球突出を計測する器具として，ヘルテル眼球突出計（図1）があります．ヘルテル眼球突出計は，眼窩外側縁から角膜頂点の距離を測定します．日本人の場合，その測定値は13mm以下が正常とされ，それ以上の場合や，3mm以上の左右差がある場合は異常と判断します．
- 眼球周囲の炎症の有無を観察します．炎症により発赤・腫脹・熱感の症状が認められます．
- 眼球運動と疼痛の有無を確認します．患者の眼前50cmくらいのところでペンや検者の指を動かし，眼で追ってもらいます．首が動いてしまう患者の場合は，軽く首を支えることも必要です．**指眼球運動は6つの外眼筋によります．**上直筋，下直筋は眼球を上方（上直筋）・下方（下直筋）に回転するとともに，内側方に向かわせます．内側直筋・外側直筋は眼球を内側方（内側直筋）・外側方（外側直筋）に回転します．上斜筋・下斜筋は眼球を下方（上斜筋）・上方（下斜筋）に回転します．眼球運動が可能か，動かすと疼痛が生じないかを確認します（図2）．

4 視診の他に，どのようなフィジカルイグザミネーションが必要でしょうか？

- 眼球が突出することで，視神経にも影響を及ぼすことがあります．視力を測定し，**視力低下がないか患者に確認します．**
- 患者に閉眼してもらい，触診をして圧痛の有無を調べます．感染を起こしていることも考えられるため，**スタンダードプリコーションを遵守**しましょう．
- 鼻涙管を軽く押してみます．涙管の閉塞があれば，たまっている分泌物が下涙点から流出することがあります．
- CT，MRIを実施することがあります．眼球突出が鉄製異物によるものと推定される場合，MRIは実施するべきではありません．

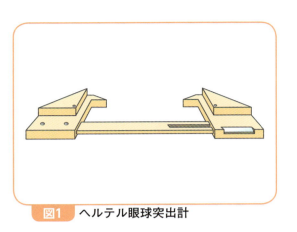

図1　ヘルテル眼球突出計

表1　眼球突出をきたす疾患

片眼性眼球突出	・副鼻腔疾患によるもの 　副鼻腔粘液嚢胞，副鼻腔膿嚢胞 ・眼窩内組織の炎症 　眼窩蜂巣炎，眼窩骨髄炎，眼窩炎性偽腫瘍，眼窩先端部症候群など ・海綿静脈洞血栓症 ・頸動脈海綿静脈洞瘻 ・眼窩出血 ・眼窩腫瘍
両眼性眼球突出	・甲状腺眼症 ・骨疾患によるもの 　変形性骨炎（ページェット病 Paget disease），クルーゾン病 Crouzon disease，線維性骨異形成症，塔状頭蓋，小頭症など ・代謝疾患によるもの 　ハンド-シュラー-クリスチャン病 　Hand-Schüller-Christian disease

（文献1より引用）

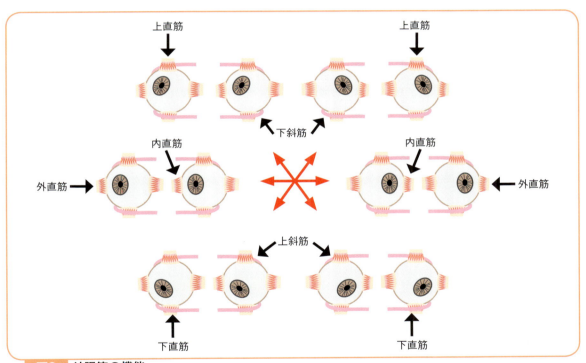

図2　外眼筋の機能

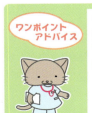

ワンポイントアドバイス
ヘルテル眼球突出計が手元にない場合，定規で測定することもできます．一方で，誤差が出やすい検査でもあるため，医師と確認したり，何度か測定してみることが必要になります．

参考文献

1）田原昭彦：眼窩．"標準眼科学" 木下　茂 他 編．医学書院，pp199-208，2013
2）リンS.ビックリー 他/福田次也 他 監：頭部と頸部．"ベイツ診察法" メディカル・サイエンス・インターナショナル，pp153-239，2008

2章 症候・徴候からみたフィジカルアセスメント

Q69 肥満・やせのフィジカルアセスメントとは？

肥満・やせは生活習慣が関係していることが多いので，問診が重要になります．また，極端なやせの場合は，虐待やドメスティック・バイオレンス（親密な関係にある人からの暴力）の可能性も否定できません．こちらも細心の注意を払いながら問診します．

エビデンスレベルⅡ

回答者
佐々木雅史

1 肥満・やせとは，どんな状態をいいますか？

- 日本肥満学会によると，**肥満とはBMI（body mass index）が25以上の場合**で，①脂質異常症，高血圧など11の肥満関連疾患のうちの一つ以上の健康障害を有する場合（表1），②CT検査で測定した**内臓脂肪が100cm³以上の場合**，①・②どちらか一方を満たす場合に肥満と診断されます．
- 同学会によると，**やせ（低体重）とはBMIが18.5未満の状態**をいいます．やせの場合，骨の突出により発赤や褥瘡，皮膚の乾燥が生じやすいので，**皮膚の状態を確認します**．

2 肥満・やせには，どんなことが関連していますか？

- 肥満・やせには，単純性と症候性があります．単純性は体質的要因や食習慣などがあり，症候性は疾患など何らかの原因を伴うものです（表2）．

3 肥満・やせの問診には，どんなことがありますか？

- 肥満・やせがいつごろから始まったのか，どのくらいの増減があるのかをたずねます．急激な増減は身体に負荷がかかっています．
- 食生活や運動習慣をたずねます．過剰摂取や運動不足，あるいはエネルギーの摂取不足や活動量の過剰により，肥満・やせが起きやすくなるので確認をします．

4 肥満・やせに関係する栄養状態のアセスメントには，どのようなものがありますか？

- 栄養状態のアセスメントには，主観的包括的栄養評価法（SGA）と客観的データ栄養評価法（ODA）があります．
- SGAは食事摂取状況や体重などをたずねます．簡便であるという利点をもちます．
- ODAは身体計測（身長・体重・ウエスト・ヒップ・上腕三頭筋周囲長），血液検査，免疫能検査などが含まれます．
- 栄養障害のパターンにはmarasmus型（蛋白質とエネルギーがともに欠乏する栄養失調．慢性的である場合が多い）とkwashiorkor型（エネルギーは保たれているが，蛋白質が欠乏する栄養失調．急性的である場合が多い）があります．

5 虐待やドメスティック・バイオレンスが疑われる場合のフィジカルアセスメントで気を付ける点はどんなところですか？

- 虐待が疑われる場合は，**付き添いの家族などから離れて患者さんを1人だけにしてから問診することが必要**です．
- まず自己紹介をし，医療者は患者さんのサポーターであることを伝えます．「虐待されているかもしれない」と思うことは必要ですが，**先入観をもたず，受容的な態度で接します**．
- 不衛生な服装や，季節に合わない服装，頻回の受診，病歴があいまいだったり，何度か聞くと受診理由が変わってしまう場合，体幹部（衣服で隠れる部分）に新旧の打撲痕がある，熱傷の痕がある場合は虐待を疑います．このため，患者さんに十分説明をし，身体所見を得る必要があります．

表1 肥満関連疾患

耐糖能障害
脂質異常症
高血圧
高尿酸血症・痛風
冠動脈疾患
脳梗塞
脂肪肝
月経異常および妊娠合併症
睡眠時無呼吸症候群・肥満低換気症候群
整形外科的疾患
肥満関連腎臓病

（文献1を参照して作成）

表2 肥満・やせの要因

肥満とやせの要因

	分類	要因
肥満	単純性肥満	体質的要因（両親のどちらかが肥満）
		食事的要因（食習慣，嗜好）
		社会的・環境的要因（両親，同じ親から生まれた兄弟姉妹の肥満共存率，デスクワークが多い）
		精神的・心理的要因（ストレス，心理的葛藤，欲求不満の解消方法としての"気晴らし食い"）
		相対的運動不足
	症候性肥満	中枢性要因（前頭葉腫瘍，頭蓋咽頭腫など）
		内分泌性肥満（クッシング症候群，甲状腺機能低下症，インスリノーマ）
		薬剤性肥満（ステロイド薬など）
		遺伝性肥満
やせ	単純性やせ	体質的要因
		食事的要因（食習慣，嗜好）
		社会的・環境的要因
		精神的・心理的要因
		相対的運動過剰
	症候性やせ	下記参照

症候性やせをきたす要因

誘因		疾患など
エネルギー供給不足	食欲低下・食事摂取量の不足	視床下部性：異所性松果体腫瘍など
		精神・神経疾患：神経性食思不振症，神経症，うつ病など
		食物の摂取障害：重症筋無力症，口腔疾患，消化管通過障害など
		全身疾患に伴う食欲低下：悪性腫瘍，感染症，中毒，妊娠悪阻，尿毒症
	栄養素の吸収低下・利用障害	栄養素の吸収障害：小腸疾患，消化管切除など，消化管蠕動の亢進，消化液の分泌障害
		栄養素の利用障害：肝疾患，インスリン欠乏性糖尿病，アジソン病
エネルギー消費亢進	代謝・異化の亢進	甲状腺機能亢進症，褐色細胞腫，発熱，悪性腫瘍
	栄養素の喪失	慢性出血，火傷，尿糖

（文献2を参照して作成）

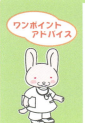

ワンポイントアドバイス

小児の虐待の場合，高齢者の虐待の場合，配偶者からの暴力の場合では，それぞれ通告（通報）する機関が異なります．小児は都道府県の福祉事務所もしくは児童相談所，高齢者は市町村，配偶者からの暴力の場合は配偶者暴力相談支援センターとなります．

参考文献

1) 日本肥満学会：『日本肥満学会の「肥満症の診断基準と治療ガイドライン」検討の最前線』について．http://www.jasso.or.jp/data/office/pdf/guideline.pdf
2) 森田孝子 編：系統別フィジカルアセスメント．医学評論社，2006

2章 症候・徴候からみたフィジカルアセスメント

Q70 排尿障害（残尿感，尿閉，尿線の異常）のフィジカルアセスメントとは？

A 排尿障害とは，正常に行われるはずの排尿に何らかの支障が生じることをいいます．排尿障害の患者をみたときは，どういう異常であるかを詳しく尋ねることが大切です．臨床的に頻度が高い症状は，回数の異常・排尿困難・排尿時痛などです．問診でいつからその症状が始まったか，経過はどうか，下腹部痛などの随伴症状はどうかなどを尋ねることが重要となってきます．

エビデンスレベルⅠ

回答者
鷲見保奈

1 残尿感とは？

- 排尿後も，尿が出きっていない感じ・残っている感じがあるという症状です．実際に尿が残っていることは少なく，尿を出すための膀胱の働きは正常で膀胱頸部の刺激で起こります．
- 膀胱頸部の刺激で起こり，実際に残尿があるとは限りません．トイレに行ったばかりなのに，またトイレに行きたいと思い「尿が出きっていない感じがする」と患者さんが訴えてくることがあります．

2 残尿感が起因する病気

- 残尿感は炎症に伴って出てくる場合と，炎症を伴わない場合があります．
- まず炎症を伴う場合について一番多く臨床の場でみられるのは膀胱炎です．排尿時痛，頻尿といった症状とともに，残尿感の症状が出てきます．膀胱炎の治療は，抗菌薬を内服することで症状がすぐにおさまります．
- 次に，炎症を伴わない場合について考えられるのは，前立腺炎や前立腺肥大であり，多くの場合に頻尿，下腹部や会陰部の不快感を訴えています．

3 尿閉とは？

- 尿閉とは，膀胱内に貯留している尿を排泄できない状態です．尿閉では，下腹部に尿の充満した膀胱を圧痛ある腹瘤として触れることができます．導尿することで膀胱内に貯留した尿を出すことができ，症状が改善します．
- 尿閉は，発症の経過により急性尿閉と慢性尿閉に分けることができます（表1）．尿が出ないという症状は同じですが，尿閉と注意して鑑別しなければいけないのは無尿・乏尿です．尿閉は腎臓での尿生成は正常であるため，膀胱内にある程度尿を溜めています．しかし，無尿・乏尿は腎臓での尿生成の低下や上部尿路の閉塞などにより尿量が減少した状態です．
- 尿閉の状態を放置すると，膀胱内圧が常に高い状態となり，水腎症や水尿管症が出現し，腎機能障害をきたすこともあるため，きちんと鑑別できるようにしましょう．

4 尿閉が起因する病気

- 尿閉が起こる病因として多くみられるのは，膀胱頸部から外尿道口までの間に起きた器質的病変によるもので，前立腺肥大・前立腺癌・尿道狭窄・尿道腫瘍などがあります（図1）．
- また，尿閉で来院される患者さんは長時間の座位での飲酒による前立腺部のうっ血や感冒薬の副作用による尿閉の方がいます．尿が出ないと来院された患者さんに「いつから尿が出ないのか」「最終排尿時間と尿量」「腹部症状」，ときには「内服薬の確認」などの情報を的確に収集していく必要があります．

5 尿線の異常とは？

- 排尿時にみられる症状のことで①尿の勢いが弱い②尿線（尿道口から排尿する際の尿流）が排尿中に意図せず途切れる③排尿の開始や尿線のために腹圧が必要になること④排尿の終了が延長し，尿が滴下する程に尿勢が低下すること⑤排尿開始までの時間がかかること⑥排尿開始から排尿終了までの時間が延長することが挙げられます．

6 尿線の異常が起因の病気

- このような症状のほとんどが前立腺肥大症によって起こると考えられています．また，排尿中に突然尿の流下が止まる原因として考えられるのは，膀胱内に結石や腫瘍などの異物が存在し，尿道口を閉塞している可能性です．あるいは，高齢であると排尿時の尿放出力が低下してき

ます．
- このように尿の出方によって疾患をアセスメントすることができるため，尿の出方を聞くということは重要な情報になると考えられます．

表1　尿閉の種類

	急性尿閉	慢性尿閉
概要	・突然に発生した下部尿路の閉塞により生じる． ・完全尿閉であることが多い．	・緩徐に進行する下部尿路閉塞や残尿量の増加により生じる． ・長期にわたると，膀胱は機能的・器質的な変化を生じる． ・両側水腎症をきたすこともある．
おもな原因疾患	・前立腺肥大症患者の飲酒・服薬（とくに抗コリン薬） ・膀胱内の凝血塊や結石の嵌頓 ・尿道狭窄	・前立腺肥大症 ・尿路悪性腫瘍 ・神経因性膀胱　など
症状の特徴	・尿意：強い ・恥骨上部痛 ・苦痛の訴え，冷汗	・尿意：軽度～なし ・溢流性尿失禁
治療	・早急に導尿を行う． ・原因疾患の治療も併せて行う．	

（文献2より引用）

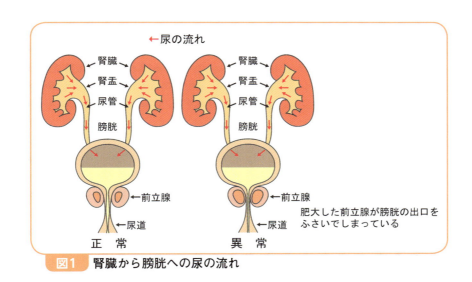

図1　腎臓から膀胱への尿の流れ

排尿障害にはさまざまな症状があります．排泄のことを聞かれるということは患者さんにとってとても羞恥心を伴うものです．看護師として患者さんのプライバシーに配慮しながら，必要な情報を的確に収集しアセスメントできるようになりましょう．

参考文献

1) 橋本信也："JJNスペシャルNo.27 症状の起こるメカニズム" 医学書院，pp110-113，1992
2) 岡庭 豊 他："病気がみえるvol.8 腎・泌尿器 第1版" メディックメディア，pp44-47，2012
3) 田中悦子 他：泌尿器科外来看護テクニック．泌尿器ケア 15(5)：4-7，2010
4) 村井 勝 他：系統看護学講座専門分野Ⅱ 成人看護学8，医学書院，p51，2011
5) 日本泌尿器科学会：一般のみなさま向けのサイト http://www.urol.or.jp/public/

2章 症候・徴候からみたフィジカルアセスメント

Q71 排尿困難（無尿・乏尿・多尿・頻尿）のフィジカルアセスメントとは？

A 無尿・乏尿のフィジカルアセスメントでは，腎前性・腎性・腎後性のいずれの腎不全かを鑑別することが大切です．また，無尿と混合される下部尿路の通過障害や神経因性膀胱などによる尿閉，膀胱留置カテーテルの閉塞による尿閉がないかを観察する必要があります．多尿・頻尿のフィジカルアセスメントでは，1日の尿量が増加している多尿と尿回数のみが多い頻尿との鑑別が必要です．その症状や訴えは泌尿器疾患なのかまたは腎疾患なのかを考え，問診や全身観察を行い検査をすすめていくことが重要です．

エビデンスレベルⅠ

回答者 山田寛子

1 問診のポイントについて教えてください

- 1に問診！！2に問診！！……緊急透析が必要かどうか，水分欠乏によるものではないかなど，急性腎傷害をひき起こす疾患を念頭に置き，問診を行うことが大切です．
- いつから症状は始まりましたか．
- 1日に何回トイレに行きますか．夜は何回行きますか．
- 尿量が急に（徐々に）減って（増えて）きましたか．
- 尿意はありますか．
- まったく尿がでていないですか．
- 水分摂取量はどのくらいですか．
- 嘔吐，下痢，発汗がなかったですか．
- むくみや腹部が張ることはないですか．

2 無尿・頻尿・多尿・乏尿ではどんな原因や疾患が考えられますか？

a）乏尿・無尿

- 乏尿・無尿とは何らかの原因で腎機能が低下し，尿量が減少している病態のことであり，1日尿量が400〜500mL以下を乏尿，50〜100mL以下を無尿といいます．
- すぐに利尿薬で大丈夫？？……尿が出ない＝利尿薬投与と考えがちですが本当にそれでいいのでしょうか．急性腎傷害を鑑別する前に利尿薬を投与することでショック状態になり「先生，急変です!!」と違った意味でDrコールをすることになってしまうので注意しましょう．
- 乏尿・無尿の3つの原因って？……乏尿・無尿の原因は，腎前性・腎性・腎後性の3つに分類されます（図1）．

腎前性：腎血流量の低下によるもので，脱水・出血などによる循環血液量の減少や心拍出量の減少などが挙げられます．

腎性：腎実質の障害によるもので，虚血や腎毒性物質による急性尿細管壊死や糸球体の障害などが挙げられます．

腎後性：尿管以下の尿路の通過障害によるもので，尿管・膀胱・尿道の両側性閉塞などが挙げられます．

- 腎前性・腎性・腎後性を鑑別するためには問診を行い，発症時期・時間尿・リスク因子の把握が大切です．また，Crの0.3mL/dL上昇や尿量減少がみられた場合は早期に急性腎傷害を認識することが重要です（図2）．
- まずは1日尿量測定！！

b）多尿・頻尿

- 1日尿量が2000〜3000mL以上に増加したことを多尿，1日排尿回数が10回以上になることを頻尿といいます．
- 患者は，排尿回数が多いと1回の尿量が少なくても1日の尿量が多いと訴えがちです．そのためには，まず1日尿量測定を行ってみることが大切です．
- 多尿が認められたら，飲水量が増えていないか，輸液あるいは利尿薬が投与されていないかに注意し，問診やカルテを振り返り症状出現前と比較しましょう．脱水や電解質バランスの乱れにより，生命維持が危ぶまれる状態に陥ることが多く，十分なモニタリングが必要です．
- 頻尿の原因として，膀胱への刺激（膀胱炎・結石）・膀胱容量の減少（萎縮膀胱）・心因性などが挙げられます．
- 頻尿は，問診と尿検査が大切です．夜間頻尿で排尿困難を伴っていれば前立腺肥大症を，排尿終末時痛や残尿感を伴うときは膀胱炎が疑われます．患者から詳しく問診を行い，排尿パターンを観察することが重要になるでしょう（図3）．

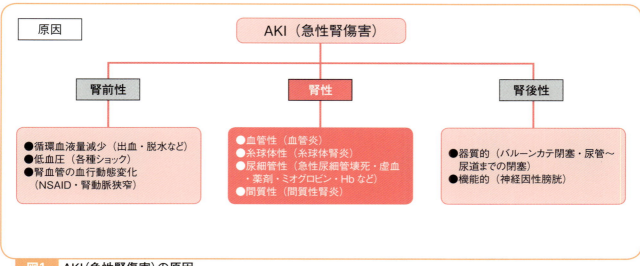

図1 AKI（急性腎傷害）の原因

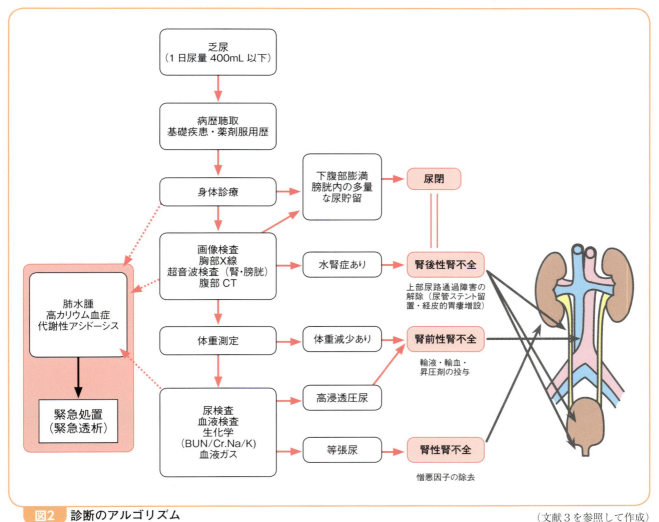

図2 診断のアルゴリズム

（文献3を参照して作成）

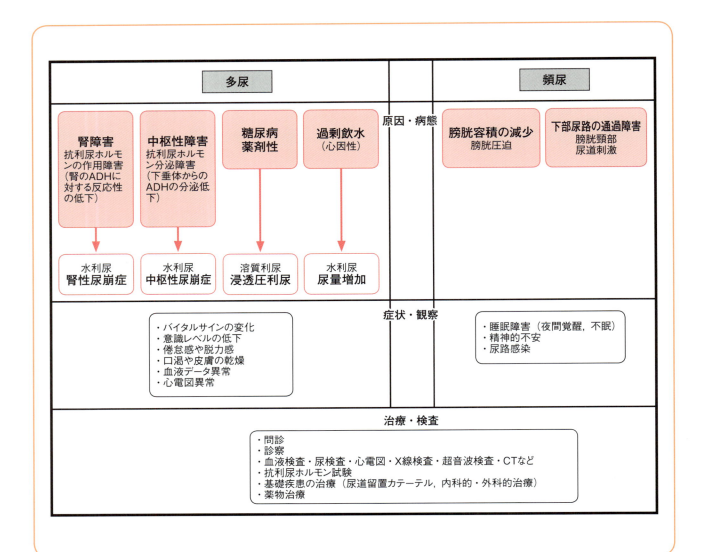

図3 多尿・頻尿病態関連図

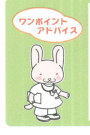

尿の回数よりも尿量を知ることが大切です．急性腎傷害を早期に認識し，危険な症状の観察，検査データや高カリウムによる心電図異常の確認を行い，介入していけるとさらにできるナースになれますよ．

参考文献

1) レジデントノート14（18）：3391-3404，羊土社，2013
2) 臨床看護26（6）：972-974，へるす出版，2000
3) 林　寛之："あなたも名医！もう困らない救急Ver.2" 日本医事新報社，pp139-145，2012
4) 井上智子，佐藤千史 編："緊急度　重症度からみた症状別看護過程＋病態関連図" 医学書院，2011

2章　症候・徴候からみたフィジカルアセスメント

Q72 排尿痛のフィジカルアセスメントとは？

排尿痛とは，排尿時に膀胱や尿道に感じる疼痛のことです．性別，基礎疾患の有無，排尿のどの時期に痛みを感じるか，排尿痛以外の症状についてアセスメントすると，疾患，治療，ケアなどの予測がある程度まで可能になります．

エビデンスレベルⅠ

回答者　門川由紀江

1　問診のポイントについて教えてください

a) 質問または観察（記録物なども）によって，女性か男性か確認します
- 排尿痛は，下部尿路感染症に特徴的にみられ，多くの場合上行感染ですから，男性よりは尿道の長さが短い女性に発生しやすいといえます．基礎疾患の有無や年齢にも関連がありますので，情報収集します．

b) 排尿のどの時期に痛みがあるか質問します
- 排尿のどの時期に疼痛が発現するかで，疾患の推定ができます．**初期排尿痛**は，排尿の開始時に尿道や膀胱に感じる痛みで，代表的な疾患は尿道炎，前立腺炎，尿道結石です．
- **排尿終末時痛**は，排尿終了時に尿道や膀胱に感じる痛みで，膀胱炎に多い痛みですが，前立腺炎でも起こります．**全排尿痛**は，排尿開始時～終了までの全排尿時期に尿道や膀胱に感じる痛みで，結核性膀胱炎，間質性膀胱炎，膀胱異物などにみられます．

c) 随伴症状がないか質問します
- 排尿痛のほかに，発熱，倦怠感，下腹部不快感など，さらに尿混濁，頻尿，尿閉，残尿感などを質問し，アセスメントをすすめます．

2　排尿痛ではどんな疾患が考えられますか？（表1）

- 排尿痛を主症状とする3疾患を説明します．

a) 膀胱炎（急性単純性膀胱炎）（表2）
- 尿路に基礎疾患のない女性（性的活動期にある女性）で，排尿痛，尿混濁，頻尿の症状がみられるときは，膀胱炎の可能性を考えます．排尿終了時に痛みが発生し，下腹部不快感や残尿感を伴う場合もあります．**尿道が短い女性に好発**します．男性は急性単純性膀胱炎にはほとんど罹患しません．尿検査を実施し，細菌尿を認めれば診断が確定します．発熱やCRP上昇などの全身炎症所見を伴わないことも特徴です．

b) 尿道炎
- 尿道炎は，一般の細菌による上行感染は稀で，性感染症の一つとして発症することが多く，淋菌性尿道炎と非淋菌性尿道炎に分けられます．また，尿道カテーテル留置患者の場合にも，尿道炎が発症します．尿道炎による排尿痛は，排尿初期にみられ，疼痛以外に灼熱感としても訴えが聞かれることもあります．排尿痛以外には，尿道分泌物などの症状もあります．

c) 前立腺炎
- 多くの場合は，細菌の上行感染による前立腺の炎症です．**男性のみの疾患で青壮年期に好発**します．カテーテル留置によって，高齢男性に発症することもあります．前立腺炎の排尿痛は，排尿初期にも排尿終末期にもみられますが，他の症状として，発熱，悪寒戦慄などがみられます．

3　排尿痛がある場合のケアで留意する点はどんなことでしょうか？

- 排尿痛の観察を継続的に行い，痛みの増強・軽減を確認します．そして利尿をつけるために水分を十分に摂るように促し，疼痛，発熱，倦怠感などに対しては，安静，適度な保温も必要です．下着の汚染などによる清潔保持も重要です．最も重要なのは，泌尿器・生殖器疾患であることから，**羞恥心への配慮**です．ケア全般において十分に配慮して実践するようにしましょう．

表1 排尿痛のある疾患

疾患名	疼痛出現頻度	特徴
膀胱炎	◎	排尿終末時痛　頻尿　尿混濁
尿道炎	◎	初期排尿痛　膿排出　大半は性感染症
前立腺炎	○	急性の場合痛みが強い
間質性膀胱炎	○	細菌性膀胱炎を除外し，症状で診断される
尿道結石	○	排尿時の急激な痛み　初期排尿痛
膀胱異物	○	魚骨等の経口摂取　意図的に異物挿入
結核性膀胱炎	○	細菌性膀胱炎の治療に反応しない　膿排出の持続

表2 膀胱炎症状の訴え方（女性の場合）

トイレ，今行ったばかりなのに，またすぐ行きたくなった
トイレ行くのが嫌，痛いから．とくに終わりごろに
流す前にみると，なんか濁っている
トイレから出てきても，下腹部にもやもやした不快感がある
さっきまで何でもなかったのに，トイレに行ったら突然に，痛みを感じた
そういえば，2〜3日前から冷房が強くて嫌だった
2〜3年（4〜5年）前にも同じような症状があった

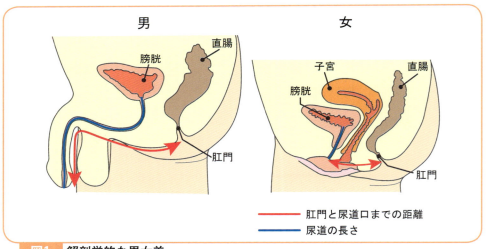

図1 解剖学的な男女差

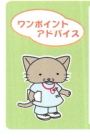

ワンポイントアドバイス
排尿痛は時に膀胱がん，膀胱結核，膀胱異物，間質性膀胱炎，一部の性感染症にもみられますので「重篤な疾患への発展」「ストレス」「性感染症」も可能性において，対応する必要があります。

参考文献

1) 赤座英之 監：標準泌尿器科学（第9版）．医学書院，2014
2) 井上智子 他 編：緊急度・重症度から見た症状別看護過程．医学書院，2011
3) 井口正典 監：STEP SERIES 泌尿器科（第3版）．海馬書房，2010
4) 医療情報科学研究所 編：病気がみえる vol.8 腎・泌尿器．メディックメディア，2012

2章 症候・徴候からみたフィジカルアセスメント

Q73 尿失禁のフィジカルアセスメントとは？

尿失禁は尿が不随意に漏れるという愁訴です．尿漏れは汗や分泌物との鑑別が必要なことがあります．どのように漏れるのかを丁寧に問診することと，排尿記録によって失禁のタイプを予測することが可能です．

エビデンスレベルⅠ

回答者 山崎章恵

1 この症状に必要なアセスメントの技術

- 尿失禁はQOLと強い関係があり，症状とQOLの評価が同時にでき，妥当性が検証された**尿失禁質問票**があります（**表1**）．これらの質問票を用いることで，失禁のタイプや重症度，QOLについて把握することができます．排尿記録の一様式である排尿日誌は，排尿状態を評価するために非常に有用で，日本排尿機能学会では2日以上を必要としています（**表2**）．排尿記録を読むことで尿失禁のタイプを予測することができ，治療やケアの評価にも用いることができます．

2 問診のポイントについて教えてください

- まず，どのように尿が漏れるのか，それはいつから始まり，どのように経過してきたかを聞きます．そして，その症状によってどのくらい困っているかを確認します．水分摂取量など尿失禁に関連する生活様式や既往歴，内服薬を確認します．女性は骨盤臓器が落ちている感覚を持っている人もいます．

3 どのような疾患が考えられますか？

- 尿失禁には主として以下のタイプがあります．
腹圧性尿失禁：労作時または運動時，もしくは，くしゃみまたは咳の際に，不随意に尿が漏れる．
切迫性尿失禁：尿意切迫感と同時，または尿意切迫感の直後に，不随意に尿が漏れる．
混合性尿失禁：尿意切迫感だけでなく，運動・労作・くしゃみ・咳にも関連して尿が漏れる．
溢流性尿失禁：慢性尿閉に伴い膀胱内圧が上昇し，ついに尿道閉鎖圧を超えて尿が溢れ出てくる状態をいう．尿意切迫感を伴うこと，体動時（とくに腹圧上昇時）に起こること，尿意がなく無意識に漏れること，持続的に漏れることなど，関連する多彩な症状があります．国際禁制学会では溢流性尿失禁という用語の使用を推奨していませんが，慢性尿閉に伴う尿失禁は放置すると腎機能障害を招く恐れがあります．

- 頻尿や尿失禁の原因には以下の疾患等が考えられます．①膀胱の疾患（膀胱炎，膀胱結石，低コンプライアンス膀胱），②神経系疾患（脳血管障害，パーキンソン病，脊髄疾患，糖尿病などの末梢神経障害），③薬剤性（抗アレルギー薬，交感神経α受容体遮断薬，コリン作動薬，狭心症治療薬，中枢性筋弛緩薬など），尿失禁の原因は生殖器に関連して男性と女性で違いがみられます．④骨盤臓器脱（子宮脱，膣脱），⑤女性ホルモン（エストロゲン）欠乏，⑥前立腺肥大症（初期には頻尿，慢性尿閉による溢流性尿失禁の原因となる），⑦疾患ではありませんが，出産経験や肥満，便秘，喫煙歴などが関連することが明らかになっています．

4 まず初めに何を見る？

- アセスメントは，①問診，②症状・QOL質問票，③**排尿記録**，④視診（下腹部の膨隆，手術痕，陰部の臓器脱），⑤検査（尿検査，パッドテスト，Qチップテストなど）によって行います．

5 得られた情報をどのようにケアに活かせばよいでしょうか？

- 慢性尿閉に伴う溢流性尿失禁は，腎不全を予防するための治療が大切です．腹圧性尿失禁は，減量，食事（飲水量，アルコール，炭酸飲料）の改善，運動・労作の軽減，便秘の改善があり，骨盤底筋訓練は腹圧性尿失禁だけでなく切迫性尿失禁にも効果的であることが明らかになっ

ています[2]．切迫性尿失禁は薬物療法が有効な失禁ですが，尿をなるべく我慢する膀胱訓練も有効とされています[2]．このように生活改善や**行動療法**が有効であることが特徴です．尿失禁は自尊感情に関わり，患者さんが訴える苦痛と重症度は必ずしも一致しないことを理解しておくことも必要です．

表1　International Consultation on Incontinence Questionnaire-Short Form (ICIQ-SF)

1．どれくらいの頻度で尿が漏れますか？（ひとつの□をチェック）
- □なし [0]
- □おおよそ1週間に1回あるいはそれ以下 [1]
- □1週間に2～3回 [2]
- □おおよそ1日に1回 [3]
- □1日に数回 [4]
- □常に [5]

2．あなたはどれくらいの量の尿漏れがあると思いますか？
（あてものを使う使わないにかかわらず，通常はどれくらいの尿漏れがありますか？）
- □なし [0]
- □少量 [2]
- □中等量 [4]
- □多量 [6]

3．全体として，あなたの毎日の生活は尿漏れのためにどれくらいそこなわれていますか？

0　1　2　3　4　5　6　7　8　9　10
まったくない　　　　　　　　　　　非常に

4．どんな時に尿が漏れますか？（あなたにあてはまるものすべてをチェックして下さい）
- □なし：尿漏れはない
- □トイレにたどりつく前に漏れる
- □咳やくしゃみをした時に漏れる
- □眠っている間に漏れる
- □体を動かしている時や運動している時に漏れる
- □排尿を終えて服を着た時に漏れる
- □理由がわからずに漏れる
- □常に漏れている

2001年第2回International Consultation on Incontinenceにて作成，推奨された尿失禁の症状・QOL質問票．尿失禁における自覚症状・QOL評価質問票として，質問1～3までの点数を合計して0～21点で評価する．点数が高いほど重症となる．

（文献2より引用）

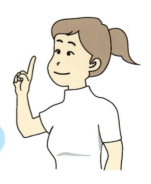

尿失禁のおもなタイプ
- ・腹圧性尿失禁　・混合性尿失禁
- ・切迫性尿失禁　・溢流性尿失禁

排尿記録をつけることは，尿失禁の予測に有効です．

表2　排尿日誌

排尿日誌（Bladder diary）

月　日（　）

起床時間：午前・午後　　時　　分
就寝時間：午前・午後　　時　　分

その日の体調など気づいたことなどがあれば記載してください．

メモ

時間	排尿 （○印）	尿量 （ml）	漏れ （○印）			
時から翌日の　　　時までの分をこの一枚に記載してください						
1　時　分		ml				
2　時　分		ml				
3　時　分		ml				
4　時　分		ml				
5　時　分		ml				
6　時　分		ml				
7　時　分		ml				
8　時　分		ml				
9　時　分		ml				
10　時　分		ml				
時間	排尿	尿量	漏れ			

次のページへつづく

時間	排尿 （○印）	尿量 （ml）	漏れ （○印）			
時から翌日の　　　時までの分をこの一枚に記載してください						
11　時　分		ml				
12　時　分		ml				
13　時　分		ml				
14　時　分		ml				
15　時　分		ml				
16　時　分		ml				
17　時　分		ml				
18　時　分		ml				
19　時　分		ml				
20　時　分		ml				
21　時　分		ml				
22　時　分		ml				
23　時　分		ml				
24　時　分		ml				
25　時　分		ml				
時間	排尿	尿量	●●●●			
計						

翌日　月　日の
起床時間：午前・午後　　時　　分

（文献3より引用）

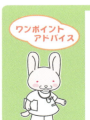

ワンポイントアドバイス

下部尿路症状の症状・QOL質問票は，主要下部尿路症状スコア（CLSS），キング健康質問票（KHQ）などいくつか開発されており，患者さんの状態を把握するのに有用です．質問票の特徴を把握して効果的に用いましょう．

参考文献

1）日本排尿機能学会　編：男性下部尿路症状診療ガイドライン，ブラックウェルパブリッシング，東京，2008
2）日本排尿機能学会　編：女性下部尿路症状診療ガイドライン，リッチヒルメディカル，2013
3）日本排尿機能学会ホームページ：http://www.luts.gr.jp/040_guideline/

2章 症候・徴候からみたフィジカルアセスメント

Q74 苦悶様表情のフィジカルアセスメントとは？

A 苦悶状表情（顔貌）をひき起こす病態として，身体的な激痛と心理的な苦悩などが挙げられます．とくに，心筋梗塞，消化管穿孔，急性腹症などの激痛を伴う苦悶様表情（顔貌）は，急性疾患であり，かつ重篤化しやすいため，迅速なフィジカルアセスメントが求められます．

エビデンスレベルⅠ

回答者 中村美鈴

1 苦悶様表情となるような病態には，どんなものがありますか？

- 苦悶とは，肉体的または精神的に苦しみ悶えるという意味です．また，苦悶様表情は，苦悶様顔貌とも言われています．苦悶様表情とは，はなはだしい疼痛をはじめ，苦しみや辛さ，悲しみなど苦渋が表れた表情です．苦悶のため，冷汗を伴う場合が多くあります．
- 身体的な苦しみだけではなく，精神的な苦しみの場合にも表れ，苦悶の程度には，軽症なものから重症なものまで，かなりの幅があります（**表1**）．

2 苦悶様表情をひき起こす疾患や病態で，緊急度の高いものはありますか？

- 苦悶状表情（顔貌）は，心筋梗塞，消化管穿孔，急性腹症などの激痛を伴う重篤な急性疾患でみられる顔貌です．苦悶のため，冷汗を伴う場合が多くあります．

3 苦悶様表情のある患者のフィジカルアセスメントをどのような手順で行いますか？

a) 初期アセスメントを30秒から2分以内で行う[1]

まずは，苦悶様表情やそれに関連する病歴の聴取を行います．実際では，問診しながら全身状態の観察を合わせて行います．患者さんによって，対話することそのものが，苦痛や苦悶を助長する場合もあります．また，極度の苦悶のため，発語できない場合も大いにあります．そのため，観察だけに留めざるをえなかったり，聴取可能な場合は，内容の焦点を絞り，必要最小限の情報について迅速に行います．

b) 重点的アセスメントを迅速に行う[2]

問診と全身状態の観察によって，ある程度，苦悶様表情をひき起こしている原因・要因が絞り込めたら，今の病態と代償機転について一刻も早くとらえるために，特定の問題に焦点を絞り，重点的アセスメントを行い，現時点で必要な処置，検査について査定します（**図1**）．

* 状況によっては，a)，b) は，医師が行います．看護師は，患者の病態について，時間的経過を推察しつつ，必要な処置・検査について先を読みながら，医師と協働します．

4 苦悶様表情を伴うフィジカルアセスメントの実際

- 急性腹症の場合
  1. 視診（第一印象・全身状態）→問診→視診→聴診→打診→触診の順に行います．
  2. 視診（第一印象・全身状態）：どんな患者でもまず全身状態を速やかに把握します．
  3. 気道，呼吸（深さ，速さ），循環の確認を行います．
  4. 意識，体位，顔色，表情を確認します．
  5. バイタル（血圧，脈拍，呼吸回数，体温）の測定をします．
  6. 貧血や黄疸の有無，舌の乾燥や皮膚の色調，浮腫，四肢冷感，末梢チアノーゼはないか観察します．

  ＊　　＊　　＊

- 患者の顔や表情をみて，機嫌や心理状況や身体状況を判断し，また重篤な疾患であるか否かを見分けることは臨床上，きわめて重要です．

表1 苦悶の表情

意　味	臨床で遭遇する表情
苦しみや辛さが表れた表情	苦悶の表情・苦しみの表情・苦い表情・つらい表情・苦しい表情・つらそうな表情・沈痛な面持ち・沈痛な表情・悲痛な表情・悲痛な面持ち・辛そうな面持ち・悄然とした面持ち・落ち込んだ表情・憂鬱な表情・浮かない表情・浮かない顔・不安げな顔・不安そうな表情・沈んだ表情・沈んだ顔・沈鬱な顔・沈鬱な面持ち・沈鬱な表情
悲しみや辛さが表に表れた表情	浮かない表情・沈んだ表情・苦悶の表情・冴えない表情・落ち着きのない表情・晴れない表情・曇った表情・沈痛な表情・沈鬱な表情・鬱屈とした表情・スッキリしない表情・憂鬱な表情・どんよりとした表情・曇った顔・暗い顔・暗い表情・暗い面持ち・曇った面持ち

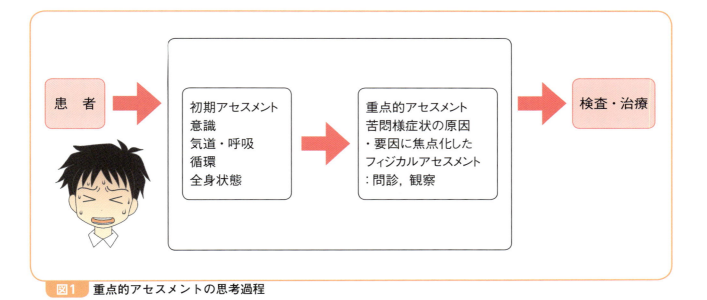

図1 重点的アセスメントの思考過程

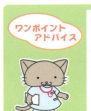

ワンポイントアドバイス
苦悶表情を伴っている患者さんの場合は，状況によっては，急変や重篤な事態になる危険性も多くあります．そのため，苦悶様表情の原因・要因を迅速に，フィジカルアセスメントし，今の病態をとらえることがポイントとなります．

参考文献

1) 中村美鈴："救急実践に活きるアセスメント（救急看護QUESTION BOX2)" 中村美鈴, 渡邊淑恵 編. 中山書店, p8-11, 2006
2) 菅原美樹："救急実践に活きるアセスメント（救急看護QUESTION BOX2)" 中村美鈴, 渡邊淑恵 編. 中山書店, p51, 2006

2章　症候・徴候からみたフィジカルアセスメント

Q75 高齢期看護における行動の異常のフィジカルアセスメントとは？

本稿では高齢者の行動の異常に焦点をあてます．行動の異常のフィジカルアセスメントでは，対象者の発達段階と課題の達成状況を生活行動レベルで観察するとともに，精神症状としての行動の変化であるのか，認知機能の低下によるものなのかの鑑別を含め，総合的にアセスメントします．

エビデンスレベルⅡ

回答者
小林貴子

- 行動の異常は，精神症状として生活行動に現れている場合だけでなく，**低酸素症**，**低血糖**などのさまざまな要因により認知レベルが低下した状態のほか，**認知症**，**高次脳機能障害**によるものなどの健康障害の結果として表出されています．代表的な高齢者の行動の異常は，身近な家族や介護者などにより「何か変である」と気づかれ，受診しています．精神科学では認知症の診断は臨床的観察が第一義的に重要ですが，診断を客観的に支持し重症度を定量的に表すため，認知症スケールとして，**HDS-R 長谷川式認知症スケール**（表1）が，また，**ミニメンタルステート法（MMSE）**簡易精神機能検査が用いられます（表2）．認知症の症状は，**中核症状**と**周辺症状**BPSD（behavioral and psychological symptoms of dementia）に分けられます．中核症状は脳細胞の変性などによる脱落を主体とした症状（記憶障害）であり，周辺症状は中核症状により周囲の認識が十分にできないことや身体的な不調を訴えられないことなどから起こってくる症状です．
- この症状に必要なフィジカルアセスメント技術は，積極的傾聴に基づくコミュニケーション技術です．視診・触診を駆使し身体面を丁寧，正確にアセスメントします．行動の観察力，認知症評価スケールによるアセスメントも大切です．

1 問診のポイント

- 問診に先立ち，まず患者さんの表情，姿勢，服装，行動をありのままに観察します．
- 患者さんとご家族，あるいは付き添い者とのコミュニケーションの様子を観察します．
- 問診の目的と要する時間の見通しを伝え，了解を得て開始します．
- 受診の動機を告げてもらい，生活行動の様子を生理的ニードに基づき尋ねます．
- 基本的生活の自立の程度と，介護上の困難となる行動の情報提供を得ます．
- 既往歴と，現在治療を受けている疾病の有無と服薬を確認します．

2 どのような疾患が考えられますか？

- うつ病（摂食，排泄，睡眠などの基本機能が障害されます）．高齢者にみられやすいうつ病は表3です．
- 高齢者の低血糖は行動異常を発現し，時に慢性の低血糖が認知症として誤診されます[5]．
- HDS-R（改訂長谷川式簡易知能評価スケール）20点以下の場合，認知症の疑いが考えられます．
- 薬物中毒：高齢者は多剤使用に陥りがちです．薬剤の一元的管理が重要です．

3 まず，はじめに何をみる？

- 表情と態度をみます．アセスメントツールはCDR観察式行動尺度が活用できます（表4）．
- バイタルサインを測定し，全身状態の観察結果とあわせ酸素ニーズの充足状態を評価します．
- 血圧低下，低栄養，低血糖が偽認知症をひき起こしていないかをみます．
- 失見当，認知機能（表1，表2），精神運動興奮，せん妄などをみます．

4 得られた情報を，どのようにケアに活かせばよいか？

- 脳血管性の認知症は治療が可能で，早期治療・ケアに繋ぐことができます（表5）．
- 低血糖による行動異常は血糖コントロールの治療に繋げます．

- 精神運動興奮が激しい場合，BPSDの症状緩和に向けたケアが効果的です．
- 食事・排泄・皮膚の清潔など基本的ニードの充足を図るケアに活かします．
- 高齢者のQOLを高めるため，在宅介護への移行も含め，チームで検討し支援します．

表1　HDS-R（改訂長谷川式簡易知能評価スケール）

質問内容	配点	意味
1. お歳はいくつですか？（2年までの誤差は正解）	0・1	長期・遠隔記憶
2. 今日は何年の何月何日ですか？何曜日ですか？ （年，月，日，曜日が正解でそれぞれ1点ずつ）	0・1・2・3・4	日時・場所の見当識（正確な病院名や住所などは言えなくてもよく，現在いる場所がどういう場所なのか本質的にとらえられていれば正答とする）
3. 私たちが今いるところはどこですか？ ・自発的に出れば2点→（駄目なら5秒おいて，再度下記を質問する） ・家ですか？病院ですか？施設ですか？の中から正しい選択をすれば1点	0・1・2	
4. これから言う3つの言葉を言ってみてください． あとでまた聞きますのでよく覚えておいてください． 以下の系列のいずれか1つで，採用した系列に○印を付けておく． 1：a）桜，b）猫，C）電車 2：a）梅，b）犬，C）自動車	a：0・1 b：0・1 C：0・1	3単語の記銘（短期記憶）
5. 100から7を順番に引いてください． ・100－7は？それからまた7を引くと？と質問する．（93），（86） ・最初の答えが不正解の場合はうち切る．	0・1 0・1	計算（注意集中，短期記憶，意味記憶）
6. 私がこれから言う数字を逆に言ってください． ・6-8-2，3-5-2-9を逆にいってもらう． （2-8-6），（9-2-5-3） ・3桁の逆唱に失敗したらうち切る．	0・1 0・1	数字の逆唱（短期記憶）
7. 先ほど覚えてもらった言葉をもう一度いってみてください． ・自発的に回答があれば2点 ・もし回答がない場合，以下のヒントを与え正解であれば1点 a）植物，b）動物，C）乗り物	a：0・1・2 b：0・1・2 C：0・1・2	3つの言葉の遅延再生（長期・近時記憶）
8. これから5つの品物をみせます．それを隠しますので何があったか言ってください． ・時計，鍵，タバコ，ペン，硬貨など必ず相互に無関係なもの	0・1・2・3・4・5	5つの記銘（長期・近時記憶，エピソード）
9. 知っている野菜の名前をできるだけ多く言ってください． ・答えた野菜の名前を右欄に記入する．途中でつまり，約10秒待っても出ない場合はそこでうち切る． 　0〜5個＝0点，6個＝1点，7個＝2点，8個＝3点， 　9個＝10点，10個＝5点	0・1・2・3・4・5	野菜の名前（言語の流暢性，重複がないかの確認で短期記憶）
カットオフポイント：20/21（20点以下は認知症の疑いあり）	合計得点 ／30点	

表2 MMSE（簡易精神機能検査）

	質問内容	回答	得点	意味
1（5点）	今年は何年ですか.	年	0・1	時間見当識
	今の季節は何ですか.	春・夏・秋・冬	0・1	
	今日は何曜日ですか.	曜日	0・1	
	今日は何月何日ですか.	月	0・1	
		日	0・1	
2（5点）	ここは何県ですか.	県	0・1	場所見当識
	ここは何市ですか.	市	0・1	
	ここは何病院ですか.	病院	0・1	
	ここは何階ですか.	階	0・1	
	ここは何地方ですか.（例：関東地方）	地方	0・1	
3（3点）	物品名3個（相互に無関係） 検者は物の名前を1秒間に1個ずつ言う．その後，被検者に繰り返させる．正答1個につき1点を与える．3例すべて言うまで繰り返す．（6回まで） 何回繰り返したかを記載する．	回	0・1・2・3	3単語の記銘 （短期記憶）
4（5点）	100から7を引く．（5回まで）	93・86・79・72・65	0・1・2・3・4・5	注意と計算・逆唱（注意集中．短期記憶，意味記憶）
	あるいは「フジノヤマ」を逆唱させる．	マ・ヤ・ノ・ジ・フ		
5（3点）	3で提示した物品名を再度復唱させる．		0・1・2・3	物品の再生（記憶・遅延再生）
6（2点）	（時計を見せながら）これは何ですか.		0・1・2	物品呼称（言語，意味記憶）
	（鉛筆を見せながら）これは何ですか.			
7（1点）	次の文章を繰り返させる． 「みんなで．力をあわせて綱を引きます」		0・1	文章反復（言語，短期記憶）
8（3点）	（3段階の命令） 「右手にこの紙をもってください」 「それを半分に折りたたんでください」 「机の上に置いてください」		0・1・2・3	行為・観念運動（聴覚的指示の言語理解，失行・失認の有無をみる）
9（1点）	次の文章を読んで．その指示に従ってください． 「眼を閉じなさい」		0・1	行為・観念運動（読字の言語機能，失行の有無をみる）
10（1点）	何か文章を書いてください．		0・1	書字の言語機能，失認の有無をみる
11（1点）	次の図形を書いてください．		0・1	図形模写（空間認知機能，構成障害の有無をみる）
〈注〉30点満点で23点未満は認知症の疑いがある．特に3，4，5は重要でこの順で行う．4は集中力を，5は記憶の遅延再生をみる．		合計得点	／30点	

（文献6より引用）

表3 高齢者にみられやすいうつ病

1．微笑うつ病

意欲低下を主体とし，抑うつ気分や制止が目立たない軽症うつ病で，会話中に笑顔さえみられることがあることから，こう呼ばれる．

2．焦燥型うつ病

うなり声をあげながら落ち着きなく歩き回り，髪や体を掻きむしるなどの焦燥行動を主症状とする．

3．仮面うつ病

身体的な訴えが前面に出るため，多くは一般内科を受診する．不安が強く，神経症との境界が不鮮明な例も多い．

4．妄想型うつ病

微小妄想のみでなく被害関係妄想が加わることも少なくないため，高齢発症の統合失調症との鑑別が必要になることがある．

5．仮性認知症

行動や思考の制止を背景にして記銘力障害や見当識障害が生ずると，認知症化したようにみえるため，こう呼ばれる．うつ病が改善すれば，元来の知的水準に回復する．

（文献5より引用）

表4　CDR（観察式行動尺度）

	健康 （CDR0）	痴呆の疑い （CDR0.5）	軽度痴呆 （CDR1）	中等度痴呆 （CDR2）	重度痴呆 （CDR3）
記憶	記憶障害なし 時に若干のもの忘れ	一貫した軽いもの忘れ 出来事を部分的に思い出す良性健忘	中等度記憶障害 とくに最近の出来事に対するもの 日常生活に支障	重度記憶障害 高度に学習した記憶は保持，新しいものはすぐに忘れる	重度記憶障害 断片的記憶のみ残存
見当識	見当識障害なし	同左	時間に対しての障害あり，検査では場所，人物の失見当なし，しかし時に地理的失見当あり	常時，時間の失見当 時に場所の失見当	人物への見当識のみ
判断力と問題解決	適切な判断力，問題解決	問題解決能力の障害が疑われる	複雑な問題解決に関する中等度の障害 社会的判断力は保持	重度の問題解決能力の障害 社会的判断力の障害	判断不能 問題解決不能
社会適応	仕事，買い物，ビジネス，金銭の取り扱い，ボランティアや社会的グループで，普通の自立した機能	左記の活動の軽度の障害，もしくはその疑い	左記の活動のいくつかにかかわっていても，自立した機能が果たせない	家庭外（一般社会）では独立した機能は果たせない	同左
家庭状況および趣味・関心	家での生活や趣味，知的関心が保持されている	同左，もしくは若干の障害	軽度の家庭生活の障害 複雑な家事は障害 高度の趣味，関心の喪失	単純な家事のみ 限定された関心	家庭内不適応
介護状況	セルフケア完全	同左	ときどき激励が必要	着衣，衛生管理など身の回りのことに介助が必要	日常生活に十分な介護を要する しばしば失禁

（文献6より引用）

表5　認知症のおもな原因疾患

1. 中枢神経系の変性	アルツハイマー病，レビー小体型認知症，前頭側頭型認知症，進行性核上性麻痺，脊髄小脳変性症，ハンチントン（Huntington）病など
2. 血管障害	脳梗塞，脳出血，ビンスワンガー（Binswanger）病など
3. 感染症	クロイツフェルト・ヤコブ（Creutzfeldt－Jakob）病，AIDS（後天性免疫不全症候群），梅毒など
4. そのほか	頭部外傷，毒性物質による中毒など

（文献6より引用）

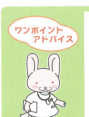

ワンポイントアドバイス

行動の異常はさまざまな理由で発現しますが，基本的な生活行動（身だしなみや食事・排泄など）を整えることにより，症状の緩和が図れます．認知症ケアは住み慣れた場所で安心できる人との関係維持が基盤となります．
また，原因疾患がある場合，治療により症状の改善が図れます．

参考文献

1) "南山堂医学大辞典（第19版）" 南山堂，2006
2) 朝日隆 "家族が認知症と診断されたら読む本" 日東書院，2008
3) 厚生の指標増刊号 国民衛生の動向 財団法人厚生統計協会 編，財団法人厚生統計協会，2013
4) 古谷伸之 編 "診察と手技が診える vol.1（第1版）" メディックメディア，2013
5) 日野原重明・井村裕夫 監："看護のための最新医学講座第2版 老人の医療" 中山書店，2005
6) "NICE老年看護学概論" 南江堂，2013

2章 症候・徴候からみたフィジカルアセスメント

Q76 急な視力障害のフィジカルアセスメントとは？

A 急激な視力障害は，脳梗塞，脳出血，くも膜下出血だけでなく，眼外傷，異物混入のほか，網膜中心動脈閉塞症，急性閉塞隅角緑内障発作，網膜はく離など緊急性を要する疾患の可能性があります．短時間で失明にいたる場合もありますので，早期に適切な対応が望まれます．

エビデンスレベルⅡ

回答者
山口弘子

1 眼のしくみ

●眼は視覚器ともいわれる感覚器の一つです．解剖学的には眼球とそれに続く視神経からなり，これに眼球付属器（眼瞼，涙器，結膜，眼筋，眼か）が加わって視覚器を構成しています．光を感じとるのは網膜であり，光は角膜，前房，水晶体，硝子体を通って網膜に達します（図1）．

2 視力障害の原因

●視力障害とは物体の形やその存在を正しく見分ける眼の能力に支障をきたした状態をいいます．おもな原因としては，近視，遠視あるいは乱視などの単純な屈折異常や眼圧異常のほか，ヒステリーなど精神的な異常が挙げられます．また，角膜，前房，水晶体，硝子体の変化や，網膜を経て脳の上位中枢にいたるいずれかの部位に異常が生じた場合も視力が障害されることがあります．

3 視力障害の原因となる疾患と急激な視力障害をきたす疾患

●視力障害をきたす疾患を表1にまとめました．その中でも治療開始の時間を争う疾患があります．それらの疾患は治療開始の遅れにより失明の危険性があります（表2）．

a）網膜中心動脈閉塞症

●眼科救急の対象となる代表的疾患で，**急激かつ高度な視力障害の発症が特徴**です．**中高年に多く，循環器疾患や動脈硬化を持っていることが大多数**です．網膜の動脈が閉塞することによって発症し，**中心動脈が詰まると網膜には血液が流れなくなり，1～2時間で網膜は壊死**してしまいます．ほとんどの場合，**片眼の突然の無痛性の視力障害として発症**しますが，指数弁以下まで高度に視力低下をきたし，瞳孔の対抗反射は消失あるいは著明に減弱します．発症後4時間以内に受診できれば予後は期待できますが，多くは予後不良の場合が多いのが現状です．不完全な閉塞であれば48時間以内でも網膜の機能が回復する可能性があるので，積極的な治療が試みられます．とりあえず網膜血管の拡張と網膜虚血の改善が急務であるため，眼球マッサージや前房穿刺により急激に眼圧を低下させます．

b）穿通性眼外傷

●眼内の組織が一部露出・脱出するため，すみやかに手術的な修復が必要となります．露出が長い状態を放置すると，免疫反応から他眼に重篤なぶどう膜炎が発症する危険性があります．穿通性外傷の初期の処置では，穿通創から眼内に入ると高い毒性を有する消毒薬や抗生物質などでは絶対に洗眼してはいけません．また，不用意に眼球を圧迫して眼球組織の脱出がないように注意します．

c）眼内炎

●眼内炎は血流感染や，手術の切開部感染などによって発症します．感染の多くは細菌が原因で起こりますが，真菌や原生動物が原因の場合もあります．**眼内炎は緊急を要する疾患で，視力を守るためには迅速な処置が必要**です．原因菌に応じて抗生物質を選択し投与します．感染拡大防止のため，眼球内部の感染組織を取り除く手術が必要になる場合があります．

4 看護ケア

●視力障害をきたした原因・誘因，主訴，既往歴などの情報収集を十分に行い，**緊急対応が必要となる場合は，迅速に対応することが患者さんの予後に大きく影響**します．また，急速な視力障害により視覚からの情報が得られず，日常生活や予後に強い不安を抱いている可能性があります．安全な環境を整え，患者さんの不安や訴えを十分に聞くことが必要となります．

表1　視覚障害の原因となる疾患

眼外傷	化学熱傷，火傷，鈍的外傷，裂傷，異物，穿孔性外傷
頭部・眼か外傷	視神経断裂，視神経管骨折，頭部外傷
網膜・硝子体疾患	網膜中心動脈閉塞，網膜中心静脈閉塞，網膜剥離，硝子体出血
網脈絡膜疾患	網膜色素変性症，加齢黄斑変性症，糖尿病網膜症
緑内障	急性閉塞隅角緑内障，慢性閉塞隅角緑内障
視神経疾患	視神経炎，虚血性視神経症
術後眼内炎	急性眼内炎，遅発性眼内炎，晩期眼内炎
角膜疾患	角膜感染，角膜変性症
水晶体疾患	老人性白内障，糖尿病性白内障
ぶどう膜疾患	急性前部ぶどう膜炎，ベーチェット病，サルコイドーシス

表2　視力障害をきたす疾患の緊急度

治療開始まで数分を争う	網膜中心動脈閉塞，急性閉塞隅角緑内障，眼内炎
数時間を争う	ぶどう膜炎，視神経炎
数時間から1日を争う	網膜剥離
数日を争うか治療を急がない	硝子体出血（網膜剥離を伴わない），眼底出血
治療を急がない	一過性黒内障

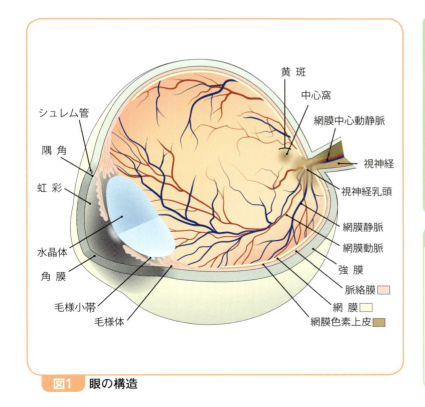

図1　眼の構造

緊急性を示すようなバイタルサインの変化がないため，眼科救急は緊急性が見落とされがちです．患者さんの情報を的確に捉え，緊急性判断していくことが重要です．急な視力障害により，患者さんは視覚からの情報が得られず，強い不安を抱いている可能性があります．十分な声かけとともに，転倒防止など安全面への配慮も大切です．

参考文献

1) 岸本瑠美子：目が見えない：どうしたらよいのでしょう？．"救急看護のQ＆A" 総合医学社，pp156-157，2008
2) 林　恵美子：視力障害を主訴に救急外来を受診したケース，救急トリアージシナリオ集：pp20-22，2012．
3) 上野聰樹：眼科救急疾患と眼外傷．"看護のための最新医学講座救急" 中山書店，pp338-341，2002
4) 鳴井ひろみ：視力障害．"症状から見た看護過程の展開" 医学書院，pp371-375，2007

2章 症候・徴候からみたフィジカルアセスメント

Q77 急性期看護における行動の異常のフィジカルアセスメントとは？

A 行動の異常の原因には，「神経系」または，「運動器系」の障害があり，とくに，クリティカル領域では，「神経系」の障害に注意が必要です．「神経系」の障害は，脳血管障害，脊髄損傷，腫瘍やヘルニアなどによる脳・脊髄・脊髄神経の圧迫，神経の変性疾患などにより起こります．また，せん妄による行動の異常も多く，その鑑別が重要になります．

エビデンスレベルⅢ

回答者
堂園和恵，浅香えみ子

1 「神経系」の障害ではどんな疾患が考えられますか？

- **一次性脳障害**として，くも膜下出血，脳梗塞，脳出血などの脳血管障害，脳炎，髄膜炎などの頭蓋内感染症，脳腫瘍，けいれん発作などがあり，**二次性脳障害**として心筋梗塞，不整脈などの循環器障害，低酸素血症，高二酸化炭素血症，過換気症候群などの呼吸障害，低血糖，高血糖などの糖代謝異常，肝障害，腎障害，電解質異常，ビタミン欠乏症，体温異常などがあります．
- クリティカルな状態にある患者さんでは，原疾患の影響や，輸液，利尿剤の投与，出血などの体液喪失などによって電解質異常を招きやすく，その結果，意識障害やけいれんをひき起こすことがあります．

2 まず，はじめに何をみる？

- まずは意識レベルを確認します．氏名，年齢，日時などの見当識が保たれているのかの問診を行います．その際には，話し方や会話中の姿勢に注意して観察を行います．
- 脳障害が疑われる場合には，その原因を検索するとともに，呼吸状態として自発呼吸パターン，神経所見として瞳孔および対光反射，神経および運動機能所見として四肢の運動機能を評価します．
- せん妄が疑われる場合には，CAM-ICUやICDSCなどのスクリーニングツールを用いて評価を行います．

3 緊急性はある？

- 意識障害や瞳孔異常，自発呼吸パターンの異常，運動麻痺を認めた場合には生命の危険があり，緊急性はきわめて高いです．
- せん妄では，患者さん自身または周囲の人間に危険があると判断した場合には，ただちに医師に報告をします．

4 その他，関連するフィジカルアセスメントについて教えてください

- さらに，「行動の異常」との鑑別が必要な病態として「不随意運動」があります．不随意運動とは，患者さんの身体の一部にあらわれる意図しない異常な運動です．不随意運動には，ミオクローヌス，チック，振戦，舞踏運動などがあります．
- 不随意運動があるとき，その出現部位，律動性の有無，安静時に出るのか，随意運動で出現するのか，その運動の特徴をみていく必要があります．

表1 意識障害の原因

一次性脳障害	くも膜下出血，脳梗塞，脳出血などの脳血管障害，脳炎，髄膜炎などの頭蓋内感染症，脳腫瘍，けいれん発作など
二次性脳障害	心筋梗塞，不整脈などの循環器障害，低酸素血症，高二酸化炭素血症，過換気症候群などの呼吸障害，低血糖，高血糖などの糖代謝異常，肝障害，腎障害，電解質異常，ビタミン欠乏症，体温異常など
その他	ヒステリー，うつ，睡眠障害など

表2 電解質異常による臨床症状

	低　値	高　値
ナトリウム(Na)	拒食，嘔気，嘔吐，頭痛，混乱 無気力，筋肉のけいれん　　　　　など	嘔気，嘔吐，短気，見当識喪失 無気力，昏迷，昏睡　　　　　　など
カリウム(K)	低血圧，不整脈，知覚障害，麻痺 精神混乱，幻覚，嘔気，嘔吐　など	徐脈，心静止，心室性不整脈，混乱 知覚障害，麻痺，無気力　　　　など
カルシウム(Ca)	テタニー，しびれ，易興奮性 混乱，幻覚，不整脈，喘鳴　　など	混乱，性格変化，無気力，筋弛緩 嘔気，嘔吐，高血圧，徐脈　　　など
マグネシウム(Mg)	混乱，記憶喪失，幻覚，めまい 失調症，不整脈　　　　　　　など	皮膚潮紅，嘔気，嘔吐，無気力 低血圧，不整脈，昏迷，昏睡　　など

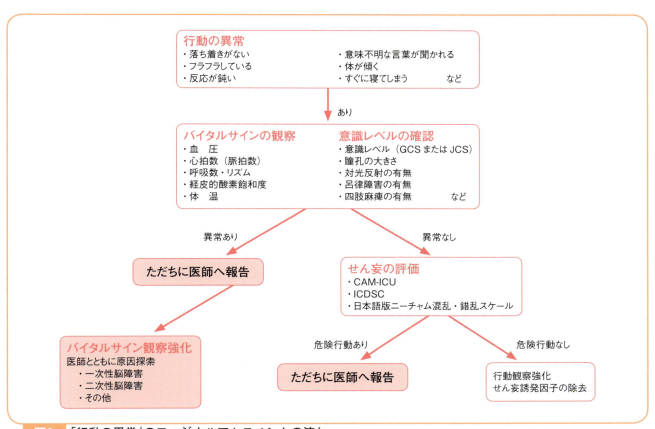

図1 「行動の異常」のフィジカルアセスメントの流れ

参考文献

1) 高島直美："もう「自信がない」なんて言わせない！フィジカルアセスメントのワザを極める！．ナース専科33(42)" 2013
2) 清村紀子 他："フィジカルアセスメントの根拠がわかる！機能障害からみたからだのメカニズム" 医学書院，pp200-250，2014
3) 日野原重明 他："ナースに必要な診断の知識と技術フィジカルアセスメント" 医学書院，pp138-175，2011
4) 高島直美："もう「自信がない」なんて言わせない！フィジカルアセスメントのワザを極める！．ナース専科33(36)" 45, 2013
5) Hildy M Schell 他："Q＆Aで学ぶ 重症患者ケア" エルゼビア・ジャパン株式会社，pp400-412，2008

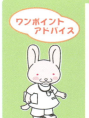

ワンポイントアドバイス
「行動の異常」の裏には，重篤な病態が隠れていることがあります．そして，せん妄との鑑別が困難なこともあります．意識レベルや瞳孔異常，呼吸パターン，運動麻痺に注意し観察します．

Q78 ベッドから転落しているときのフィジカルアセスメントとは？

A ベッドから転落している患者さんを発見したときは，被害を最小限にすることが重要です．意識レベル，呼吸，脈拍，全身状態を素早く確認して，緊急性・重症性を判断し，状態に合わせた対応をします．

エビデンスレベルI

回答者 森木ゆう子，明石惠子

1 意識レベル，呼吸，脈拍の確認

- ベッドから転落している患者さんを発見したときは，最初に**意識レベル**を確認します．
- 具体的には，「どうされましたか」「大丈夫ですか」と呼びかけ，呼びかけに対する返答や動作に注意を払います．
- 呼びかけと同時に**呼吸，脈拍**を確認します．
- 呼びかけに返答がない場合や，呼吸，脈拍が確認できない場合は，速やかにナースコールで応援を求めます．
- 応援を求める際，発見者は患者さんのそばから離れず，一次救命処置を開始します．

2 受傷部位の確認

- 意識レベル，呼吸，脈拍に問題がない場合，問診と頭からつま先までの視診で**受傷部位**を確認します．
- 具体的には，「痛いところはありませんか」「痛いところを触ってみてください」と疼痛部位を尋ね，発赤，腫脹，変形，出血の有無・程度を観察します．
- 苦悶の表情，姿勢や動作（局所をさする，動きを制限するなど）で苦痛を表現していることもあります．

3 安全の確保（移動・移送）

- 落下物の有無など，ベッド周囲の安全を確認し，転倒に注意しながら患者さんをベッドに誘導します．
- 痛みなどで患者が動けない場合は，複数名の介助にて患者をベッドに移送します．

4 詳細な全身状態の確認

- 患者さんをベッドに移動・移送した後，バイタルサインを測定します．
- 問診，視診，触診，打診，聴診によって全身を詳細に観察し，転落による傷害の有無を確認します．
- 傷害の**緊急性・重症性**とともに，創傷処置の必要性を判断します．
- 転落によって起こりやすいのは，打撲，骨折，頭部外傷などです．
- 問診では，再度，痛みの部位を確認し，頭痛，嘔気，麻痺などの自覚症状を確認します．また，「どのように転落されたかわかりますか」と，転落の原因も探ります．
- 視診では，外傷部位の見落としがないかを確認します．また，瞳孔・対光反射の変化を観察します．
- 触診・打診では，圧痛の有無や関節可動域を確認します．
- 観察後は，各施設で決められている**転落対応マニュアル**（図1）にしたがって速やかに行動します．
- 観察した内容は確実に記録し，重大な傷害の見逃しや，転落再発の防止につなげます．

5 継続的な観察

- 転落直後には問題がなくても，数時間後に症状が出現することがあります．転落1時間後，2時間後など，定期的に経過を観察します．
- 転落の数ヵ月後に，頭痛や認知・行動異常など，**慢性硬膜下血腫**の症状が出現することがあります．そのため，頭部を打撲している場合は，長期的な経過観察が必要です．

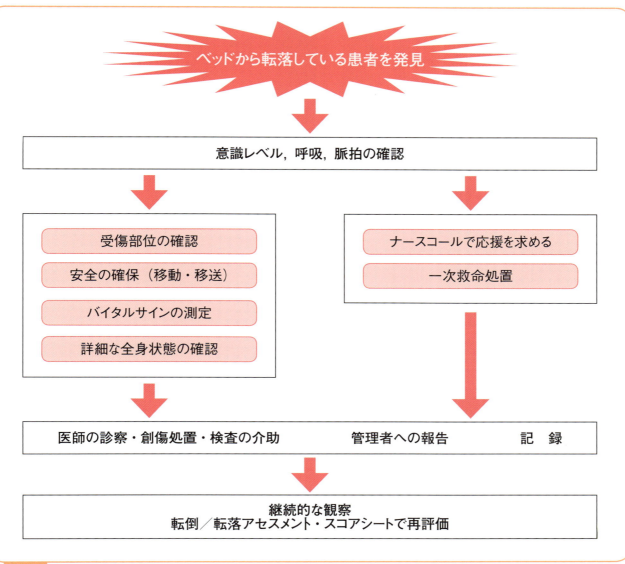

図1 転落対応マニュアル

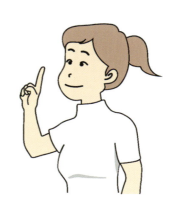

継続的な観察を
・転落1時間後，2時間後など定期的に経過を観察
・頭部を打撲している場合には，長期的な経過観察を

患者氏名＿＿＿＿＿＿＿＿＿＿　　年齢＿＿＿＿歳

項目	特徴	評価スコア	評価日						
			/	/	/	/	/	/	/
Ⅰ. 状況因子 　1. 環境の変化	□緊急入院，転入 □初めての入院 □初めてのベッド生活	1							
2. 過去の既往患者特性	□転倒，転落既往 □意識消失の既往 □70歳以上	2							
3. 治療による行動制限	□手術や治療後の安静制限 □身体に管類が留置されている	2							
Ⅱ. 病態・生理因子 　1. 運動機能低下	□座位・立位を保持する機能の低下 □体位変換・移動動作の機能低下 □日常生活動作に補助器具を使用 　装具，車椅子，杖，．歩行器使用 □未発達	3							
2. 運動機能に影響する身体症状	□貧血，起立性低血圧による脳虚血 □疼痛，発熱などによる下肢虚脱 □平衡感覚に影響する内耳症状	3							
3. 感覚障害	□下肢知覚麻痺　（右・左） □視力障害　　　（右・左）	3							
	□聴力障害　　　（右・左）	1							
4. 認知力低下	□意識障害（JCS　1～30） □不穏，せん妄，抑うつ □過信，理解力低下，痴呆 □未発達	4							
Ⅲ. 薬剤	□抗癌剤　　□鎮痛，解熱剤 □麻薬　　　□抗精神薬 □睡眠剤　　□利尿剤 □降圧剤　　□緩下剤	それぞれ1							
Ⅳ. 排泄	□尿・便失禁　□頻尿　□頻回な便意 □排泄介助が必要 □トイレまで距離がある □ポータブルトイレ使用	それぞれ2							
Ⅰ，Ⅱは該当項目が1つでもあれば，スコアとなる． Ⅲ，Ⅳは項目のチェック数にスコアを加算する．		合計							
		危険度							
		サイン							

【危険度と評価スコア】
危険度Ⅰ（0～5点）：転倒・転落を起こす可能性がある
危険度Ⅱ（6～15点）：転倒・転落を起こしやすい
危険度Ⅲ（16点以上）：転倒・転落をよく起こす

図2 転倒／転落アセスメント・スコアシート

（文献1より引用）

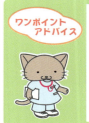

ワンポイントアドバイス
患者さんの状態に合わせた的確な対応ができるように，普段から転落対応マニュアルを把握しておきます．転落後は，転倒／転落アセスメントト・スコアシート（図2）で再評価し，転落の再発防止策を考えることが重要です．

参考文献

1) 稲垣一美：排泄行動に注目した転倒・転落の防止対策．看護　56(13)：43-48，2004
2) 小瀬裕美子：6　転倒・転落．せん妄・栄養・退院支援etc. 看護の「こまった」をぜんぶ解決！大腿骨近位部骨折の看護　整形外科看護18(11)：35-38，2013
3) 川村治子：転倒・転落事故防止．"系統看護学講座　統合分野　看護の統合と実践2　医療安全"医学書院，pp142-168

2章 症候・徴候からみたフィジカルアセスメント

Q79 くしゃみ・鼻水のフィジカルアセスメントとは？

A くしゃみ・鼻水は，鼻腔への異物に対する防御反応で，異物を排除している証拠です．これらの症状がある場合には，おもに問診を手がかりにして，鼻腔への異物となっている原因を明らかにしていく必要があります．

エビデンスレベルⅠ

回答者
栩川綾子，臼井千津

1 問診のポイントについて教えてください

- くしゃみ・鼻水は，鼻粘膜に炎症があるときにみられる症状です．その炎症がどのようなきっかけで起こったのか，また随伴する症状はないのか問診します．
  - 期間（季節性のものか，通年であるのか）・頻度・時間帯
  - どのような（発作的なくしゃみなのか）・鼻汁の色と性状（水様性，膿性）・鼻汁は両側性か
  - 既往歴（アレルギー・生活歴・職業歴・家族歴）
  - 随伴症状（発熱・頭痛・咳・鼻閉・目症状）

2 くしゃみ・鼻水からどのような疾患が考えられますか？

- 鼻粘膜の炎症をひき起こす「鼻炎」を疑います．しかし，鼻炎といっても，原因別に分類されており，どの原因によって起こったのか判断することが必要です（表1）．

3 まず，はじめに何をみる？

- バイタルサイン（特に発熱）を測定し，咳や頭痛などの随伴症状と鼻汁（膿性）を観察し，感染性のものであるのか判断します．急性感染性鼻炎の原因は，ほぼウイルスであるため，治療は対処療法が主流となります．慢性感染性鼻炎は，急性鼻炎が長びくことで起こることが多いため，受診するまでの期間や感染症状の情報を収集します．感染性が疑われない場合は，過敏性非感染症鼻炎を疑い，アレルギー性かどうかを判断していきます．アレルギー性鼻炎は，発作性のくしゃみ・水様性あるいは粘性の鼻汁・鼻閉の症状が特徴的で，この症状を呈する時期がいつなのか確認します．1年中であれば通年性抗体（ハウスダスト・ダニ），季節性であれば花粉が原因であることを疑います．また，アレルギー性鼻炎は，慢性副鼻腔炎や気管支喘息を合併していることがあるため，それらの既往歴の確認を行うと判断しやすくなります．同時に，症状によって仕事や勉学などへの支障も評価し，生活への影響を確認します．確定診断は，鼻汁中に好酸球が認められればその疑いは強くなります．原因抗原の確定は，皮膚テストや血清IgE抗体検査を施行し，症状との一致が認められた場合ですが，その診断には専門家への依頼が必要となります（表2）．上記2つの鼻炎も疑われない場合，職業歴（化学物質・粉じんの暴露状況）・生活状況（気温変化の有無）などを丁寧に問診し，原因を特定していきます．

4 得られた情報をどのようにケアに生かせばよいのでしょうか？

- くしゃみ・鼻水は，感染源となります．そのため近くにいる人は，不快を感じます．患者さんにはマスクの着用と手洗いの励行，鼻水をふきとったティッシュはビニール袋にまとめるなど，感染拡大予防の指導が必要になります．感染性の場合は，内科医への受診で治療が可能な場合もありますが，アレルギー性鼻炎などのように原因抗原を特定するため，専門医の受診を必要とすることがあります．鼻炎は，原因によっては根治を得ることが困難です．専門家による継続的な治療の必要性と，民間療法などの活用に際しては医師等に相談することを説明しなくてはいけません．

表1　鼻炎の分類

1. 感染性
　a. 急性鼻炎，b. 慢性鼻炎

2. 過敏性非感染症
　a. 複合型（鼻過敏症）：
　　ⅰ）アレルギー性：通年性アレルギー性鼻炎，季節性アレルギー性鼻炎
　　ⅱ）非アレルギー性：血管運動性（本態性）鼻炎，好酸球増多性鼻炎
　b. 鼻漏型：味覚性鼻炎，冷気吸入性鼻炎，老人性鼻炎
　c. うっ血型：薬物性鼻炎，心因性鼻炎，妊娠性鼻炎，内分泌性鼻炎，寒冷性鼻炎
　d. 乾燥型：乾燥性鼻炎

3. 刺激性
　a. 物理性鼻炎，b. 化学性鼻炎，c. 放射線性鼻炎

4. その他
　a. 萎縮性鼻炎，b. 特異性肉芽腫性鼻炎

（文献1より引用）

表2　アレルギー性鼻炎と非アレルギー性非感染性鼻炎の鑑別

	アレルギー性		非アレルギー性	
	通年性アレルギー性鼻炎	花粉症	好酸球増多性花粉症	血管運動性鼻炎
発症年齢	小児（3〜10歳代）	青年（10〜20歳代）	成人	成人
性	♂≧♀	♂<♀	♂≦♀	♂≦♀
鼻症状	典型	典型	非典型	非典型
他のアレルギー合併	多い	多い	眼症状少ない	眼症状少ない
鼻汁好酸球	増加	増加	増加	陰性
皮膚テスト，血清特異的IgE抗体	陽性	陽性	陰性	陰性
鼻過敏性	亢進	亢進	やや亢進	やや亢進
頻度	約60%	約50%	約2%	約7%

（文献1より引用）

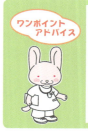

ワンポイントアドバイス
くしゃみ・鼻水は，重症度が高くありませんが，生活への支障や不快感を伴い，患者さんには悩ましいものです．看護師はその苦痛を理解し，原因を明らかにし，適切な治療が受けられるよう，援助していくことが大切です．

参考文献

1) 鼻アレルギー診療ガイドライン作成委員会：鼻アレルギー診療ガイドライン─通年性鼻炎と花粉症─2013年度版（改訂第7版）．ライフ・サイエンス，東京，p3, p24, 2013

2章 症候・徴候からみたフィジカルアセスメント

Q80 流涙のフィジカルアセスメントとは？

> 流涙とは，涙が眼の外に溢れて流れ出すことをいいます．涙は，涙腺で産生され涙道から排泄されています．流涙は，涙腺からの涙の分泌過多のものと涙道の狭窄あるいは閉塞によって起こる涙道の通過障害によって生じるものがあります．

エビデンスレベルⅠ

回答者　桑田惠子

1 問診のポイントについて教えてください

- まず**主訴と自覚症状を聴取**します．涙が出る症状発症の時期と経過をできるだけ具体的に聴きます．また涙が出るのは両側か左右のどちらか片方か，左右同じ症状かあるいは，左右どちらの症状が強いのかなど確認します．急性的なものであれば角結膜の炎症を疑い，慢性的なものであれば涙道閉塞を疑います．

2 流涙の症状ではどんな疾患が考えられますか？

- **涙液分泌過多**によるものは主として眼表面の刺激や羞明による反射性現象であり眼痛，角膜異物，角結膜炎，角膜上欠損・潰瘍，虹彩毛様体炎などで生じます．**涙道の閉塞**によるものは涙道内の涙点，涙小管，涙嚢，鼻涙管などの部位で涙液の通過障害が生じます．この閉塞によって涙の排出が悪くなり涙がこぼれ出てくるのです．鼻涙管狭窄，眼瞼導涙ポンプ機能障害，涙嚢炎，慢性結膜炎，副鼻腔炎術後鼻涙管閉塞，眼瞼縁異常などの疾患で生じます．涙道の閉塞によって細菌が洗い流されないために眼脂や充血，痛みを生じることもあります（図1）．

3 まず，はじめに何をみる？

- **涙液の通過経路**を総称して**涙器**といいます．涙器は，涙腺と涙道からなっています．涙液は涙腺から分泌され角膜表面を潤した後，瞼縁の鼻側にある上下の涙点から涙小管を通って涙嚢に入り，鼻涙管を通り鼻腔へと排出されます（図2）．
- まず**眼球**および**眼窩**，**眼瞼**，**睫毛**の状態の**外観**の視診をします．ついで**涙器**である涙腺と涙道の**触診**をします．示指，中指，薬指で軽く押して涙腺の腫脹・圧痛の有無，涙の過多を観察します．涙点は中指で軽く押して腫脹や発赤，圧痛の有無を観察します．涙嚢から鼻涙管の触診は鼻を指で挟み込むように軽く押しながら圧痛の有無を観察します．また，**疼痛，発赤，腫脹**など炎症症状や**分泌物の有無**などの**状態**も観察します．眼瞼結膜の色，腫脹・分泌物の有無も観察し，眼脂が出ているようであれば涙嚢炎や涙小管炎，出ていなければ涙点閉塞を疑います．

4 得られた情報をどのようにケアに活かせばよいでしょうか？

- 涙が溢れて拭かなくてはならないような状態は患者さんにとって大変煩わしく不快なものです．涙が出ることで困っていることや不安に思っていることを聴き，患者さんの**精神的な苦痛**を理解した援助が大切です．**感染性疾患**が原因の場合は他者への感染防止のためにタオルを使用せず，拭き綿やティッシュペーパーの使い方，捨て方などの指導も大切です．また，涙小管疾患では涙嚢洗浄やブジーなどが実施されるため不安や苦痛の軽減に努めます．

5 その他，関連するフィジカルアセスメントについて教えてください

- 光，煙，ごみ，精神的刺激によっても流涙液の分泌が増加します．その他，味覚神経の刺激や，ある種の薬剤によっても涙液の分泌は増加します．また，内眼の手術後に流涙の症状が出現する場合があります．患者の訴えや症状の観察を十分に行いましょう．

図1 流涙症の原因

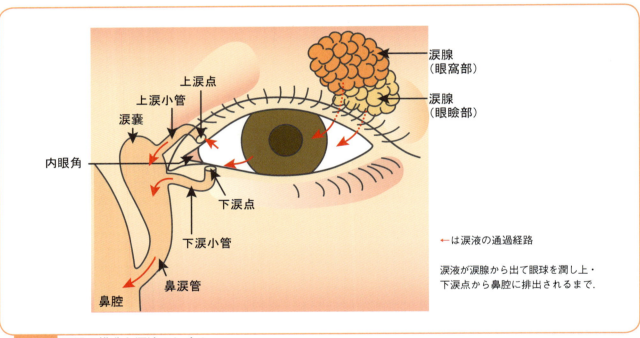

図2 涙器の構造と涙液のしくみ

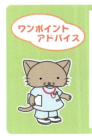

ワンポイントアドバイス
涙器の疾患だけでなくアレルギー体質や打撲，外傷，コンタクトレンズ，異物の混入など外的要因によっても流涙が出現する場合があります．現病歴や既往歴の具体的聴取，随伴症状など全身の観察も大切です．

参考文献

1）大鹿哲郎 他 編："系統看護学講座 専門分野Ⅱ 眼 成人看護学[13]" 医学書院，pp22-33, 2013
2）木下 茂 他 編："標準眼科学" 医学書院，pp9-39, 2013

2章 症候・徴候からみたフィジカルアセスメント

Q81 涙が出ないときのフィジカルアセスメントとは？

A 涙は常時分泌されていて，涙液は涙点から吸収されその一部は角結膜の表面から蒸発しています．涙が出ないという症状は，涙液の分泌が減少する疾患と，涙液が蒸発亢進する角結膜の疾患との鑑別が必要となります．

エビデンスレベル Ⅰ

回答者 桑田惠子

1 問診のポイントについて教えてください

- まず**主訴**を聴取します．涙が出ないことで困っていることや不安に思っていることを聴きます．涙が出ない症状がいつから始まったのか，突然なのか，徐々に変化してきたのか，時々繰り返されてきたのか，あるいは同じ状態がずっと続いているのかなど，できるだけ**自覚症状**を具体的に聴きます．原因や症状は多彩であり，涙が出ないことによる乾燥感だけでなく，眼の違和感やかすみ，眼の疲労，かゆみ，充血を訴えることもあります．そのため現病歴や既往歴について詳細に聴きます．

2 涙が出ない症状ではどんな疾患が考えられますか？

- 涙が出ない代表的疾患に**ドライアイ dry eye（角膜乾燥症）**があります．ドライアイとは，さまざまな要因による涙液および角結膜上皮の慢性疾患であり，眼不快感や視機能異常を伴うと定義されています（表1）．涙液は涙腺から1日約2～3mL分泌され，角膜の表面の保護や結膜との接触を滑らかにしています．涙液は角膜上皮表面から油層，水層，ムチン層で構成され，これらの層のいずれに異常が起こってもドライアイを起こします．（図1）．また，涙液にはリゾチームや免疫グロブリンIgAなどが豊富に含まれており，眼の表面の感染予防や異物を洗い流すのに役立っています．原因は，涙液層の異常による**涙液分泌減少**と，**涙液蒸発の亢進**に分けられます．涙液分泌減少は，涙液層のムチン層の異常によるシェーングレン症候群やスティーブンス・ジョンソン症候群などがあります．また涙液蒸発の亢進では眼瞼炎，乾性角結膜炎，マイボーム腺機能不全，コンタクトレンズ使用者やパソコン使用者の瞬目減少などでも乾燥感を訴えます（図2）．

3 まず，はじめに何をみる？

- 涙が出ないのは，両側か左右のどちらか片方か，左右同じ症状か，左右どちらの乾燥症状が強いのかなどを確認します．さらに眼の不快感や視機能の異常がないか観察します．また，パソコン作業やコンタクトレンズの使用の有無や炎症症状，疼痛，目脂の有無など，涙器の状態を観察します．
- 眼の乾燥を伴う涙液異常の検査では，涙液量を測定する**シルマー（Schirmer）試験**が代表的です．その他フルオレセイン染色，ローズベンガル染色など角結膜生体染色検査が行われます．シルマー（Schirmer）試験は，濾紙片を下眼瞼に挟み5分間での濡れ具合を測定します．

4 得られた情報をどのようにケアに生かせばよいのでしょうか？

- 眼の乾燥は，ゴロゴロした異物感や掻痒感，目の疲れなどのうっとうしさを訴えることが多くなります．患者さんの**不快感を理解**したうえで，乾燥した眼をこすることによって角膜を傷つけたりすることがあるので注意を促します．また，点眼液が処方されたら，適切な点眼方法の指導を行います．

5 その他，関連するフィジカルアセスメントについて教えてください

- **シェーングレン症候群**は，目の乾燥のほか，唾液腺の分泌低下による口内乾燥や関節炎など全身症状を伴います．また**スティーブンス・ジョンソン症候群**も，急性の結膜炎やドライアイの症状を発症します．これら自己免疫疾患ではとくに病態把握と随伴症状の観察が大切です．

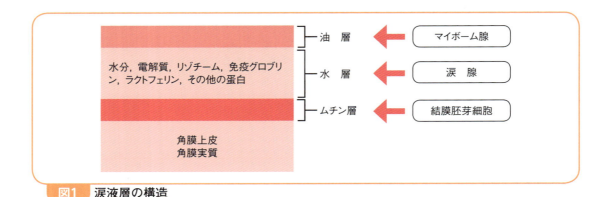

図1 涙液層の構造

表1 ドライアイの定義と診断基準

定 義	さまざまな要因による涙液および角結膜上皮の慢性疾患であり，眼不快感や視機能異常を伴う
診断基準	1．涙液（層）の質的および量的異常 ①シルマー（Schirmer）試験第Ⅰ法で5mm以下 ②涙液層破壊時間（tea film breakup time：BUT）で5秒以下 ①②のいずれかを満たすものを陽性とする．
	2．角結膜上皮障害 ①フルオレセイン染色スコア　3点以上（9点満点） ②ローズベンガル染色スコア　3点以上（9点満点） ③リサミングリーン染色スコア　3点以上（9点満点） ①②③のいずれかを満たすものを陽性とする．

（文献1を参照して作成）

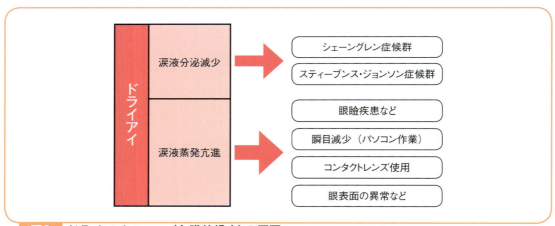

図2 ドライアイ dry eye（角膜乾燥症）の原因

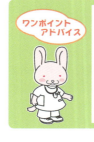

ワンポイントアドバイス
加齢とともに涙腺の機能が低下し，涙液の分泌量は減少します．ドライアイは中年女性に多く起こることも特徴です．またレーシックの術後，一時的にドライアイになることがあります．発達段階や性別はアセスメントには重要な情報です．

参考文献

1）落合滋之 他 監："眼科疾患ビジュアルブック" 永本敏行 他編，学研メディカル秀潤社，pp104-107，2013
2）本田孔士 編："目でみる眼疾患" 文光堂，pp17-21，2009

2章 症候・徴候からみたフィジカルアセスメント

Q82 発疹―紅斑, 膨疹のフィジカルアセスメントとは？

紅斑のフィジカルアセスメントでは，個疹の形，数，配列，分布などを観察し，痒み，痛みなどの自覚症状の有無を問診することが必要です．膨疹のフィジカルアセスメントでは，エマージェンシーを念頭におくことが必要になります．

エビデンスレベルⅠ

回答者
金児玉青

1 発疹の定義

- まず，紅斑の定義ですが，真皮細小血管の拡張・充血により生じる，赤く限局した皮膚色の変化といえます．これは，圧迫すると血流が途絶え紅色は消退し，圧迫をやめると血流が戻り紅色になります．紫斑の場合は，血管外に血液が既に漏出しているので，圧迫しても色調は変化しません．これが紅斑と紫斑の違いです．
- 膨疹とは，浮腫性に隆起した発疹で急性蕁麻疹や虫刺症などの際にみられます．基本的に，一過性の症状で，個疹は数時間で消退することが特徴になります．

2 皮膚以外の症状の観察

- 紅斑以外に，痒み，痛みが随伴症状として出現することは多く，呼吸器症状，消化器症状，発熱，全身倦怠感，皮膚のみならず粘膜疹の出現も，疾患の鑑別に有意な情報となります．また，痒み，痛みなどの自覚的な症状がない，という情報も有意な手がかりになります．

3 発疹とエマージェンシー

- 発疹をみる際，単なる皮膚の観察だけではなく，常にエマージェンシーにつながる可能性を考え，緊急処置ができるように行動しなければなりません．
- つまり，局所的な紅斑に続き，発疹の拡大や，気分不快，悪心，呼吸困難，ひいては血圧低下などの症状が出現している場合は，アナフィラキシーショックを呈していると判断すべきです．この場合，重症度を鑑みながら抗ヒスタミン剤，ステロイド剤，補液，即効的にはエピネフリンの投与が必要になります．
- 近年，医療現場への到着前にアナフィラキシーショックを防ぐ手段として，エピネフリンの自己注射が可能になりました．食物アレルギー，ハチなどの刺症に対し非常に有効な治療といえます．

4 問診のポイント

- 個疹の観察は極めて重要ですが，出現に至った状況を詳細に問診することも，診断，治療上大切です．問診情報を構築しながら，さらに個疹を観察することで病態の評価が行いやすくなります．

【問診項目】
- いつから
- どの発疹からはじまったか
- 痒み，痛みなどの自覚症状
- 発疹出現前の状況

→食事内容，感冒の有無，疲労度，日光暴露，石鹸・化粧品・シャンプーなどを変更したか，昆虫・植物に接触したか，その他化学物質に接触したか，薬剤の使用……

フィジカルアセスメント

表1	紅斑が出現する皮膚疾患の誘因・増悪因子例
疾患名	誘因・増悪因子例
蕁麻疹	抗原の侵入，ストレス，疲労，月経
機械的蕁麻疹 ※図3	皮膚の擦過，摩擦
コリン性蕁麻疹	運動，入浴，発汗，精神的緊張
単純疱疹	紫外線暴露，過労，ストレス
帯状疱疹	過労，ストレス
尋常性ざ瘡	月経前，ステロイドなど薬剤，季節

（文献2を参照して作成）

表2	紅斑の観察ポイント
	観察ポイント
形	環状，蝶形状，弓状，円形，楕円形，線状，卵円形，不整形，地図状など
数	単発，多発
配列	孤立性，散発性，集簇性，疱疹状，帯状，蛇行状など
分布	限局，四肢のみ，体幹のみ，対称性・非対称性，露光部（衣服から被覆されていない部分）・非露光部，神経支配領域など

投与された薬剤により皮膚または粘膜に生じた紅斑を薬疹といいます．薬疹の形態的特徴をまとめるのは難しく，湿疹様，蕁麻疹様，紅皮症などと表すことがあります．治療は，原因薬剤の中止．薬物療法は，ステロイド剤，γグロブリン療法などであるといえます．

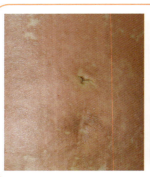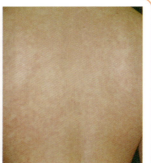

図1 薬疹

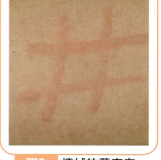

図3 機械的蕁麻疹

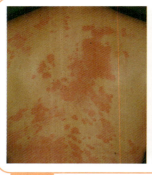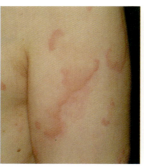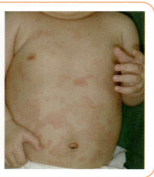

図2 蕁麻疹　膨疹が出現する代表的疾患といえます．多くは一過性で痒みを伴い，個疹は24時間を超えて持続しないことが特徴です．治療は悪化因子の同定，治療，回避が重要で，薬物療法としては抗ヒスタミン剤などがあります．

紅斑や膨疹の観察，自覚症状を問診し，緊急的な処置が必要であるか考えながら対応することが重要です．薬疹，蕁麻疹の場合は原因，悪化因子の検索を行い，判明した場合は回避することが非常に重要になります．

参考文献

1) 橋本公二 他：発疹観察の仕方．"皮膚科ナーシングプラクティス"文光堂，pp18-19，2009
2) 片山一郎 他：蕁麻疹，薬疹，"皮膚科学"，文光堂，pp218-222，pp296-306，2006

2章 症候・徴候からみたフィジカルアセスメント

Q83 掻痒のフィジカルアセスメントとは？

掻痒のフィジカルアセスメントでは，かゆみのメカニズムを理解し，皮膚症状の有無，掻痒の程度，部位から原因を知ることが大切です．また，皮疹を認めない皮膚掻痒症の場合は，かゆみの性質，時期，原疾患の有無も有用な情報となります．

エビデンスレベルⅠ

回答者 神山明子

1 掻痒メカニズムとは？

- かゆみには**末梢性**と**中枢性**のメカニズムがあり，末梢性のかゆみは，表皮－真皮の接合部にある物理的刺激，ヒスタミンなどの起痒物質による化学的刺激，心理的刺激によりひき起こされます．中枢性のかゆみは，血液透析患者や胆汁うっ滞患者など，難治性のかゆみを指し，オピオイドペプチドが受容体に結合することにより，かゆみを誘発すると考えられています．

2 掻痒では，どんな疾患が考えられますか？

- 皮疹に伴って生じる症候性掻痒と，外見上皮疹はなく，かゆみを覚える皮膚掻痒症があります（図1）．
- **症候性掻痒**：湿疹・皮膚炎・薬疹・寄生虫・虫刺されなど
- **皮膚掻痒症**：肝疾患・糖尿病・腎不全・神経症・老人性など
- 高齢者に頻度が高い**老人性乾皮症**があります．加齢現象により，皮脂量の減少，角質細胞間皮質の減少，角質細胞内にある天然皮質成分の減少，発汗の減少などにより，皮膚の水分保持能が低下し，ドライスキンとなることが原因とされています．

3 かゆみを問診し，かゆみを定量化，掻爬痕を観察する

- かゆみについて漠然と尋ねるのではなく，**かゆみの強弱，頻度，持続時間，誘因（発汗，入浴など），不眠，仕事への影響**など，かゆみに関する情報をより多く情報収集することが，かゆみの正確な評価につながるといわれています．かゆみの定量化ツールとして，VAS（visual analog scale）や白鳥の分類表（表1）が使用されています．
- 掻爬行動，掻爬痕の部位，掻爬により形成された皮疹を観察することが必要です．線状の紅斑や表皮剥離，びらん，点状の紫斑痕は，短期間の掻爬の状態であり，苔癬化や痒疹は，長期にわたる掻爬の結果であるといわれており，継時的に観察することが必要です（図2）．

表1 掻痒の程度（白鳥の分類）

程度	日中の症状	夜間の症状
4：激烈なかゆみ	いてもたってもいられないかゆみ．	ほとんど眠れず，しょっちゅう掻くが，掻くとますますかゆみが強まる．
3：中等度のかゆみ	かなりかゆく，人前でも掻く．イライラし，たえず掻いている．	かゆくて目が覚める．一掻きすると一応眠るが，無意識のうちに眠りながら掻く．
2：軽度なかゆみ	ときに手がいき，軽く掻く程度で一応おさまり，あまり気にならない．	多少かゆみはあるが，掻けばおさまる．かゆみのために目が覚めることはない．
1：軽微なかゆみ	ときにむずむずするが，とくに掻かなくてもがまんできる．	就寝時わずかにかゆいが，とくに意識して掻くほどではない．よく眠る．
0：症状なし	ほとんどあるいはまったくかゆみを感じない．	ほとんどあるいはまったくかゆみを感じない．

（文献1を引用）

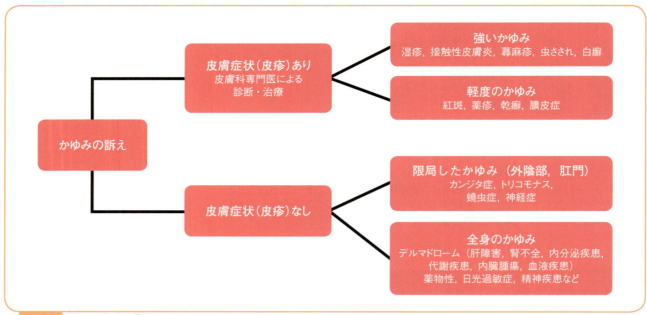

図1 スキントラブル発生時のアセスメント

(文献2より引用)

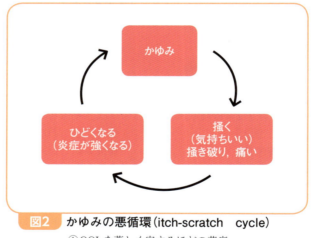

図2 かゆみの悪循環(itch-scratch cycle)
①QOLを著しく害するほどの苦痛
②掻爬を介して皮膚の炎症が生じる
③炎症がかゆみを悪化させる

(文献1より引用)

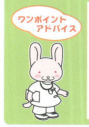

ワンポイントアドバイス

かゆみは主観的な感覚であり，間欠的に現れることが多く，不安定な症状であるため，程度を評価することは困難といわれています．原疾患の把握や治療効果の判定，かゆみの悪化因子の検索，適切なかゆみの評価が重要です．

参考文献

1) 赤津サトミ：皮膚(かゆみ). 透析ケア 2013 19(5)：45-50, 2013
2) 内藤亜由美：掻痒感のある患者のスキントラブル. "スキントラブルケアパーフェクトガイド" 学研メディカル秀潤社, pp120-123, 2013

2章 症候・徴候からみたフィジカルアセスメント

Q84 乾燥した皮膚のフィジカルアセスメントとは？

乾燥した皮膚のフィジカルアセスメントでは，皮脂欠乏の状態が，加齢に由来する皮膚の変化か，スキンケア不良によるものかなどを考える必要があります．単なる皮膚の乾燥が，他の疾患を発見する糸口になることもあるため，丁寧な観察，問診が必要となります．

エビデンスレベルⅠ

回答者 金児玉青

1 高齢者の皮膚

- 高齢者の皮膚は，汗腺や皮脂腺の機能が減退しています．この状況で，入浴時に擦り洗いの習慣があると，皮膚の乾燥は進行し，皮膚トラブルの原因になることがあります．

2 皮膚が乾燥する疾患

- 高齢者にかかわらず，皮脂の減少に起因し，皮膚が乾燥した状態を乾皮症といいます．皮膚に明らかな発疹が出現していないにもかかわらず，痒みを訴える皮膚疾患を，**皮膚掻痒症**といいます．皮膚掻痒症の原因について表1に示します．
- 皮膚が乾燥した状態は，痒みの閾値を下げ，皮膚掻破を繰り返し，炎症が加わることで湿疹を呈します．これを皮脂欠乏性湿疹といいます．夏季より冬季，女性より男性，若年者より高齢者の発症率が高いといわれています．好発部位は下腿で，掻破もしやすいことから，悪化しやすい部位といえます．
- 皮膚乾燥を呈する疾患を表2に示します．乾燥に加え，色素沈着，皮膚の落屑や紅斑を認めるかなども観察します．

3 スキンケア

- 皮膚の乾燥対策は，丁寧なスキンケアを行うことが非常に重要です．皮膚の洗浄時は，ごしごし刺激を加えて洗うのではなく，石鹸の泡でやさしく洗います．洗った後は，保湿剤を使用し，失われた保湿成分を補充します．そのうえで，紫外線，衣服の擦れ，空気の乾燥など，皮膚への刺激を少なくすることが必要になります．

4 薬物療法

- 保湿外用剤塗布を励行することは，非常に効果が高いといえます．掻破により湿疹を呈している場合は，ステロイド外用剤，痒みの訴えが強い場合は抗ヒスタミン剤，抗アレルギー剤の内服をさせ，掻破を防ぐことが第一となります．

日常のスキンケアのポイント

【清潔】
入浴
シャワー
洗顔
クレンジング
室内清掃

【保湿】
保湿剤の使用

【保護】
日焼け予防
衣服選び
室内乾燥対策
化粧品・薬剤
掻く・いじる
労作の軽減

フィジカルアセスメント

表1　皮膚掻痒症の原因

皮膚障害	乾燥状態（ナイロンタオルなどの使用，暖房器具の汎用など）
内分泌・代謝疾患	糖尿病，痛風，甲状腺機能異常，尿崩症
腎障害	慢性腎盂腎炎，慢性腎炎，腎透析
肝障害	胆道閉塞性疾患，慢性肝炎，肝硬変
血液障害	悪性リンパ腫（とくにホジキン病）（図1），白血病，鉄欠乏性貧血，多発性骨髄腫，異常蛋白症，真正多血症
内臓がん	胆道がん，消化器がん，肺がんなど
寄生虫	回虫，鉤虫，フィラリア，住血吸虫
薬剤	モルヒネ，コカイン，ヨード，インスリン，経口避妊薬など
嗜好品	アルコール，タバコ，コーヒー
心因性	神経症，ヒステリー，ストレス
その他	妊娠，更年期障害，老化

（文献2より引用）

表2　皮膚乾燥を呈する疾患

分類	疾患
内分泌代謝疾患	糖尿病
肝疾患	肝炎，肝硬変
腎疾患	慢性腎不全，尿毒症，腎透析
血液疾患	悪性リンパ腫
白癬症	足白癬，手白癬，股部白癬，体部白癬
その他	アトピー性皮膚炎（図2），妊娠，疥癬，肥満細胞症

（文献1を参照して作成）

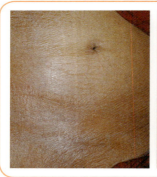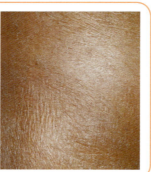

図1　悪性リンパ腫　乾燥した皮膚の状態です．脆弱で色素沈着を伴い，皮膚生検により悪性リンパ腫と診断されました．2枚とも同一人物です．

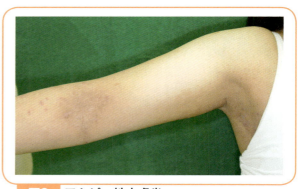

図2　アトピー性皮膚炎　乾燥主体，細かい鱗屑，肘屈曲部の苔癬化局面を認めます．スキンケア指導，保湿剤を含めた外用剤の励行が必要です．

 乾燥程度の皮膚症状でも，患者さんの訴え，生活習慣を丁寧に問診し，いろいろな関連を考えることが必要です．

参考文献

1) 片山一朗 他：湿疹，皮膚炎群．"皮膚科学" 文光堂，pp211-212，2006
2) 橋本公二 他：痒みとは．"皮膚科ナーシングプラクティス" 文光堂，p13，2009

2章 症候・徴候からみたフィジカルアセスメント

Q85 紫斑・点状出血斑のフィジカルアセスメントとは？

紫斑，点状出血斑がみられる際，内科的疾患を患っているケースがあるため，原因を把握することが大切です．症状によって出血傾向の重症度の判別につながるため，検査データと照らし合わせながらアセスメントをしましょう．

エビデンスレベルⅠ

回答者
東海林大輔

1 紫斑，点状出血斑とは？

a) 紫斑
- 血管外の皮下，粘膜下に赤血球が漏れだした状態をいいます．
- 深さや漏出の程度によって紫色とは限らず，点状，斑状の褐色のこともあれば，暗紅色を呈することもあります．

b) 点状出血斑
- 血小板減少症に特有で直径5mmより小さい出血をいい，静脈圧の高くなっている部位や衣服などでしめつけられている部位に発生しやすいです．また，駆血帯や血圧測定時のマンシェットの締め付けによって出現することもあります．
- **血小板が3万/μL以下になると出やすく，1万/μL以下では頻発**します．好発部位については図1を参照してください．ただし，血小板が3万/μL以下になると点状出血だけでなく，重篤な出血を起こしやすい状態です（表1）．

2 紫斑，点状出血斑の原因

- 原因としては大きく①血小板異常，凝固因子の異常による出血傾向，②血管性紫斑，③毛細血管炎，または原因不明の紫斑に分けられます．
- 紫斑，点状出血斑の原因ともなる出血傾向とは，止血機構の障害のため，わずかな外力によりまたは明らかな原因がないにもかかわらず出血し，いったん出血すると止血困難な状態が全身的に認められる病態をいいます．

3 フィジカルアセスメントの実際

- 血液検査データ（血小板，凝固データ）を確認します．
- 血小板減少をきたす主疾患があるか
  ①再生不良性貧血
  ②白血病
  ③悪性腫瘍の骨髄浸潤
  ④突発性血小板減少性紫斑病（ITP）
  ⑤膠原病
  ⑥播種性血管内血液凝固症候群（disseminated intravascular coagulopathy：DIC）
  ⑦脾機能亢進症
  ⑧肝硬変
  などを確認します．
- 凝固異常をきたす主疾患があるか（①血友病，②DIC，③ビタミンK欠乏症など）を確認します．
- 出血症状の特徴（表2）は出血傾向の原因を探る手がかりになるため，どのような出血かを観察します．
- 現在どのような薬を内服しているか（抗凝固薬を内服していないか，または急にやめていないか），薬，食べ物のアレルギーがないかを確認します．
  - 点状出血は薬疹などの紅斑とは異なり，ガラス板で圧迫しても退色しないことが特徴です．
- 紫斑が点状か斑状か皮下血腫なのか，または触知性紫斑（下肢に2〜10mm程度の浸潤を触れる紫斑）かを確認します．腹痛，関節痛などの症状がある場合は全身の多臓器に起こる病態（アナフィラクトイド紫斑）も考えられるため，タール便，血尿の観察を行います．
- **時間単位で変化する場合は重症感染症の疑いがあるのでバイタルサインの変化に注意します．発熱，呼吸の速拍，心拍数の増加があり点状出血斑を認めれば出血傾向を伴う重症感染症の可能性も考慮します．血圧低下があれば敗血症ショックに注意が必要です．**
- 外傷，骨折による紫斑かどうかを問診，触診にて鑑別します．
  - 止まらない鼻出血や粘膜出血等の出血傾向がある場合は内科系疾患を考えます．

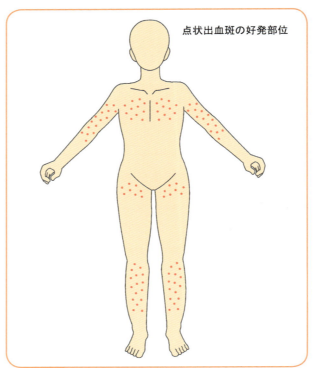

図1　点状出血斑の好発部位

表1　血小板のデータと出血傾向の目安

血小板のデータ	出血傾向の目安
5〜10万/μL	出血傾向出現，止血に時間がかかる
3〜5万/μL	粘膜出血，皮下出血の出現（点状出血斑，歯肉出血，鼻出血）
3万/μL	臓器内出血の可能性（消化管出血，血尿，喀血，眼底出血，性器出血，関節内出血など）
1万/μL以下	致命的な出血の可能性（脳内出血）

（文献4を参照して作成）

表2　出血症状の特徴

項目	凝固異常	毛細血管および血小板障害
浅い傷からの出血	出血は著明でない	血が著明
外傷後出血開始までの時間	しばしば数時間	通常，直後より
圧迫による効果	圧迫をやめると再出血	圧迫により止血し，再出血しない
重症例に好発する出血症状	関節や筋への出血，皮下溢血斑，外傷後の遅延性出血	点状出血斑，鼻出血，子宮出血（関節や筋への出血は稀）

（文献2を参照して作成）

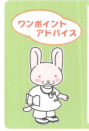

ワンポイントアドバイス

紫斑，点状出血斑は健康な人でも出ることがあるため見逃されやすいです．紫斑，点状出血斑を認めたら内科的疾患の可能性を考えたうえで，観察を行う必要があります．

参考文献

1) 岡本和文 編："症状・徴候を看る力！" 総合医学社，pp209-213，2013
2) 宮崎和子 監，千田敏恵，小野寺綾子 編："成人内科Ⅲ" 中央法規出版，pp45,99-100，2003
3) 小澤桂子，足利幸乃 監："ステップアップ がん化学療法看護" 学研メディカル秀潤社，p101，2008
4) 渡辺孝子 他 編："がん治療の副作用対策と看護ケア―化学療法を中心に 第2版" 先端医学社，p174，2000

2章 症候・徴候からみたフィジカルアセスメント

Q86 褥瘡のフィジカルアセスメントとは？

褥瘡のフィジカルアセスメントでは，**褥瘡と反応性充血との鑑別が必要**です．患者さんの身体に加わった外力は，骨と皮膚表層の間の軟部組織の血流を低下，あるいは停止させます．この状況が一定時間持続されると，組織は不可逆的な阻血性障害に陥り，褥瘡となります[1]．反応性充血は真皮深層の微小血管の拡張であり，褥瘡の定義とは異なるため，皮膚を観察することが重要です．

エビデンスレベルⅡ

回答者
中川ひろみ

1 問診のポイントについて教えてください

- 褥瘡は仙骨部や尾骨などに好発します．このため，患者自身が気づかないことや，認知機能障害がみられる場合は，患者自身に問診することが困難であり，患者および家族，介護者を対象に問診します．
- **反応性充血および褥瘡の発生時期**について質問します．褥瘡である場合は，急性期褥瘡（発生直後から約1～3週間）か，慢性期褥瘡（局所状態が比較的安定する時期）かをアセスメントし，治療とケアの方針を決定します．

2 褥瘡では，どんな疾患が考えられますか？

- 褥瘡発生のリスクが高い基礎疾患として，骨盤骨折，糖尿病，脳血管疾患，脊髄損傷が考えられます．

3 まず，はじめに何をみる？

- 主観的情報と客観的情報を集約してアセスメントし，褥瘡の悪化や感染を防ぐ対策を講じます．

a) **主観的情報**
- 問　診

b) **客観的情報**
① 視　診
- 局所状態：皮膚の色，褥瘡の深さ，滲出液，大きさ，形状，感染（発赤，疼痛，熱感，腫脹，排膿）
- 全身状態：知覚の認知，活動性，可動性，摩擦とずれ，病的骨突出，浮腫，関節拘縮，皮膚の湿潤（失禁，発汗）

② 触　診
- 指押し法，ガラス板圧診法
  皮膚を指で3秒間押す，あるいはガラス板で押して，発赤が消退しない場合はⅠ度の褥瘡です（図1）．Ⅰ度の褥瘡は，通常，骨突出部に限局された領域に消退しない発赤を伴う損傷のない皮膚です．消退した場合は，反応性充血です（図2）．
  皮膚の熱感や疼痛，創部からの排膿は感染の徴候であり，医師に報告します．
  硬結，泥のような浮遊感，皮膚温の変化は，深部損傷褥瘡の徴候であり，褥瘡の悪化が予測されます．

③ 聴　診
- ドプラ聴診検査
  下肢の褥瘡については，**足背動脈・後脛骨動脈を触知**してドプラ聴診を行い，モノフィラメントおよび音叉により**知覚神経障害を確認し，下腿潰瘍と褥瘡の鑑別**を行います．

④ その他
以下のスケールを用いて，褥瘡をアセスメントします．
- リスクアセスメントに用いられるスケール：ブレーデンスケール
- 褥瘡状態評価スケール（表1）：DESIGN-R®

4 得られた情報をどのようにケアに生かせばよいでしょうか？

a) **褥瘡である場合**
持続発赤の部位が骨突出部から離れていることや，二重紅斑（濃淡のある発赤）がみられる深部損傷褥瘡は，褥瘡を悪化させることが予測されるため，毎日皮膚を観察します．
以下の①から⑤の項目について介入します．
① マットレス・クッションの選択，体位変換，ポジショニング（シーティング）
② スキンケア
③ ドレッシング材の選択
④ 患者教育

フィジカルアセスメント

⑤運動療法・物理療法
b) 反応性充血である場合
●発赤を悪化させる要因を除去します.
●皮膚を毎日観察します.

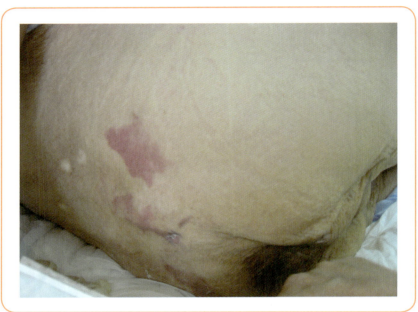

図1 指押し法で発赤が消退しないⅠ度の褥瘡

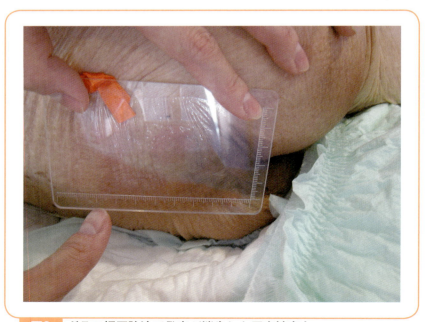

図2 ガラス板圧診法で発赤が消失した反応性充血

表1 褥瘡状態評価スケール®

DESIGN-R®（2008年改訂版　DESIGN褥瘡経過評価用）

Depth　深さ　創内の一番深い部分で評価し，改善に伴い創底が浅くなった場合，これと相応の深さとして評価する

d	0	皮膚損傷・発赤なし	D	3	皮下組織までの損傷
	1	持続する発赤		4	皮下組織を越える損傷
	2	真皮までの損傷		5	関節腔，体腔に至る損傷
				U	深さ判定が不能の場合

Exudate　滲出液

e	0	なし	E	6	多量：1日2回以上のドレッシング交換を要する
	1	少量：毎日のドレッシング交換を要しない			
	3	中等量：1日1回のドレッシング交換を要する			

Size　大きさ　皮膚損傷範囲を測定：［直径(cm)×直径と直交する最大径(cm)］

s	0	皮膚損傷なし	S	15	100以上
	3	4未満			
	6	4以上　16未満			
	8	16以上　36未満			
	9	36以上　64未満			
	12	64以上　100未満			

Inflammation/Infection　炎症/感染

i	0	局所の炎症徴候なし	I	3	局所の明らかな感染徴候あり（炎症徴候，膿，悪臭など）
	1	局所の炎症徴候あり（創周囲の発赤，腫脹，熱感，疼痛）		9	全身的影響あり（発熱など）

Granulation　肉芽組織

g	0	治癒あるいは創が浅いため肉芽形成の評価ができない	G	4	良性肉芽が，創面の10％以上50％未満を占める
	1	良性肉芽が創面の90％以上を占める		5	良性肉芽が，創面の10％未満を占める
	3	良性肉芽が創面の50％以上90％未満を占める		6	良性肉芽が，全く形成されていない

Necrotic tissue　壊死組織　混在している場合は全体的に多い病態をもって評価する

n	0	壊死組織なし	N	3	柔らかい壊死組織あり
				6	硬く厚い密着した壊死組織あり

Pocket　ポケット　毎回同じ体位で，ポケット全周（潰瘍面も含め）［直径(cm)×短径(cm)］から潰瘍の大きさを差し引いたもの

p	0	ポケットなし	P	6	4未満
				9	4以上16未満
				12	16以上36未満
				24	36以上

ワンポイントアドバイス
褥瘡ケアは，チーム医療によって遂行され，多職種間でフィジカルアセスメントの情報を共有し，患者によりよい医療を提供することが重要です．

参考文献

1）日本褥瘡学会　学術委員会　ガイドライン改訂委員会：褥瘡予防・管理ガイドライン（第3版）．日本褥瘡学会誌　14（2）：165-226，2012
2）立花隆夫 他：学術委員会報告-DESINについて．褥瘡会誌　10（4）：586-596，2008

2章 症候・徴候からみたフィジカルアセスメント

Q87 落ちつかない(不穏)のフィジカルアセスメントとは?

A ストレス要因の身体的苦痛と精神的苦痛の鑑別が必要です。患者の状況・苦痛を理解することが重要です。患者の苦痛は身体的苦痛、精神的苦痛(図1)から生じています。原因を明確化し、速やかに除去することが重要です。状況を理解し苦痛を緩和できるよう、ケア計画を立案することが大切です。

エビデンスレベルⅢ

回答者　浅香えみ子、竹内史江

1 不穏では、どんな疾患が考えられますか?

- 興奮・不穏状態は、重篤な合併症(表1)による場合もあるため注意が必要です。興奮、不穏状態に対しては、安易に鎮静剤を投与するのではなく、その原因を検索し、対応することが望まれます。とくに、疼痛については、十分な鎮痛を図った後に鎮静を行うべきであるとされています(推奨度の高い事項ですので注意しましょう)。
- 不穏状態を起こす要因からもわかるように、重篤な状態に移行しやすいため、的確なスクリーニングを行い、ケア計画を立てることが重要です。

2 まず、はじめに何をする?

- 不穏状態にある患者さんの安全を守ることが最優先です。とくにクリティカルケアの領域では、気管挿管や、あらゆるチューブ類が挿入されている患者さんが多く、不穏状態によって自己抜去、ライントラブル発生の危険があります。まずは、患者の安全を守ることが大切です。その後に、せん妄・痛みの評価をアセスメントツールを用いて行います。せん妄評価としてはCAM-ICU、ICDSC、日本語版ニーチャム混乱・錯乱スケール、せん妄評価尺度98年改訂版があります。それぞれの特徴をふまえて使用します。CAM-ICU・ICDSCはクリティカル領域で有用なスケールですが、日本語版ニーチャム混乱・錯乱スケール、せん妄評価尺度98年改訂版は、一般病棟でも使用が可能です(表2)。痛みの評価としては、BPS、NRS、VASなどのスケールの活用があります。患者さんの状況に合ったスケールを用いて評価し、必要時は鎮痛剤の検討を行い、苦痛の軽減を図り、身体的苦痛を緩和できるよう、介入を行う必要があります。

3 得られた情報をどのように活かせばよいでしょうか?

a) 最適な鎮静・鎮痛

疾病や病態、行われている治療によって生じているストレスの強さや精神状態は、個々の患者によって多様です。スクリーニングを行った結果、痛みによる苦痛によって不穏状態を起こしていると判断した場合は、適切な鎮静、鎮痛を図る必要があります。とくに人工呼吸器の患者は、苦痛を軽減し安静を得る目的で、鎮静薬・鎮痛薬の投与が必要となります。

b) 精神的な苦痛の緩和

入院やICUなどの閉鎖された環境の変化、疾病による治療や予後の不安、治療によって生じる生理的欲求が充足されない環境、睡眠障害などの精神的な苦痛によって不穏状態を招きます。適切な情報を提供し、不安を最小限にすることや、家族や親しい友人の面会を促し、安心感を与えることが大切です。概日リズムを維持し、睡眠環境を調整することも重要です。日中は太陽の光を取りいれ、夜間は照明を暗くし患者さんが安心して入眠できるよう環境を整えます。ベッド周囲に時計やカレンダー、家族の写真の設置も安心感を与えることに有効です。治療によって安静を強いられている場合は、常に同じ視界での環境になるため、患者さんに日付や時間を伝えたり、会話を多くしたりなどすることも必要です。

図1 ICU入室患者の心身の苦痛

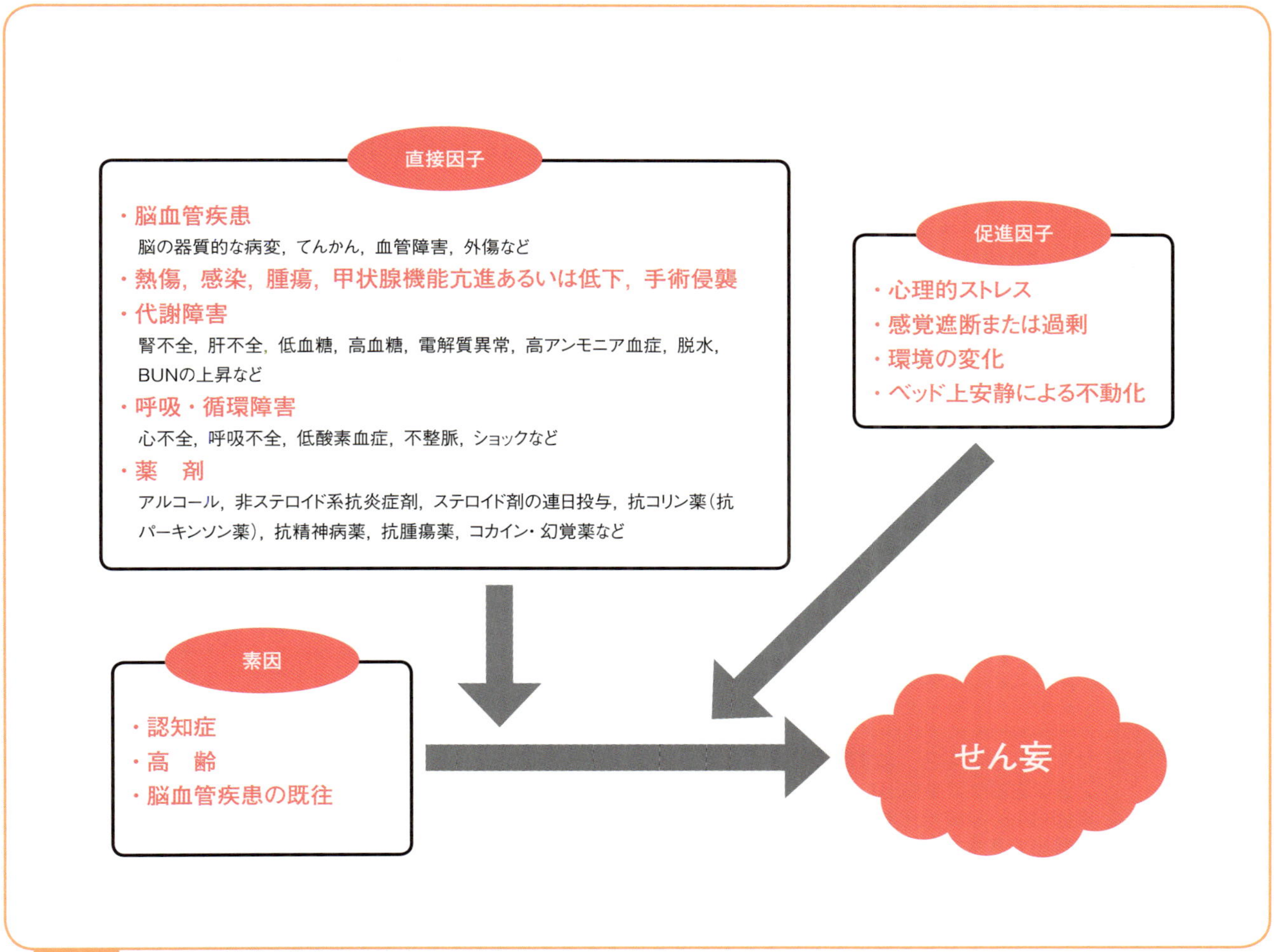

身体的苦痛
- 疼痛
- 挿管の痛み
- 挿管についての不安
- のどに詰まった感覚
- 十分な空気が吸えない感覚
- 身体拘束
- 騒音による不眠
- 話すことができない

精神的苦痛
- 緊張あるいは不安
- 抑うつあるいは悲観
- 恐怖
- 何か良くないことが起こるかもしれないという不安
- セルフコントロールの欠如
- 状況と処置についての理解不足

図2 せん妄の発生要因

直接因子
- 脳血管疾患
  脳の器質的な病変，てんかん，血管障害，外傷など
- 熱傷，感染，腫瘍，甲状腺機能亢進あるいは低下，手術侵襲
- 代謝障害
  腎不全，肝不全，低血糖，高血糖，電解質異常，高アンモニア血症，脱水，BUNの上昇など
- 呼吸・循環障害
  心不全，呼吸不全，低酸素血症，不整脈，ショックなど
- 薬剤
  アルコール，非ステロイド系抗炎症剤，ステロイド剤の連日投与，抗コリン薬（抗パーキンソン薬），抗精神病薬，抗腫瘍薬，コカイン・幻覚薬など

促進因子
- 心理的ストレス
- 感覚遮断または過剰
- 環境の変化
- ベッド上安静による不動化

素因
- 認知症
- 高齢
- 脳血管疾患の既往

→ せん妄

（文献2より引用）

表1　興奮・不穏状態の原因

1. 疼　痛
2. せん妄（ICUにおける興奮・不穏状態の原因として最も多い）
3. 強度の不安
4. 鎮静薬に対する耐性，離脱（禁断）症状
5. 低酸素血症，高炭酸ガス血症，アシドーシス
6. 頭蓋内損傷
7. 電解質異常，低血糖，尿毒症，感　染
8. 気胸，気管チューブの位置異常
9. 精神疾患，薬物中毒
10. 循環不全

（文献3より引用）

表2　せん妄のアセスメントツール

CAM–ICU	・短時間で評価でき，挿管・気管切開の患者にも使用が可能 ・アセスメントしたその時のせん妄評価が可能 ・患者の協力が必要	クリティカル領域で有用
ICDSC	・短時間で評価でき，挿管・気管切開の患者にも使用が可能 ・評価者以外に，24時間以内の勤務者や記録からも判断が可能	
日本語版ニーチャム混乱・錯乱スケール	・混乱，錯乱状態の初期，早期の症状を敏感に把握できる	
せん妄評価尺度98年改訂版	・せん妄の有無と重症度の両方の評価が可能	

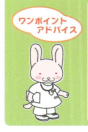

ワンポイントアドバイス

せん妄状態の場合，まず原因をアセスメントし，必要な看護ケアを抽出します．また，直接因子・素因（図2）の該当患者は，発症を予防するための看護介入を入院時から行うことで，せん妄発症を予防することが可能になります．

参考文献

1) 加瀬寛恵：疼痛管理～コミュニケーションが困難な患者のケース，重症集中ケア12(3)：2013
2) 剣持雄二：せん妄予防．"重症集中ケア 11(2)：77-82　茂呂悦子 他："せん妄であわてない"茂呂悦子 編．医学書院，2011
3) 日本呼吸療法医学会　人工呼吸器中の鎮静ガイドライン作成委員会："人工呼吸器の鎮静のためのガイドライン"

2章 症候・徴候からみたフィジカルアセスメント

Q88 血尿のフィジカルアセスメントとは？

A 血尿とは、尿に赤血球が混入した状態です。腎・泌尿器系疾患の症状で、尿のスクリーニング検査で血尿が指摘された場合は、血尿を起こす原因疾患と関連しているので、二次スクリーニング検査と、それに続く治療が行われます。

エビデンスレベルⅡ

回答者
高尾ゆきえ

- 腎・泌尿器系すべての部位での出血が原因となります。尿中の赤血球の量によって「肉眼的血尿」「顕微鏡的血尿」（表1）に区別されます。

1 問診のポイントについて教えてください

①尿と排尿について：尿の色（赤色の濃さ）・凝血の有無・量・尿意・排尿痛・残尿感・排尿回数・排尿時間・失禁など

②他の出血の鑑別として：痔核の有無・女性では生理・性器出血の有無

③既往・現病歴：腎・泌尿器系の疾患・外傷・凝固系に影響する薬剤使用・発熱の有無

- 血尿か他の出血かを、鑑別する必要があります。尿検査においても、他の部位からの出血が混入すると、血尿と診断ができません。採尿方法を確認し、必要に応じてカテーテルを挿入して採尿するなどの検討が必要です。

2 まず、はじめに何をみる？

a) 血尿の程度は？

血尿の程度を判断するのに、血尿の色スケールを使用すると、客観的に評価できます（図1）。
ヘマトクリット値を基準にして、赤色の濃さの段階を分ける方法では、尿量と尿の色から、およその出血量を判断することができます。経尿道的前立腺切除術や経尿道的膀胱腫瘍切除術では、術後に尿留置カテーテルが挿入されます。尿留置カテーテルから出血が多くなると、血尿の赤色が濃く、凝血塊が排出され、カテーテルの閉塞（尿閉）や膀胱タンポナーデをひき起こすことがあります。出血量が多い場合は、出血性ショックをきたすことがあり、速やかな止血処置が必要です。

b) 排尿と血尿の関連は？

- 肉眼的血尿がある場合に「トンプソンの2杯分尿法」で、出血部位の予測をすることができます。採尿時に、排尿のはじめと終わりに分けて尿を別々のコップに採り、尿の色をみます。排尿のはじめに血尿がある場合は、尿道付近の出血が疑われ、排尿の終わりに血尿があると、膀胱と、膀胱に近い尿道の出血が疑われます（表2）。
- 出血部位の特定は、採尿だけでは判断できないので、画像検査や一般検査の結果を総合して判断します。

3 血尿の原因（疾患）は？

- 腎・泌尿器系すべての部位での出血が原因となります。
- 腎、膀胱、前立腺の腫瘍・IgA腎症などは他の症状を伴わないことが多く、尿管結石・尿路感染などは、排尿痛や頻尿などの症状とともに血尿を生じます。
- 腎・泌尿器系の外傷によっても血尿は生じるので、損傷部位の特定が必要です。

4 どんな対応をするのか？

- 出血量が多い場合は、尿路の閉塞をきたしやすいため、膀胱洗浄を行います。膀胱内が尿と洗浄水で充満するため、尿意や腹部膨満感、痛みなどが出現しやすいので、症状の確認が必要です。また、出血性ショックの兆候がないか、バイタルサインの変化や、嘔気・冷汗・生あくびなど症状がないか、注意深く観察します。
- 出血部位が明らかでない場合や、尿道損傷が疑われる場合の尿留置カテーテル挿入は、二次的損傷を起こす危険があります。泌尿器科医師などのスペシャリストに、挿入の依頼をしましょう。

表1	血尿の原因
肉眼的血尿	泌尿器系の悪性腫瘍・泌尿器系の感染・尿路系の結石，外傷 経尿道的前立腺切除術後，経尿道的膀胱腫瘍切除術後など
顕微鏡的血尿	慢性膀胱炎・IgA腎症・尿路結核・外傷など

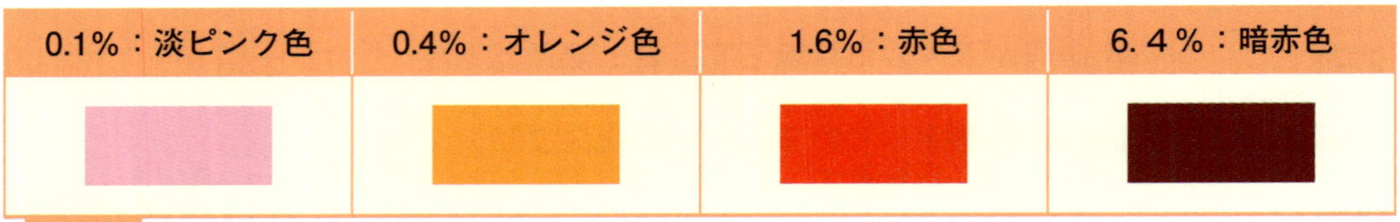

0.1%：淡ピンク色　　0.4%：オレンジ色　　1.6%：赤色　　6.4%：暗赤色

図1　血尿の色スケールの例　　　　　　　　（当院で作成したスケールを一部変更）

表2　トンプソン2杯分尿法

第1尿	第2尿	出血部位
血尿	透明	初期血尿：尿道口・尿道の前部・前立腺部尿道からの出血
透明	血尿	終末血尿：後部尿道から膀胱頸部からの出血
血尿	血尿	全血尿：膀胱頸部以外の膀胱から尿管・腎からの出血

採尿時に排尿のはじめ（第1尿）と終わり（第2尿）に分けて尿を別々のコップに採り，尿の色をみます

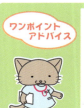

ワンポイントアドバイス
血尿は，顕微鏡的血尿があり，見た目では判断がつかないことがあります．尿量の変化や症状から血尿を予測し，早期に次の検査へつなげることが必要です．

参考文献
1) 血尿診断ガイドライン編集委員会：血尿診断ガイドライン，2013
2) 落合慈之 他："腎・泌尿器疾患ビジュアルブック" 学研メディカル秀潤社，2010

3章 疾患別フィジカルアセスメント

Q89 呼吸不全のフィジカルアセスメントの進め方は？

呼吸不全の患者さんを救命するには，早期発見と緊急処置が不可欠です．昏睡，チアノーゼ，血圧低下，起坐呼吸，シーソー呼吸，頻呼吸（30回/分以上），徐呼吸（10回/分未満），重症不整脈を伴うもの，パルスオキシメータでSpO_2 85％以下は緊急事態です．ただちに緊急処置を行います．

エビデンスレベルI

回答者
岡元和文，田中治江

1 緊急度の判断

- 最初に，緊急事態かどうかを判断します．
- 意識障害，会話ができない状態，血圧低下，チアノーゼ，起坐呼吸（坐って呼吸する状態），シーソー呼吸（吸気時に腹部は膨隆するが胸部は陥凹する状態），頻呼吸（30回/分以上），徐呼吸（10回/分未満），重症不整脈，パルスオキシメータでSpO_2 85％以下は緊急事態です．ただちに酸素投与を開始します．

2 主観的情報の収集

- スタッフが多ければ，一人は家族から主観的情報を収集します（表1）．
- 息切れや呼吸困難はいつ始まったか，発症の経過を確認します．
- 薬アレルギー，食物アレルギー，または中毒の有無を確認します．
- 現在，服薬中の薬と既往歴を聴きます．喘息，慢性気管支炎，肺気腫，心疾患，糖尿病，腎不全などがあるかを確認します．
- 呼吸困難は急性か進行性か，喀痰の有無，咳（湿性か乾性か）と性状（色，水溶性か粘稠性か），喫煙の既往（何歳から何年か），肺障害を起こす可能性がある職場でないか（粉塵やアレルゲン）などを問診します．

3 客観的情報収集のポイント

- 客観的情報を収集するポイントは危険な症状を見逃さないことです（図1）．

- 患者救命のためにフィジカルアセスメントを行い，同時に緊急処置を開始します．
- 意識障害と舌根沈下は最も危険な徴候です．気道確保とともに必要であれば，マスク・バッグで人工呼吸を開始します．
- チアノーゼがあれば，パルスオキシメータでSpO_2を測定します．肺炎や肺水腫などの急性呼吸不全では，マスクによる高濃度酸素投与を開始し，SpO_2 95％以上とします．高CO_2血症による意識障害（CO_2ナルコーシス）を起こす可能性がある慢性呼吸不全の急性増悪では，SpO_2 85〜90％を目標に，鼻カニューラで酸素投与を1L/分から開始します．
- 吸気時に肋骨間が陥没する肋間陥凹，胸骨上窩の陥凹，吸気時にのど仏（喉頭隆起）が下に牽引される気管牽引，シーソー呼吸も緊急度が高い状態です．口腔内や上気道の異物や食物による閉塞の可能性があります．酸素投与と気道内異物の確認と除去が不可欠です．
- 頻呼吸（30回/分以上）と徐呼吸（10回/分未満）も危険な徴候です．"冷汗"を伴うものは心筋梗塞なども考慮し，さらに緊急度が高いと考えます．血圧と心電図モニターを行い，低血圧の有無，ST低下や不整脈の有無を確認します．
- スリムな20歳代前後の男性（自然気胸を起こしやすい）や，胸部外傷後の突然の血圧低下を伴う呼吸困難では，緊張性気胸を考えます．気胸側の肺野では，打診で太鼓を叩いたような鼓音の増強，呼吸音の消失，胸郭の膨隆が確認できます．救命のために酸素投与を開始し，胸腔ドレーン挿入が不可欠です．

表1 呼吸不全をきたす代表的な疾患と症状

分類	疾患	症状
肺実質および気管支の異常	気管支喘息 肺炎（誤嚥性肺炎含む） 肺気腫 急性呼吸促迫症候群（ARDS）	呼吸困難 咳，痰 喘鳴 起坐呼吸
胸郭の異常	陳旧性肺結核 結核後遺症	咳（湿性・乾性） 浅い呼吸
胸腔内の異常	気胸 血胸 胸水	呼吸困難
心血管系の異常	肺梗塞 心不全による肺水腫 腎不全による肺水腫	洞頻脈 起坐呼吸
神経筋の異常	筋萎縮性側索硬化症（ALS） ギラン・バレー症候群 慢性呼吸不全患者の胸筋疲労 脳血管疾患（とくに呼吸中枢の障害）	頭痛 頭重感 記銘力低下 見当識低下
その他	急性中毒（一酸化炭素，鎮痛鎮静薬など）	傾眠 意識障害 舌根沈下

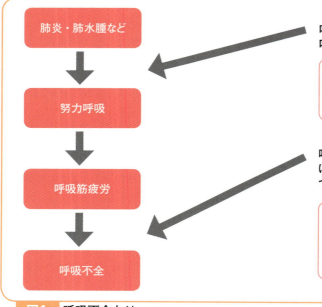

呼吸不全の患者さんを助けるには，呼吸不全のサインを早期に発見することがポイントです．

解説 人は PaO_2 60mmH 以下または $PaCO_2$ 45mmHg 以上になると，動脈血ガスを正常に保つために努力呼吸をします．呼吸数は増加し，重症になると呼吸数 30 回／分以上となります．

呼吸筋疲労を起こし，呼吸不全になってから呼吸不全を見つけるのでなく，呼吸不全を起こす前に，早期に呼吸不全を見つけることができれば，患者さんの予後を大きく改善できます．

解説 マラソンをすれば足の筋肉が疲れるように，努力呼吸が続くと呼吸筋も疲れてきます．これを呼吸筋疲労といいます．呼吸筋疲労が起こると，動脈血ガスを正常に維持できなくなります．これが呼吸不全です．空気呼吸下で PaO_2 は 60mmHg 以下となります．PaO_2 低下とともに $PaCO_2$ 45mmHg 以上となる例もあります．

図1 呼吸不全とは

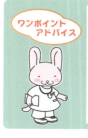

ワンポイントアドバイス 呼吸不全患者さんのフィジカルアセスメントの特徴は，緊急処置が伴うことです．早期発見と早期処置が重要です．呼吸回数30回／分以上，または SpO_2 90%未満は，重要な呼吸不全の早期サインです．

参考文献

1）岡元和文，柳下芳寛 編："パーフェクトガイド 呼吸管理とケア―病態生理から学ぶ臨床のすべて―" 総合医学社，2012

3章 疾患別フィジカルアセスメント

Q90 急性心不全のフィジカルアセスメントの進め方は？

急性心不全のフィジカルアセスメントでは左心不全と右心不全の病態を理解した上で両者の鑑別が必要です．急性心不全症状は心臓機能異常によって心臓からの心拍出量が低下すること，および後方臓器は血液がうっ滞することによって起こる諸症状ですが，心拍出量が多いのに心不全をきたす疾患もあることを忘れないようにしましょう．左心系の異常による左心不全なのか右心系の異常による右心不全あるいはその混合した両心不全なのか，患者さんの全身所見からみて鑑別する必要があります．

エビデンスレベルⅢ

回答者
川田忠典

1 心不全の症状とその病態の特徴について教えてください

● 心拍出量が低下すると，末梢組織の循環不全症状によって組織は低酸素状態となります．手足の先端は冷たく蒼白で，皮膚は湿っています．脈拍は微弱で，心拍出量を増やそうとして脈拍数は100/分以上の頻脈を呈します．40以下の高度の徐脈や重症不整脈も，長続きすると心不全の原因となります．通常，血圧は100 mmHg以下の低血圧を呈します．腎血流量も低下しますので，一時間尿量も減少し，乏尿・無尿となります．

● 後方臓器のうっ血症状は，左心不全と右心不全では症状が異なります．左心室の収縮不全による左心不全では肺がうっ血するため，**息切れ**，**呼吸困難**，**夜間の発作性呼吸困難**をきたし，うっ血が高度で肺水腫にまで悪化すると起坐呼吸となり，**ピンク色の泡沫状の喀痰**を喀出し，口唇，爪床は**チアノーゼ**を呈します．
右心室の収縮不全による右心不全では，半坐位でも**頸静脈が怒張**し，**肝臓腫大**あるいは**腹水貯留**により腹部の膨満感や右季肋下の圧痛を訴えます．下腿には指で押すと圧痕の残る**浮腫**を認めます．（図1）

2 心不全にはどのような疾患が考えられますか？それらの疾患がどのような理由で心不全を起こすのか教えてください

● 心拍出量を決定する因子には，①心室拡張期の血液容量（前負荷と言います），心室が収縮し血液を拍出するときの②血管抵抗（後負荷），③心筋の収縮する力および④心拍数の4つからなります．

● 心室の拡張期容量が過剰となって心不全をきたす疾患には，以下のような疾患があります．
①先天性心疾患では左右短絡疾患があります．**心房中隔欠損症（ASD）**では左心房から右心房，右心室へと大量の血液が流れ込みますので，右心室の容量負荷による右心不全が起こります．**心室中隔欠損症（VSD）**では左右の心室の間に，**動脈管開存症（PDA）**では大動脈と肺動脈の間に左右短絡路があり，肺血流量が増大し，肺高血圧症を合併してくる前までには，左心房・左心室の容量負荷が心不全の原因となります．
②後天性心疾患では，**僧帽弁および大動脈弁に逆流**をきたした場合，左心室の拡張期容量が増大し，左心不全の原因となります．三尖弁逆流の場合には，右心室の容量負荷のため右心不全をきたします．
③僧帽弁の腱索断裂や，心臓の弁膜やその周囲の組織の感染によって弁破壊をきたす**感染性心内膜炎**では，元来元気な人に急に心不全が起こることがあります．

● 心室流出路抵抗が過大となって心不全を起こす疾患には，左心系では**大動脈弁狭窄症**や**高血圧症**などがあり，右心系では先天性の**肺動脈狭窄症**，**肺高血圧症**があります．

● 心室の心筋収縮力低下が心不全を誘発する疾患には，**急性，慢性心筋梗塞症，心筋症，心筋炎**があります．特に，冠動脈が急に血栓閉塞して心筋の壊死をきたす心筋梗塞症では，冷汗を伴う激しい胸痛発作の後，しばしば心不全，ショックをきたします．
不整脈でも心不全をきたすことがあります．**発作性頻拍症**や**頻拍型心房細動**などでは，高度の頻脈が長時間におよんだ場合，心筋収縮力が低下し心不全の原因となります．逆に，**完全房室ブロック**や**徐脈型心房細動**などで，脈拍数が高度に低下すると徐脈性心不全をきたします．徐脈による心不全は，1回の心拍出量を増大させなければならないため，拡張期の心室容量が過剰に増えることが原因で，容量過負荷性の心不全ともいえます．

● 高度の**慢性貧血**や**甲状腺機能亢進症**では末梢臓器の酸素やエネルギー需要を満たそうとして脈拍数を増やし，心

フィジカルアセスメント 217

拍出量も増大させます．しかし，それが長期となると心筋の収縮力にも悪影響を与え，心不全を誘発させます．心拍出量が多いのに心不全をきたすことから**高心拍出量性心不全**と呼びます．

3 フィジカルアセスメントから心不全の程度と患者さんへの緊急的対応をどうやって判断するのでしょうか？

- 全身所見から現在患者さんの心不全がどの程度なのかを判断し，胸部X線撮影，パルスオキシメーターによる動脈血酸素飽和度（SpO_2），心電図，動脈血ガス分析や心筋逸脱酵素などを含めた血液検査，導尿留置バルーン・カテーテル挿入の指示を医師から受けます．
- 通常，患者さんの循環動態指標によって群分けされたForrester分類（**図2**）によって治療方針を立てますが，それにはSwan-Ganzカテーテルを肺動脈まで挿入し，左心室の拡張期圧を反映する肺動脈楔入圧および心拍出量測定を行う必要があります．
- Swan-Ganzカテーテルを用いない場合には，臨床所見から，心不全病態をForrester分類に準拠させたNohria-Stevenson分類（**図3**）を用います．**Nohria-Stevenson分類**のA群では，末梢循環不良，うっ血なく，四肢末梢は温かく肺の聴診でも肺雑音は聴けない状態であれば心不全はないか，軽症と考えられ，緊急治療は不要でしょう．
- B群，L群では末梢循環不全，うっ血症状のどちらかがある場合で，C群は末梢循環不全，うっ血症状の両者を伴い，もっとも重症な心不全と考えるべきです．
- うっ血症状のあるB，C群では努力呼吸を呈していますので，Fowler体位とし，ただちに酸素吸入を行い，C群ではさらに強力な強心薬，利尿薬の投与が必要です．
- L群では末梢循環が不良であり，血管確保を行い，輸液療法が有効でしょう．

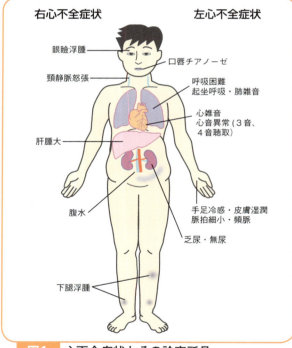

図1 心不全症状とその診察所見

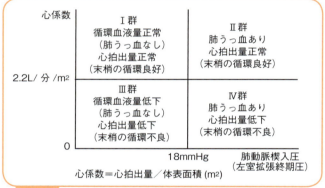

図2 左心不全におけるForrester分類

図3 診察所見からみた左心不全のNohria-Stevenson分類

ワンポイントアドバイス
患者さんの症状・診察所見から心不全分類のどの範囲に属するか素早く判断し，応急的には患者さんに楽な体位をとらせ，酸素吸入を行うことが大切です．

参考文献
1) 渡邊純夫 他："症状から診る内科疾患" メジカルビュー社，2005
2) 北村 聖："臨床病態学1巻" ヌーヴェルヒロカワ社，2013
3) 急性心不全治療ガイドライン（2011年改訂版）．2010年度合同研究会報告

3章 疾患別フィジカルアセスメント

Q91 心筋梗塞のフィジカルアセスメントの進め方は？

A 心筋梗塞は，突然の胸痛で発症する生命的危険を伴う代表的疾患の1つです．胸痛の部位と性状，病歴・リスクファクター，身体症状，バイタルサインズや循環動態の変化を把握することが大切です．心電図と血液検査データをあわせてアセスメントを進め，迅速な冠血流再開治療につなげていくことが重要です．

エビデンスレベルⅠ

回答者　阿部裕之

1　胸痛の部位と症状

- 突然発症し20分～30分以上持続する生命的不安を感じるような胸痛，絞扼感がみられます．狭心症症状から移行する場合もあります．
- 前胸部痛が左肩，上肢，顎，頸部に放散する場合があります．痛みの強さは10段階で評価しますが，高齢者では強い胸痛に限らず，息切れ，全身倦怠感，食欲不振や意識レベルの低下などがみられたり，冷汗，悪心・嘔吐，心窩部痛，動悸，頻脈，徐脈などがみられることもあります．
- 糖尿病患者においては典型的な胸痛を生じないことがあります．病歴聴取による心筋梗塞・狭心症の既往，血管疾患，糖尿病，脳血管疾患の既往，出血素因，抗凝固療法の有無など，リスクファクター（表1）は治療の際に重要となります．

2　身体所見，バイタルサインズ

- 意識障害や精神状態にも注意が必要です．不安・興奮状態などでの血圧上昇もみられますが，収縮期圧90mmHg以下ではショック状態と考える必要があります．
- 脈拍は四肢での確認が大切で，徐脈，頻脈，脈不整，緊張度の評価をします．下壁梗塞では徐脈や房室ブロックになることがあります．
- 呼吸は回数やパターンに注意し，意識状態とあわせて呼吸器管理などを考慮します．聴診では湿性ラ音や，その聴取範囲にも注意します．体温を測定し，炎症性疾患などの合併を推測します．また，尿量の維持も大切です．

3　心筋梗塞以外に胸痛をきたす，ほかの致死的疾患

- 致死的疾患の鑑別としては，急性肺血栓塞栓症，急性大動脈解離があります．
- 大動脈解離では，突然の激しい痛みが，背部痛から前胸部痛，前胸部痛から背部痛へ移動することがあります．解離が進展すると下肢の急性動脈閉塞症状や，解離が冠動脈に及ぶと急性心筋梗塞症状がみられます．
- 肺塞栓症では，胸痛，呼吸困難や頻呼吸がみられ，広範囲肺塞栓ではショック状態や，意識障害がみられることがあります．術後安静臥床後の初めての歩行，深部静脈血栓症や凝固異常，悪性腫瘍などの臨床背景を持つ場合には注意が必要です．心膜炎，胸膜炎，気胸，胸部大動脈瘤破裂でも胸痛がみられます．

4　心電図と検査所見

- 心電図検査：ST上昇を認める誘導部位から病変部位を推測できるため，12誘導心電図の評価は重要です（図2）．右室梗塞を疑う場合は右側胸部誘導（V4R）を記録が必要になります．心電図モニターでは，主に不整脈を監視をします．心筋梗塞の急性期は，心室頻拍や心室細動，また頻脈性の不整脈や徐脈，房室ブロックなどの致死的不整脈に注意が必要です．
- 心エコー検査は，心機能評価，特に心筋虚血に曝されている領域がわかります．下壁梗塞で右室梗塞の合併の可能性がある患者の診断，機械的合併症の診断，心嚢液の有無，左室壁在血栓の診断に役立ちます．
- 血液検査，心電図検査，心エコー検査で急性心筋梗塞の診断がつけば，冠動脈造影検査を行い，速やかに冠再灌流治療が行われます．この時間が短縮されれば，心筋壊死の進行も食い止めることができます．

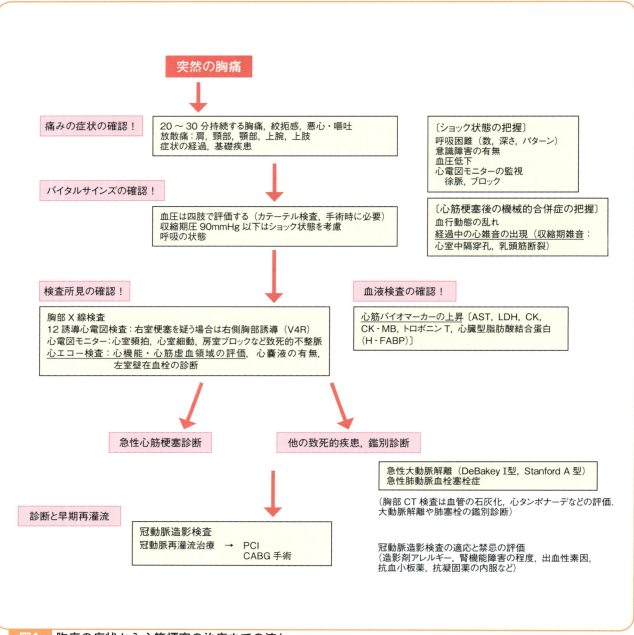

図1 胸痛の症状から心筋梗塞の治療までの流れ

表1	リスクファクター

年　齢
男　性
高血圧
糖尿病
喫　煙
脂質異常
家族歴
メタボリック

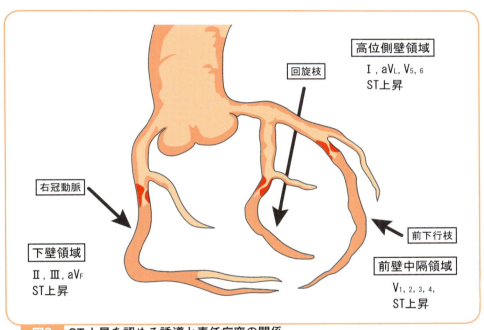

図2 ST上昇を認める誘導と責任病変の関係

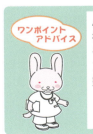

ワンポイントアドバイス　心筋梗塞は生命に関わる疾患の一つで，発作直後から24時間以内に状態が変化しやすいとされ，その間の状態の把握が大切になります．確実なアセスメント評価をすることで的確な治療の方針と，救命率や予後の改善が得られます．

参考文献

1）木村一雄：ST上昇型急性心筋梗塞の診療に関するガイドライン　循環器病．"循環器病の診断と治療に関するガイドライン（2012年度合同研究班報告）"日本循環器学会，2013（改訂版）
2）木村　剛：非ST上昇型急性冠症候群の診療に関するガイドライン　循環器病．"循環器病の診断と治療に関するガイドライン（2011年度合同研究班報告）"日本循環器学会，2012
3）三宅良彦　監："すべてがわかる循環器"照林社，2014

3章 疾患別フィジカルアセスメント

Q92 COPDのフィジカルアセスメントの進め方は？

A COPDはおもに喫煙によってひき起こされる不可逆性の末梢気道障害を特徴とする慢性疾患です．初期症状は慢性の咳，痰，労作時の呼吸困難が特徴的です．吸気に比べ呼気が長い，浅く速い呼吸に注目します．聴診所見が早期発見にきわめて有用です．

エビデンスレベルⅠ

回答者 岡元和文，若林淑子

1 最初に主観的情報を収集します

- 患者さんが直接話したり訴えたりした内容のことです．本人が話せない状態のときは家族の訴えも含みます．家族からの情報収集は看護計画に大変役立ちます．
- ポイントは，慢性の呼吸困難や息切れの有無，咳嗽の有無（湿性かまたは乾性か），喀痰の有無，既往歴，喫煙歴，生活や職場の環境，日常生活動作（activities of daily living：ADL）などを問診（インタビュー）することです．

2 次に，客観的情報を収集します

a）視 診
- 浅く速い呼吸（1分間の呼吸数が30回/min以上であれば重症です），口すぼめ呼吸の有無を観察します．COPDでは胸郭の前後径が大きくなる「ビア樽状胸」を示すこともあります．肋骨と肋骨の間が吸気時に窪む現象（肋間陥凹），頸の筋肉が吸気時に太くなる現象（胸鎖乳突筋の肥大），起坐呼吸などがあれば重症です．

b）触 診
- 前面，背面に手を軽く添え，大きめの呼吸に合わせた手の広がりを観察します．COPDでは広がりが異常に小さくなります．胸壁に手を置き，低めの声で発声してもらい，その声の響きを感じます．これを音声振盪音（音声伝導）といいます．COPDでは音の伝導が妨げられるため弱く感じます．

c）打 診
- 肩甲骨，肋骨を避けて叩きます．COPDでは肺の過膨張があるため，肺野は太鼓を叩いたような鼓音（コオン）となります．打診で濁音（ダクオン）となる心臓の領域は小さくなり，同じく濁音となる肝臓の位置は腹側に移動します．患者さんが，息を吐ききった状態と大きく息を吸った状態の肺下界の位置の変化から，横隔膜の動きが小さいことも評価をします．

d）聴 診
- 胸郭の前面と背面の両方で行います．聴診器の膜式を皮膚に密着させ，大きめの口呼吸をしてもらいます．一カ所で呼吸の1サイクル（吸気と呼気の両方のこと）を聴きます．上から下に，左右を比較しながら肩甲骨や肋骨を避けて聴診します（図1）．
- 聴診の目的は，①呼吸音の減弱・消失，②呼吸音の増強，③呼気延長，④気管支呼吸音の有無，⑤副雑音を確認すること，とくに，COPDの特色である呼吸音減弱，吸気に比べ呼気が長い（正常は吸気/呼気比は1/2です．呼気延長といいます），副雑音の有無を確認し，重症度を評価することです（表1，2）．

3 最後に，看護診断を行い，診断が正しいことを確認します

- 主観的および客観的情報による看護診断結果と胸部X線，呼吸機能検査値，血液ガス値を比較します．こうすることでフィジカルアセスメントがより上手になります．

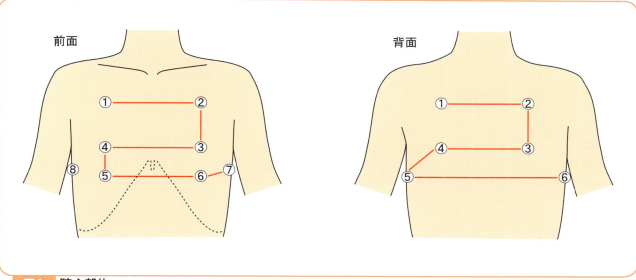

図1 聴心部位

表1 副雑音の種類

副雑音の種類	音の種類	原因疾患・病態
低音性連続ラ音 （いびき音, rhonchi）	いびきに似ている音 おもに呼気時に聴かれる	比較的太い気管支の一部に狭窄がみられるとき →痰などの分泌物貯留 　腫瘍などによる気管，気管支狭窄
高音性連続ラ音 （笛声音, wheeze）	ピーピーという高調な音 おもに呼気時に聴かれる	細い気管支の狭窄がある時 →気管支喘息（代表例） 　腫瘍による気管，気管支狭窄，肺気腫
細かい断続性ラ音 （捻髪音, fine crackle）	髪の毛を耳の前でこすり合わせたようなパリパリとした高調な音 おもに吸気時に聴かれる	呼気時に液体で満たされた肺胞が吸気時に気流が開放された時 →うっ血性心不全初期，肺炎初期，肺水腫の初期
粗い断続性ラ音 （水泡音, coarse crackle）	ブクブク，ブツブツという音 おもに吸気時に著明に聴かれる	液体のなかを通過する空気の動きによる →肺水腫，うっ血性心不全，肺炎

表2 正常な呼吸音

肺胞呼吸音	肺野全体で聴取される音	吸気時によく聴かれ，柔らかい低い音質
気管支肺胞呼吸音	気管分岐部付近で聴取される音	音質は肺胞呼吸音よりやや高め
気管支呼吸音	頸部の太い気管部位で聴取される音	呼気時によく聴かれる 高調な粗い音 吸気と呼気の間にはっきりとした切れ目がある

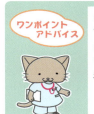

ワンポイントアドバイス
COPDが急に悪化することを急性増悪といいます．必ず原因（感染性または非感染性か）があります．多くは気管支炎などの感染を原因としたものです．聴診所見は軽快，増悪の指標として看護計画に役立ちます．

参考文献

1) 横山美樹：はじめてのフィジカルアセスメント．メヂカルフレンド社，pp74-85, 2009
2) 安藤守秀：慢性閉塞性肺疾患（COPD）患者の増悪時の人工呼吸法とケアを教えてください．人工呼吸器とケアQ＆A．岡元和文 編．総合医学社，pp163-164, 2006

3章 疾患別フィジカルアセスメント

Q93 急性腎不全のフィジカルアセスメントの進め方は？

A 腎臓機能の急激な低下によって体液の恒常性が維持できなくなった状態を急性腎不全といいます。通常、乏尿・無尿となり、血中尿素窒素やクレアチニンなどの急激な上昇、高カリウム血症、酸-塩基平衡の異常などによる尿毒症状をきたし、腹膜透析療法や血液透析療法によって血液を浄化しないと早期死亡の転帰をとります。患者のバイタルサインのチェックと腎不全の原因となるような基礎疾患についての病歴聴取がまず大切で、腎不全の原因が腎前性なのか、腎性あるいは腎後性なのかの鑑別を行います。急性腎不全では、その原因の早期診断と腎保護を目的とした早期治療によって腎機能の回復が期待できる場合があります。

エビデンスレベルⅢ

回答者
川田忠典

1 どのような症状が出るのでしょうか？

● 体内で産生される老廃物を完璧に排泄するためには1日400mL以上の尿量が必要とされます。尿量がそれ以下に減少してしまうと、水分、ナトリウムが貯留し、眼瞼や下腿に**浮腫**が起こり、腹腔内には**腹水**が貯留し、腹部膨満感、食欲不振、悪心・嘔吐などの**消化器症状**を伴います。循環血液量も増加してしまうため、**うっ血性心不全**が起こり、肺がうっ血すると呼吸困難、起坐呼吸、喘鳴などをきたします。老廃物である窒素代謝産物の貯留によって、**見当識障害**、**傾眠**、**意識障害**、**痙攣発作**や**昏睡**など中枢神経症状が出現します。**高カリウム血症**が急激に進むと心停止することもあります（表1）。

2 どのような分類があって，その原因は何でしょうか？

● その原因には、①腎臓の血流量が低下してしまう病態による**腎前性**、②腎臓そのものの病変による**腎性**、③腎臓以下の尿排泄路の閉塞による**腎後性**の3つに分類されますが、腎前性および腎後性であっても治療が遅れてしまうと腎臓実質も傷害され、腎性腎不全に移行してしまいます（図1）。

3 腎前性腎不全はどのような病態で起こるのでしょうか？

● 循環動態の急激な悪化や細胞外液の急激な減少によって起こります。**急性心筋梗塞**、**慢性心筋症の急性増悪**、**心臓手術後**などでは心拍出量が著しく低下すると腎血流量も低下してしまうために起こります。外傷や手術中の大量出血による**出血性ショック**や下痢・嘔吐による**脱水症**、**広汎熱傷**などでは循環血液量の低下が原因となります。

4 腎性腎不全にはどのような原因疾患があるのでしょうか？

● 腎臓の構造・機能に直接障害を起こす疾患があります。種々の原因による**ショック**や**手術侵襲**、**腎毒薬**や**造影剤**投与あるいは**横紋筋融解症**による**ミオグロビン尿症**、血管内溶血による**ヘモグロビン尿症**などによって起こる尿細管壊死、薬物投与中の**過敏性急性間質性腎炎**などが考えられます。糸球体腎炎や糖尿病性腎症などの慢性に経過する腎疾患を**慢性腎臓病**（chronic kidney disease, CKD）として一括していますが、CKDが急性増悪し急性腎不全を誘発させる因子には**造影剤**、**鎮痛消炎剤**、**抗生物質**などの薬物、**感染**、**脱水**、**高血圧**などがあることに気をつけましょう。

5 腎後性腎不全にはどのような疾患が基礎にあるのでしょうか？

● 腎盂から尿道出口までに何らかの原因で閉塞をきたし、排泄された尿が腎盂まで貯留すると**水腎症**を起こします。それが両側に起こると急性腎不全の原因となります。最も多いのは病期の進行した**前立腺肥大症**です。その他、**尿路結石**、**後腹膜線維症**、**膀胱腫瘍**や**子宮癌**、**直腸癌**などの骨盤腔内浸潤があります。

6 腎不全の原因がわかったら，どのようなケアに活かせばよいでしょうか？

● 腎不全の原因によってはドクターコールの対象となる診療科は異なります。とくに、腎後性腎不全を疑った場合には泌尿器科医へのコールとなるでしょう。早期に診断し原因を解除すれば腎機能は完全回復することが期待できます。例えば、尿閉を伴った**前立腺肥大症**では導尿用バルーンカテーテルを留置し、尿路の残尿を除いてあげ

るだけで腎機能は回復します．
- 腎前性，腎性では患者さんの全身状態は不良なことが多く，バイタルサインを診て，ただちに循環器あるいは腎臓疾患などの専門医へコールし，臨床症状，血液生化学検査結果をみて**血液浄化療法**の必要性の基準にしたがってその導入を検討します（表2）．

7 急性腎不全をきたした場合，どのような臨床的経過をとるのが一般的でしょうか？

- 何らかの原因で腎機能が急激に低下すると，乏尿・無尿に陥り，血中のクレアチニン，体液量が徐々に上昇してきます（**乏尿・無尿期**）．血中カリウム濃度も徐々に上昇します．1～2週間以上，乏尿・無尿期が持続すると老廃物の蓄積による尿毒症状，循環血液量の増大による**浮腫，心不全**，高カリウム血症による心停止などにより死の転帰をとります（図2）．
- 1～2週間後，**利尿期**をむかえることができれば，しばらく，多尿が続きます．遅れて血中クレアチニン値も低下してくれます．利尿期には血中カリウム濃度が低下しやすく，**低カリウム血症**による不整脈発生の危険性があります．それを乗り越えると回復期に入ります．

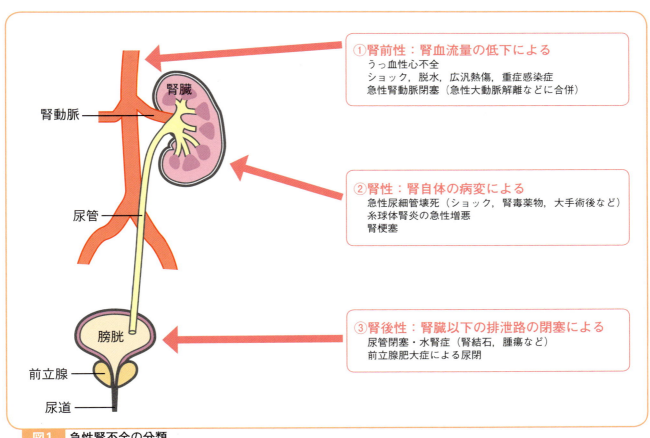

図1 急性腎不全の分類

表1 急性腎不全による症状

機能異常	症状・所見
1．老廃物排泄障害	高窒素血症 食欲不振，嘔気，嘔吐 意識障害，全身倦怠感
2．水分・電解質調節障害	浮腫，うっ血性心不全 高K血症，不整脈，心停止
3．酸-塩基平衡障害	代謝性アシドーシス，多臓器機能障害

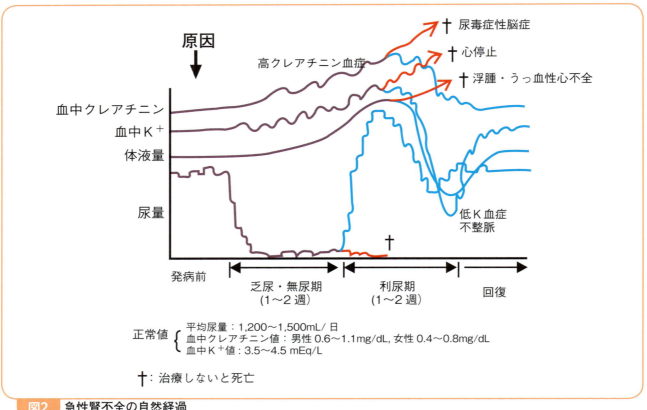

図2 急性腎不全の自然経過

| 表2 | 血液浄化療法導入の基準 |

急性腎不全単独の場合
1. 脳症，出血傾向，肺水腫の出現
2. 乏尿，無尿期間3日
3. 1日2kg以上の体重増加
4. 血清K値 6mEq/L以上
5. HCO_3 15mEq/L以下
6. 血清クレアチニン値 7mg/dL以上
7. 尿素窒素(BUN) 80mg/dL以上

多臓器不全における急性腎不全の場合
1. 十分な利尿が得られない場合

（文献1を参照して作成）

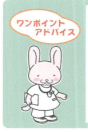

ワンポイントアドバイス
腎不全と言っても腎前性，腎性，腎後性があり，各々治療法は異なります．適切な治療を行えば治癒する可能性のある腎不全であっても，診断が遅れると不治となってしまうことを忘れないこと．

参考文献

1) 菱田 明：急性腎不全．日腎会誌 44(2)：94-101, 2002
2) 北村 聖："臨床病態学 2巻" ヌーヴェルヒロカワ社, 2013

3章 疾患別フィジカルアセスメント

Q94 肝疾患のフィジカルアセスメントの進め方は？

A 肝疾患におけるフィジカルアセスメントは，その病態の時期や重症度によって，同じ疾患であっても異なってくることが多いです．その意味では，ほかの臓器のフィジカルアセスメントに比べて，複雑です．

エビデンスレベルⅠ～Ⅲ

回答者
山中太郎

- 肝臓は人体内で最大の臓器であり，人体に必要な蛋白の合成，栄養の貯蔵，有害物質の解毒分解に関与し，生体活動を維持するために必須な臓器です．食物は胃腸で必要な栄養素が吸収され，血流（門脈）に乗って肝臓へ送られ，生体の維持に必要な物質に生合成され，肝静脈を経て大循環に送り出されます．この過程で不要になった産物は胆汁へ排泄されますが，一部は小腸で再吸収されて肝臓で再利用されることもあります．
- このように，一言で肝臓病といっても，肝臓のどこの？何の？異常によって，症状はさまざまであり，その疾患進展スピードが異なります．きわめて複雑であるために，一般的に肝臓病は難しいと認識されることが多い．

1 問診とフィジカルアセスメント

- 教科書的に考えるとメルクマニュアル（表1）¹⁾のようになりますが，この表を覚えたとしても，肝疾患を診断するどころか肝疾患の可能性すら想像することが難しいことは，臨床上いくらでも存在します．最終的な診断には血液生化学検査や各種画像検査が必要となりますが，その前提となる問診とフィジカルアセスメントは，各種検査の方向性を決定するためにきわめて重要です．フィジカルアセスメントを怠ると，あらゆる検査を網羅することにもなりかねず，経済的，時間的にも損失が大きくなります．臨床的には，まずは診断が最も重要であることは論を待たないのですが，複雑性の高い肝疾患を考えると，その方向性を決定する意味において，肝疾患において問診とフィジカルアセスメントはきわめて重要です．
- 肝疾患のアセスメントにおいてフィジカルサインと同様に問診がきわめて重要です．既往歴，発育歴，輸血歴，飲酒歴，薬剤服用歴，家族歴は基本として，主訴としての症状の有無や病悩期間のみならず，普通では質問しない，生活環境歴や出生発育地，国外渡航歴（時期を問わず），国内旅行歴，食歴，便の状態が，重要な情報となるときがしばしばあります．
- とくに感染症を疑う場合には，寄生虫や昆虫が起因する疾患がある特定侵淫地区に行ったか？昆虫に刺されたか？どんな行動をとったか？何を食べたか…それは，生だったか？等々，あらゆる地政学的，生物学的，社会学的な情報と考察が必要となってきます．その意味では，幅の広い知識（生物生態学的知識）が求められます．肝疾患においては，通り一遍の問診とフィジカルアセスメントだけでは，不十分であることの方が多いです．診断やアセスメントに疑義が生じた場合には，問診を最初からやり直すことが重要です．問診の時間，フィジカルアセスメントの時間，検査読影の時間，治療の時間と区別せず，診断過程や治療過程において，そのアセスメントに疑義や疑問が生じたときは，いつでも問診に戻る意識が最も大切です．もっとも，この考え方は，肝疾患以外でも重要であることは論を待たず，臨床医学に共通する謙虚さです．

2 肝疾患に特有なフィジカルサインとそのアセスメント

- 病期が進むと現れてくる肝疾患特有なフィジカルサインがあります（図1）．肝臓は，いかなる病因であっても，最終的な終末像として肝硬変となります．しかしながら，肝硬変と一言でいっても，無症状で経過することも多く，診断に苦慮することがきわめて多いです．ベテランの肝臓専門医でさえも見逃すことがしばしばあります．黄疸，腹水，肝性脳症などの明らかなフィジカルサインがあれば，診断自体に苦慮することはありませんが，そのフィジカルサイン自体があるかどうか判断に迷うこともあり，見逃してしまわないように十分な注意を要します．
- とくに肝性脳症については，意識レベル，羽ばたき振戦

がある場合には，重症な肝硬変であるとアセスメントされますが，見当識異常や多幸感となって現れることも多くみられ，そのアセスメントには注意深い観察と経験が必要です．
- 黄疸・腹水以外の症状から，肝硬変と判断することは非常に困難であり，その意味では，仮に似たようなフィジカルサインがあったとしても，肝硬変の初期症状を簡単に判断せず，血液生化学検査や画像検査と合わせて総合的に判断すべきです．

3 黄疸，腹水，肝性脳症以外で精査が必要となるフィジカルサイン

- 黄疸，腹水，肝性脳症があれば，肝硬変として判断できるが，では，それ以外にいかなるフィジカルサインがあれば，肝疾患を疑い，精査が必要であるとアセスメントできるでしょうか？　とくに，無症状に近い初期の肝硬変を想定してみましょう．

a) 食欲低下，胃腸障害，体重減少
肝硬変の初期症状といわれています．肝硬変による胆汁量の低下によって，症化吸収機能が障害されます．体重が激減することもあります．

b) 倦怠感，疲労感，脱力感
肝硬変の初期症状と考えられますが，はっきりとした基準はありません．食事摂取低下からくるビタミン障害，栄養障害や甲状腺や下垂体ホルモン異常からくる気力低下に起因する場合が多いです．

c) 顔色が浅黒い
肝硬変が進むと，ホルモンを分解合成する能力が低くなります．メラニンホルモン異常のために皮下色素が増殖すると，皮膚の色素が変化します．

d) 出血傾向
凝固因子の一部は，肝臓で生合成されています．肝硬変が進展すると凝固因子低下が起こり，歯肉や鼻腔から出血しやすくなり，簡単に皮下内出血するようになります．

e) 性機能の不調
エストロゲンホルモン異常などが知られています．男性の乳房が女性化乳房になってしまい，女性患者の排卵異常が起こります．

f) 皮膚病変
エストロゲンホルモン異常に起因する皮膚サインとして，クモ状血管腫や手掌紅斑がよく知られています．とくに，アルコール性肝疾患において，この皮膚病変は現れることが多いです．

g) 下腿の浮腫
肝の蛋白生合成（特にアルブミン）が低下すると，血液の浸透圧が低くなり，腹水や浮腫をきたします．腹水が出現する前兆として，浮腫をきたすことが多いです．

h) 不眠，精神異常
メラトニン生合成低下や異常によって，不眠やうつ病をきたすことが知られています．

4 黄疸のアセスメント

- 黄疸は，肝細胞の障害（胆汁うっ滞）や胆管の閉塞（閉塞性黄疸）が原因で発生します．その共通したフィジカルサインは，皮膚や眼瞼結膜（白眼）が黄色となり，皮膚の痒みが生じ，尿の色は濃くなります．確定診断には血液検査と画像検査が必須ですが，フィジカルアセスメントだけでも，胆汁うっ滞と閉塞性黄疸を鑑別するのに役立つことが多いです．まず，ウイルス性肝炎や薬剤性肝障害のような肝細胞障害による胆汁うっ滞では，黄疸以外の所見が目立たないことが多いです．閉塞性黄疸の場合には，白色便，肝腫大，胆嚢腫大，発熱等々，黄疸以外のフィジカルサインが目立ち，これを見逃さないようにすることが鑑別診断の要諦となります．胆汁うっ滞，閉塞性黄疸以外の黄疸もまれではありますが，存在します．溶血性黄疸や新生児黄疸などですが，著明な貧血の存在や，新生児であるなど，比較的アセスメントしやすいでしょう．黄疸が長期化すると，脂肪の吸収に必要な胆汁が少なくなる結果として，脂肪消化不良となり脂肪便をきたすことがあります．脂肪便はきわめて悪臭が強く特徴的です．脂溶性ビタミンである，ビタミンKやビタミンAが腸から吸収されにくくなり，易出血性が起こります．腸内に胆汁が不足していると，カルシウムやビタミンDの吸収不良も起こり，骨密度低下（骨粗鬆症）を起こすこともあります．長期間の黄疸を伴う病態のアセスメントにおいて，出血傾向や疲労骨折もきわめて重要です．

- 腹痛を伴う黄疸の場合には，早期にショックを起こしうる総胆管結石の病態を含んでいます．上腹部痛，発熱，黄疸を呈した場合，シャルコー（Charcot）の三徴と呼ばれています．重症化すると急性閉塞性化膿性胆管炎にいたり，レイノルズ（Reynolds）の五徴（Charcotの三徴＋意識障害とショック）を呈することが知られています．急性閉塞性化膿性胆管炎になると敗血症やDIC（汎発性血管内血液凝固症），多臓器不全といった重篤な転帰をとる危険性が高まり，緊急の胆道ドレナージ（胆汁を胆管から外に出す処置）が必要になるため，そのアセスメントは重要です．

- また，閉塞性黄疸を伴う膵がんは，無痛性の胆嚢腫脹を呈することがあり，古典的ですが，クールヴォアジエ（Courvoisier）徴候を伴う胆嚢の腫大とよばれ，黄疸のフィジカルアセスメントにおいて重要であり，忘れてはいけません．

5　腹水のアセスメント

- 腹水とは蛋白質を含む体液が腹腔に蓄積した状態と定義されており[3]，肝臓の病気以外でも，がん，心不全，腎不全，膵炎，結核性の腹膜炎などにより腹水が生じることが知られています．がんや炎症によって起こる腹水を滲出性腹水といいます．肝疾患の場合，腹水は肝臓や腸の表面から漏れ出てきます（漏出性腹水）．肝の線維化や萎縮によって起こる門脈圧亢進状態，肝の蛋白合成能力低下による低アルブミン血症からくる血管の浸透圧低下，体液を調節するホルモンの変調など，複数の要因が組み合わさって起こります．腹水は，少量であればほとんど症状はありませんが，大量腹水貯留になると，腹部の膨満，膨張が起こり，胃腸管が圧迫されて食欲不振になったり，横隔膜が上方に圧迫されて肺を圧迫し息切れを起こしたりします．腹部を軽く打診を行うと，腹水があれば濁音となります．また，大量の腹水が貯留すると腹部が著明に張り出し，臍部が突出することもあります（図2）．

6　門脈圧亢進症のアセスメント

- 腸管から肝臓に血液を運ぶ静脈です．腸管から吸収された栄養や毒素は，この門脈系を通って肝臓に到達し処理されます．肝臓で分解生合成された血液は，肝静脈から下大静脈に流れ，体循環に送られます．肝の線維化や肝萎縮などにより門脈圧が上昇すると，血流は，臍静脈，左胃静脈，下直腸静脈などを迂回して肝臓を介さずに直接体循環へ流れる現象が起こります．これを側副血行路の形成，門脈系から肝静脈を経ずに体循環へ流れることを門脈体循環短絡といいます．そのフィジカルサインは，腹水，腸管浮腫，肝性脳症，消化管出血などがあります（表2）[2]．とくに，食道にできる側副血行路である食道静脈瘤の破裂による消化管出血は，ショック状態にいたることが多いため緊急救急処置が必要となる疾患であり，そのアセスメントは時間との戦いとなります．正常なら肝臓で血液中から除去され分解されるはずの物質（アンモニアなど）が，体循環に直接入りこむようになるために，肝性脳症が起こります．また，門脈圧亢進症では，しばしば脾機能亢進が起こります．これは亢進した門脈圧によって，脾臓から門脈への血流が阻害されるため脾臓内で血球破壊が起こる現象で，血小板低下の原因となります．また，側副血行路は皮膚病変として，腹壁静脈の拡張を起こします．これをメデューサの頭とよびます（図3）[3]．

7　肝性脳症のアセスメント

- 定義は，急性および慢性肝不全症例にみられる精神・神経症状であり，肝性昏睡も同意語です．腸内細菌によって産生されたアンモニアは腸管から吸収され，本来ならば肝臓で分解生合成されますが，門脈圧亢進の結果として側副血行路がある場合，門脈系シャントを介して分解を受けず直接体循環に入ってしまいます．その結果として，アミノ酸不均衡が起こり，神経伝達障害を誘引し脳機能低下の諸症状が起こります．とくに覚醒レベルの低下や錯乱が生じます．
- 発症初期では論理的思考，人格や行動に微妙な変化が現れ，気分が変化したり，判断力が鈍ることもあります．また正常な睡眠パターンが崩れることが多いです．また，独特な口臭が現れます．
- 脳症が進行すると，腕を伸ばしたときに手を静止させていることができず，バタバタと羽ばたくような動きをします（羽ばたき振戦）．さらに進行すると，眠気や錯乱がみられるようになり，動作や発語が緩慢になります．空間認識などの見当識障害もよくみられます．最終的に患者さんは意識を失い，昏睡に陥ります（表3）[4]．

表2　門脈圧亢進症の分類とその特徴

分類	肝前性	肝内性		肝後性
		類洞前性	類洞後性	
原因疾患	原因疾患による	肝外門脈塞症	特発性門脈圧亢進症　日本住血吸虫症	肝硬変
門脈圧	↑↑	↑↑	↑↑	↑〜↑↑
閉塞肝静脈圧	正常	正常	↑↑	―
食道静脈瘤	＋	＋	＋〜＋＋	－〜＋
腹水	－	多くは－	＋	＋〜＋＋

（文献2＜表9-5＞より引用）

表1 肝臓の病気でみられるおもな症状

症　状	特　徴
黄　疸	皮膚や白眼の部分が黄色く変色する
肝腫大	肝臓が腫れて大きくなる
腹　水	腹腔内に体液がたまる
肝性脳症	血液内に毒物が蓄積して脳の機能障害が生じ、錯乱が起こる
消化管出血	食道や胃の静脈の太く曲がりくねった部分（静脈瘤）から出血する
門脈圧亢進症	腸から肝臓に血液を運ぶ静脈（門脈から枝分かれした血管）内で、血圧が異常に高くなる
皮膚症状	顔面や胸部のくも状の血管 手のひらが赤くなる（手掌紅斑） 赤ら顔 かゆみ
血液の異常	赤血球数の減少（貧血） 白血球数の減少（白血球減少症） 血小板数の減少（血小板減少症） 出血しやすくなる（血液凝固障害）
ホルモンの異常	血液中のインスリン濃度は高いが反応が悪く、血糖値が上昇する 女性の月経周期の停止や受胎能力の低下 男性の勃起障害や女性化
心臓と血管の異常	心拍数と心拍出量の増加 血圧の低下（低血圧）
全身症状	疲労 脱力感 体重減少 食欲不振 吐き気 発熱 腹痛

（文献1より引用）

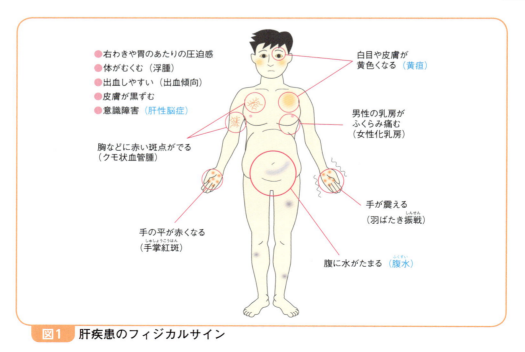

図1 肝疾患のフィジカルサイン

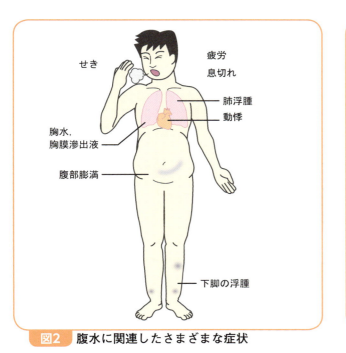

図2 腹水に関連したさまざまな症状

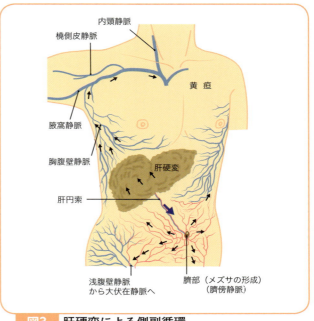

図3 肝硬変による側副循環

表3 肝性脳症の昏睡度分類

昏睡度	精神症状	参考事項
I	睡眠-覚醒リズムの逆転 多幸気分，時に抑うつ状態 だらしなく，気にとめない状態	Retrospective にしか判定できない場合が多い
II	指南力（時，場所）障害，物を取り違える（confusion） 異常行動（例：お金をまく，化粧品をゴミ箱に捨てるなど） 時に傾眠状態（普通の呼びかけで開眼し会話ができる） 無礼な言動があったりするが，医師の指示に従う態度をみせる	興奮状態がない 尿便失禁がない 羽ばたき振戦あり
III	しばしば興奮状態またはせん妄状態を伴い，反抗的態度をみせる。傾眠傾向（ほとんど眠っている） 外的刺激で開眼しうるが，医師の指示に従わない，または従えない（簡単な命令には応じる）	羽ばたき振戦あり（患者の協力が得られる場合） 指南力は高度に障害
IV	昏睡（完全な意識の消失） 痛み刺激に反応する	刺激に対して払いのける動作，顔をしかめるなどがみられる
V	深昏睡 痛み刺激にも全く反応しない	

（文献5より引用）

参考文献

1）Beers MH 他：メルクマニュアル18版 日本語版．福島雅典 監，日経BP社，2006
2）杉本恒明，矢崎義雄 編：内科学 第9版，朝倉書店，p939，2007
3）WEB PHYSIOLOGY 人体のしくみと働き 2014年度版 UMIN（大学病院医療情報ネットワーク）
4）高橋喜弥太：急性肝不全の臨床－とくに治療の面から－．日内会誌71：1079-1096，1982
5）厚生省特定疾患難治性の肝炎調査研究班劇性肝炎分科会：1981年 第12回犬山シンポジウム，1982．日内会誌71：1079，1982

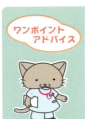

ワンポイントアドバイス 症状，フィジカルサインによってアセスメントを変える柔軟さが必要です．

Q95 くも膜下出血のフィジカルアセスメントの進め方は？

一般に，くも膜下出血の多くは脳動脈瘤破裂が原因です．破裂時の特徴的な症状は，突然起きた激しい頭痛で，見逃してはいけません．その後，脳血管攣縮，正常圧水頭症へと病期が進むため，時期に応じたアセスメントが重要です．

エビデンスレベル I

回答者　田口芳雄，松森隆史

1 発症時

- 典型的な症状は，突然の激しい頭痛です．頭痛は今までに経験したことのないほど強いもので，「バットで頭を殴られたようだ」，「雷が落ちたようだ」などと表現されます．くも膜下出血患者の3人に1人は，この激しい頭痛が唯一の症状といわれています．発症直後は再破裂しやすいので，無用な刺激は当然避けるべきですが，頭痛の特徴（急性発症か・痛みの程度など）は素早く問診することが重要です．その際，頭痛の発症の表現法として「激しい」が抜けることがあるので，「突然」であったかをよく問診するべきです．
- 意識障害は，入院したくも膜下出血患者の2/3にみられます．頭蓋内圧亢進や血腫による間脳や脳幹の虚血，あるいは脳脊髄液の流通障害による水頭症などが原因とされています．意識状態，神経症状の有無で重症度を分類します（表1）．意識障害の程度は予後とよく相関します．
- 頭蓋内圧亢進症状として，悪心・嘔吐も頻度の高い症状です．また，眼底検査では眼内出血やうっ血乳頭がみられることもあります．
- 髄膜刺激症状として項部硬直があります．発症直後に項部硬直はなく，3時間～半日程度経過してから観察される症状です．したがって，疑いのある患者さんを発症直後にみた場合，項部硬直がないからといって，くも膜下出血の可能性を除外してはいけません．
- 突然発症の頭痛・嘔吐・意識障害がみられれば，まずくも膜下出血を疑い，頭部CT検査を施行すべきです．出血程度はさまざまですが，出血量が多いほど重症です（図1）．
- 非典型的な症状として，警告頭痛と動眼神経麻痺があります．典型的な症状の発症前数日から数週の間に，脳動脈瘤から微小な出血が起こることがあります．脳動脈瘤破裂であることに違いはありませんが，頭痛が軽度であるために見逃され，片頭痛などと勘違いされることがあります．また，微小な出血や脳動脈瘤の急激な増大により，動眼神経麻痺をきたすことがあります．これは解剖学的に，動眼神経に近接した脳動脈瘤に特徴的です．動眼神経麻痺や微小出血は，典型的くも膜下出血（脳動脈瘤破裂）を起こす前の警告症状として非常に重要です．

2 脳血管攣縮期

- 脳血管攣縮とは，くも膜下出血発症後に，くも膜下腔に拡がった血液成分が原因となって脳血管が収縮（攣縮）する病態です．その結果，脳虚血が生じます．発症4日目頃から出現し，2週間ほど持続します（図2）．
- 脳血管攣縮の早期発見には，意識状態の観察が最も重要です．通常，初期症状は傾眠・見当識障害など，軽度の意識障害から発症します．次いで徐々に片麻痺・言語障害など，神経学的巣症状をきたします．けいれんを起こす場合もあります．この時期は，低ナトリウム血症や感染症など，全身合併症も発生しやすい時期です．したがって，意識障害をきたす可能性のある全身性の要因も考慮しながら，注意深く患者の意識レベルを評価することが重要です．

3 発症3週目以降

- くも膜下出血後，脳脊髄液の通過・吸収障害により，水頭症を続発することがあります．約20％に発症します（図3）．
- 水頭症の3徴候は，認知機能低下，歩行障害，尿失禁です．

表1 WFNS分類（1983）

重症度	グラスゴーコーマスケール	麻痺や失語（局所神経症状）の有無
グレードⅠ	15	なし
グレードⅡ	14－13	なし
グレードⅢ	14－13	あり
グレードⅣ	12－7	あってもなくてもよい
グレードⅤ	6－3	あってもなくてもよい

(Report of World Federation of Neurological Surgeons Committee on a Universal Subarachnoid Hemorrhage Grading Scale. J Neurosurg 1988 : 68 : 985-986) より改変

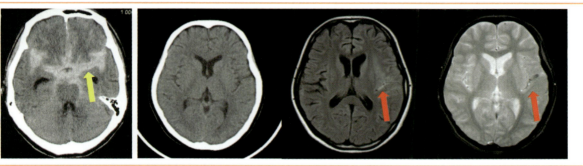

図1　くも膜下出血のCT像　　矢印はくも膜下出血MRIでは，CTでわからないような微量の出血がわかることがあります．

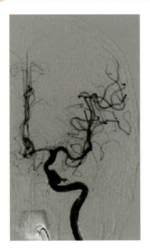
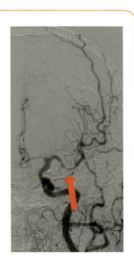

脳血管撮影　左：術前　右：脳血管攣縮

部位	症状
前大脳動脈	意欲減退，傾眠状態，緩慢な動作，反応の遅延，下肢を中心とした片麻痺
中大脳動脈	片麻痺，失語症（優位半球側）

症状は徐々に進行し，頭痛の増強，意識状態の悪化，神経学的巣症状の出現がみられます．

図2　脳血管攣縮の血管撮影像

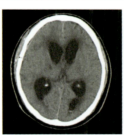
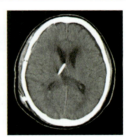

左：シャント前　　右：シャント後

図3　水頭症のCT像

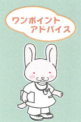

ワンポイントアドバイス　突然発症の頭痛は，すべてくも膜下出血の可能性を念頭におくべきです．放置すれば致死的な経過をとるため，嘔吐・意識障害など，随伴症状も併せて診断することが重要です．その後，脳血管攣縮と水頭症など，時期に応じた症状のアセスメントを行う必要があります．

参考文献

1) 脳卒中合同ガイドライン委員会：脳卒中治療ガイドライン 2009：篠原幸人 他 編．協和企画，pp182-213，2009
2) 松谷雅生 他："脳神経外科周術期管理のすべて（改訂第3版）" メジカルビュー社，pp2-38，2009

3章 疾患別フィジカルアセスメント

Q96 脳梗塞のフィジカルアセスメントの進め方は？

A 『Time is Brain』という言葉があります．神経後遺症を最小限にするため，脳梗塞急性期の治療は時間との戦いになります．患者さんの神経所見を迅速に，もれなく総合的に評価し，早期に治療方針を決定することが重要です．

エビデンスレベルI

回答者
邉見 仁

1 意識レベル

- JCS（表1）は，急性期の意識障害の程度を評価する方法です．意識障害が強いほど，予後不良となります．
- 覚醒状態で3段階で評価し，刺激がなくても覚醒していればI桁，刺激をして覚醒すればII桁，刺激をしても覚醒しなければIII桁となります．さらに3段階に分けて1～3，10～30，100～300と評価します．意識清明は0となります．

2 NIHSS

- NIHSS（表2）は，急性期の脳卒中神経学的重症度の評価スケールです．意識・注視・視野・顔面麻痺・上肢運動・下肢運動・運動失調・感覚・言語（失語）・構音・無視を0～4点で評価します．
- 短時間で評価が可能，簡便であり，検者内・検者間での再現性が良いこと，また梗塞サイズや血管病変の程度との相関が良く，妥当性も良好であることから，**世界中で最も広く利用されている評価法**の一つです．

3 運動麻痺・運動失調

- 図1は，**障害部位と運動麻痺**のパターンです．単麻痺・片麻痺・対麻痺・四肢麻痺と部位によって変わります．単麻痺とは，一肢だけが麻痺している状態で，おもに末梢神経・大脳皮質運動野の障害によります．片麻痺は身体一側の上下肢にみられ，内包後脚～放線冠，対麻痺は両側大脳皮質運動野，また四肢麻痺においては，橋・延髄の広範囲障害を認めることがあります．
- **運動失調**とは，小脳系・深部感覚系・前庭系の3つの系のいずれかが障害されることで協調運動を保つことができなくなることです．これは麻痺とは異なります．

4 視野

- 視野障害は視覚伝導路のどこが障害されるかによって病変部位の検索となります．片眼の全盲は視神経，両耳側半盲および片眼の耳側半盲は視交叉，同名半盲は視索および後頭葉，上方および下方同名四半盲は膝状体障害です．

5 言語

- **運動性失語（ブローカ失語）**は，前頭葉の障害によります．発話量が少なく非流暢，たどたどしい話し方ですが，言葉の聴覚的理解面は比較的良好に保たれているのが特徴です．
- **感覚性失語（ウェルニッケ失語）**は，側頭葉の障害によります．発話は流暢，話す速度も正常で，リズムや抑揚の乱れもないのですが，言葉の聴覚的理解面が著しく障害されるのが特徴です．錯語が多く，言葉を聴いて理解することが難しいという症状の場合，このタイプに当てはまります．
- **構音障害**の分類としては，痙性構音障害は仮性球麻痺，弛緩性構音障害は球麻痺，失調性構音障害は小脳，運動減少型・運動過多型構音障害は錐体外路系の障害で起こり，混合型構音障害は前述の複数の病変によって生じます．

6 感 覚

- 感覚に関係する神経は，運動に関係する神経と同じ経路を通るため，麻痺などの運動障害が起こると，感覚障害も同時に起こることが多くなります．
- **視床から大脳一次感覚野**に至る感覚路に病変があれば，反対側顔面・体幹・四肢の感覚障害をきたします．**脳幹部**が障害された場合は，病変と同側の顔面と，反対側四肢体幹の温痛覚障害という特異な症状が現れます．

表1　Japan Coma Scale（ジャパン・コーマ・スケール，JCS）

Ⅰ　刺激しないでも覚醒している状態
1　意識清明とはいえない
2　見当識障害がある
3　自分の名前，生年月日がいえない
Ⅱ　刺激すると覚醒する状態
10　普通の呼びかけで容易に開眼する
20　大きな声または体を揺さぶることにより開眼する
30　痛み刺激を与えつつ，呼びかけを繰り返すと何とか開眼する
Ⅲ　痛み刺激を与えても覚醒しない
100　痛み刺激を与えると，払いのけるような動作をする
200　痛み刺激で少し手足を動かしたり，顔をしかめる
300　痛み刺激に全く反応しない

3　疾患別フィジカルアセスメント

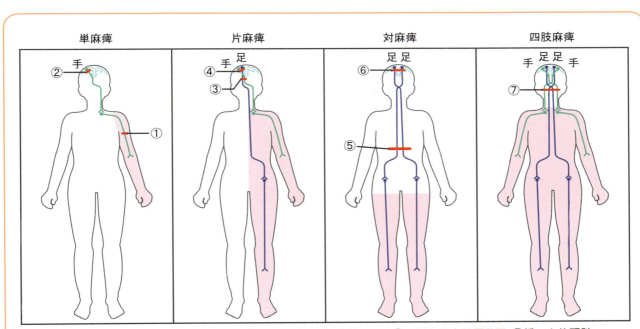

①末梢神経，②大脳皮質運動野，③内包後脚，④放線冠，⑤脊髄（胸髄以下），⑥両側大脳皮質運動野，⑦橋〜上位頸髄

図1　障害部位と運動麻痺のパターン

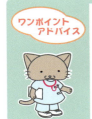

ワンポイントアドバイス
CT・MRIでは脳梗塞か脳出血を鑑別します．重症度評価との相互の所見により，血栓溶解（t-PA）の適応と判断した場合は，4.5時間以内に治療を開始します．また血管内治療として，血栓除去術の施行が盛んに行われています．

参考文献

1）"神経・精神疾患診療マニュアル"日本医師会雑誌第142巻特別号(2), 2013
2）"目で見る神経検査法の実際", 1978
3）日本脳卒中学会"脳卒中治療ガイドライン", 2009
4）"メルクマニュアル第18版日本語版"

フィジカルアセスメント

表2 National Institutes of Health Stroke Scale (NIHSS)

NIHSS　　　　　　　　　　　　　患者名_____　評価日時_____　評価者_____

1a. 意識水準	□0：完全覚醒　□1：簡単な刺激で覚醒 □2：繰り返し刺激，強い刺激で覚醒　□3：完全に無反応
1b. 意識障害－質問 （今月の月名および年齢）	□0：両方正解　□1：片方正解　□2：両方不正解
1c. 意識障害－従命 （開閉眼，「手を握る・開く」）	□0：両方正解　□1：片方正解　□2：両方不可能
2. 最良の注視	□0：正常　□1：部分的注視視野　□2：完全注視麻痺
3. 視野	□0：視野欠損なし　□1：部分的半盲 □2：完全半盲　　　□3：両側性半盲
4. 顔面麻痺	□0：正常　　　　□1：軽度の麻痺 □2：部分的麻痺　□3：完全麻痺
5. 上肢の運動（右） ※仰臥位のときは45度右上肢 □9：切断，関節癒合	□0：90度※を10秒保持可能（下垂なし） □1：90度※を保持できるが，10秒以内に下垂 □2：90度※の挙上または保持ができない □3：重力に抗して動かない □4：全く動きがみられない
上肢の運動（左） ※仰臥位のときは45度左上肢 □9：切断，関節癒合	□0：90度※を10秒間保持可能（下垂なし） □1：90度※を保持できるが，10秒以内に下垂 □2：90度※の挙上または保持ができない □3：重力に抗して動かない □4：全く動きがみられない
6. 下肢の運動（右） □9：切断，関節癒合	□0：30度を5秒間保持できる（下垂なし） □1：30度を保持できるが，5秒以内に下垂 □2：重力に抗して動きがみられる □3：重力に抗して動かない □4：全く動きがみられない
下肢の運動（左） □9：切断，関節癒合	□0：30度を5秒間保持できる（下垂なし） □1：30度を保持できるが，5秒以内に下垂 □2：重力に抗して動きがみられる □3：重力に抗して動かない □4：全く動きがみられない
7. 運動失調 □9：切断，関節癒合	□0：なし　□1：1肢　□2：2肢
8. 感覚	□0：障害なし　□1：軽度から中等度　□2：重度から完全
9. 最良の言語	□0：失語なし　　□1：軽度から中等度 □2：重度の失語　□3：無言，全失語
10. 構音障害 □9：挿管または身体的障壁	□0：正常　□1：軽度から中等度　□2：重度
11. 消去現象と注意障害	□0：異常なし □1：視覚，触覚，聴覚，視空間，または自己身体に対する不注意，あるいは1つの感覚様式で2点同時刺激に対する消去現象 □2：重度の半側不注意あるいは2つ以上の感覚様式に対する半側不注意

Q97 大腸がんのフィジカルアセスメントの進め方は？

早期がんではほとんど症状はありません．進行がんではがんの局在部位によって症状に差があることを理解してください．右側では内腔が広く腸内容も液状のため閉塞しにくく，貧血や腫瘤などがおもな症状です．これに対して左側大腸がんでは内腔が狭く便は半固形状のため，下血や血便，便秘，下痢，便柱狭小などが主症状です．進行すれば，どちらも腹痛，腸閉塞，穿孔などをひき起こします（図1）．

エビデンスレベルⅠ

回答者 月川　賢

1 身体診察

- 医療面接では，排便の状態，便の性状を聴くことが重要です．さらに，腸閉塞を起こしていないかどうか，間欠的腹痛，嘔気・嘔吐，腹満感についても聴取することが必要です．穿孔した場合，敗血症性ショックに陥りやすく，迅速な診断と緊急手術が必要です．
- 腸閉塞や穿孔，膿瘍形成などが大腸がんにおける救急，急変時の状態と考えられます．このような状態では緊急の対応が必要となるため迅速な判断が要求されます．
- バイタルサインのチェック，発熱，腹痛の部位，腹部膨満の状態，嘔吐の状態，排便の状態を把握します．完全閉塞しているときは，腹部の聴診で金属音（metalic sound）が聴取されます．
- 腸閉塞を起こしている場合，出現する症状（間欠的腹痛，腹部膨満，便秘）は同じでも，右側（盲腸から横行結腸）と左側（下行結腸から直腸）で対応が変わります．右側の場合（とくに回盲弁近傍のがん）では，口側の小腸の拡張が著明なため経鼻的にイレウス管を挿入して腸管の減圧を図ります．これに対して左側大腸がんでは，口側の大腸の拡張を改善するために経肛門的にイレウス管を挿入・留置したり，内視鏡下あるいは透視下でステントを挿入して病変部の拡張を行い，イレウス状態の改善を図ります．これらの処置が成功しなかった場合，緊急手術になります．経鼻的にイレウス管を挿入した場合，その排出量に注意して脱水にならないよう充分な補液が必要です．経肛門的に挿入した場合は，管が詰まらないように毎日洗浄します．排液がゼロになったら管の閉塞を疑いフラッシュしてみることも大切です．また自然抜去しないよう位置の確認が重要で，定期的にX線撮影が必要です．ステント留置の最大の利点は経口摂取を続けられることです．まれに脱落してしまうことがあるので経日的にX線写真で位置を確認することは重要です．また，ステントによる壁の圧迫壊死で穿孔をきたすことがあります．毎日腹部所見を観察して，変化を見逃さないようにしてください．
- 腸管の拡張が取れる2週間前後に手術します．
- 穿孔した場合，汎発性腹膜炎から容易に敗血症性ショックをひき起こし，重篤な状態になりますので緊急手術が必要となります．発熱と激しい腹痛を訴えるときは，救急処置ができるよう準備します．
- 大きな腫瘍になると腫瘍壊死が起こり，壁内外に膿瘍や瘻孔を形成することがあります．発熱と発生部位に限局性の有痛性腫瘤を認め，腹膜刺激症状があります．この場合，まず抗生剤の投与など，保存的治療を行いますが，不成功の場合，緊急手術でその口側腸管に人工肛門を造設して腸内容が流入するのを防いだり，経皮的に穿刺ドレナージを行います．

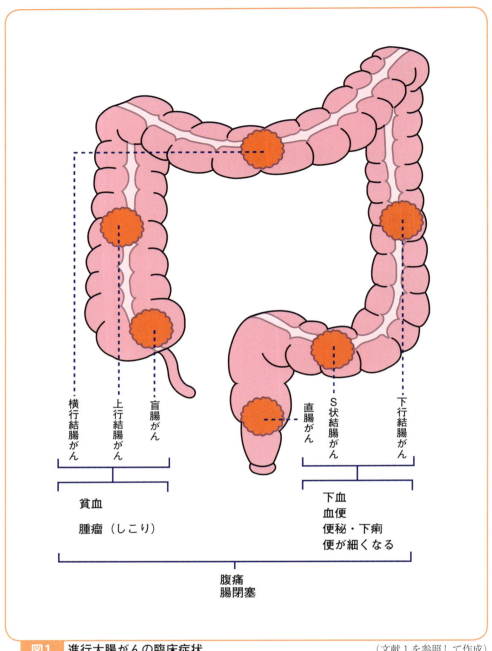

図1　進行大腸がんの臨床症状　　　　　　　　　　（文献1を参照して作成）

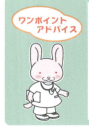

ワンポイントアドバイス　腸管の完全閉塞で腸閉塞をきたしている場合，破裂の危険があるので浣腸や腸管洗浄薬，腸管蠕動促進剤の投与は禁忌です．絶飲食，点滴治療が必要です．状態によって経鼻的，経肛門的に腸管の減圧を図ります．

参考文献

1）大腸癌研究会：大腸癌治療ガイドラインの解説，金原出版社，p15, 2009

3章 疾患別フィジカルアセスメント

Q98 糖尿病のフィジカルアセスメントの進め方は？

A 放置すると急激に意識障害を呈する血糖異常による合併症の鑑別が最も重要です．まず血糖測定により，高血糖か低血糖かどうかを鑑別します．そのほかに，感染症などの急性合併症や慢性合併症の急速な悪化も鑑別する必要があります．

エビデンスレベル I

回答者 大重聡彦

1 糖尿病の急性合併症とその特徴を教えてください

● おもに高血糖によるものと低血糖に分けられます．高血糖によるものには，**糖尿病ケトアシドーシス**（diabetic ketoacidosis：DKA）と**高浸透圧高血糖症候群**（hyperosmolar hyperglycemic syndrome：HHS）があります．DKA は高血糖，ケトーシス，代謝性アシドーシスを呈し，インスリンが絶対的欠乏状態となった1型糖尿病では，とくに注意が必要です．HHS は，おもに高齢の2型糖尿病患者で，感染症や手術，ステロイドなどの薬剤，高カロリー輸液などを契機に，高血糖と高度脱水による高浸透圧血症を呈します（**表1**）．**低血糖**は一般的に，血糖値が60mg/dL以下になるとさまざまな自律神経刺激症状が出現し，30mg/dL以下になると，けいれんや昏睡などを呈します（**表2**）．

2 まず，何からみるべきでしょうか？

● まず，簡易血糖測定器を用いた血糖値の確認が必要です．高血糖の場合，口腔粘膜の乾燥，血圧低下などの脱水所見が重要な所見ですが，嘔吐，腹痛などの消化器症状が先行するケースもあります．また，DKA では呼気のアセトン臭（甘酸っぱいにおい）や Kussmaul 大呼吸（大きく深い呼吸）も特徴的な所見です．同時に尿・血液検査を施行し，DKA と HHS を鑑別します．低血糖の場合は症状がさまざまで，精神疾患や脳血管障害などと誤診される場合も多く，インスリンや経口糖尿病薬（スルホニル尿素薬：SU薬）で治療中の糖尿病患者では，最初に低血糖を疑うことが重要です．頻回に低血糖を起こしていると，低血糖の症状が出にくい「無自覚性低血糖」もよくみられます．低血糖の場合は速やかにブドウ糖を投与しますが，長時間作用型インスリン（中間型や持効型）やSU薬は血糖低下作用が長時間持続するため，一旦症状が改善しても，再び低血糖をきたす可能性があることにも注意が必要です．

3 他に見逃してはいけない病態は？

● 見逃してはいけない糖尿病に，**劇症1型糖尿病**があります．約70％の症例で上気道炎症状（咽頭痛，発熱）が先行し，約1週間で急激に1型糖尿病を発症します．口渇，悪心・嘔吐，腹痛や強い全身倦怠感を伴いますが，「感冒」と診断されて高血糖状態が見過ごされるケースも多く，短期間で昏睡状態に陥り，ときには死に至る場合もあります．倦怠感や口渇を訴えている場合は，至急尿検査で尿糖，ケトン体を確認しましょう．また，近年問題になることも多いのが，**乳酸アシドーシス**（lactic acidosis：LA）です．消化器症状を初発症状として，全身倦怠感や筋肉痛の後に意識障害が急激に進行します．組織の低酸素，循環不全時の乳酸蓄積でアシドーシスをきたし，死亡率は約50％と高率です．糖尿病患者では，とくにビグアナイド薬との関連が重要で，本邦での症例には**表3**に示した特徴があります．しかし，LA の発現には，投与量や投与期間に一定の傾向は認められず，低用量の症例や若年者，投与開始直後，数年後に発現した症例の報告もあり，**表3**に示した症例以外にも注意が必要です．

表1　糖尿病ケトアシドーシス（DKA）と高浸透圧高血糖症候群（HHS）の鑑別

	DKA	HHS
糖尿病タイプ	1型糖尿病	2型糖尿病
発症年令	若年が多い	高齢が多い
誘因	インスリン注射の中止，感染，清涼飲料水の多飲，など	薬剤（ステロイド，免疫抑制剤など），高カロリー輸液，脱水，急性感染症，など
前駆症状	激しい口渇，多飲，多尿，体重減少，倦怠感，消化器症状	特異的なものなし
身体所見	脱水，アセトン臭，Kussmaul大呼吸，神経学的所見に乏しい	著明な脱水，アセトン臭なし，けいれん・振戦等の神経学的所見
臨床的特徴	急性発症，インスリン著明欠乏	徐々に進行
検査所見 　ケトン体 　血糖値 　血液pH 　血清Na 　血漿浸透圧 　BUN	尿ケトン陽性〜強陽性 血清ケトン≧3mM ＞250mg/dL ＜7.3 正常〜軽度低下 ＜330mOsm/L 上昇	尿ケトン陰性〜弱陽性 血清ケトン＜2mM ＞600mg/dL 7.3〜7.4 ＞150mEq/L ≧335mOsm/L 著明に上昇

表2　低血糖症状

血糖	60mg/dL	副交感神経症状→空腹感，欠伸，悪心，めまい
	50mg/dL	高次脳機能障害→無気力，倦怠感，欠伸，会話停滞
	40mg/dL	交感神経症状→発汗，動悸（頻脈），震え，上腹部痛
	30mg/dL	意識障害→意識消失，異常行動，不適切言動
	20mg/dL	昏睡状態→けいれん，昏睡

（文献2を参照して作成）

表3　ビグアナイド薬の投与患者における乳酸アシドーシスの症例に多く認められた特徴

1）腎機能障害患者（透析患者を含む）
2）脱水，シックデイ，過度のアルコール摂取など，患者への注意・指導が必要な状態
3）心血管・肺機能障害，手術前後，肝機能障害などの患者
4）高齢者

（文献4より引用）

ワンポイントアドバイス
まずは血糖値の異常を鑑別することが重要ですが，さまざまな合併症を起こし得るので，全身の所見をよく観察することが大切です．

参考文献
1）日本糖尿病学会 編："糖尿病専門医研修ガイドブック 改訂第6版"診断と治療社，pp260-269，2014
2）田中 逸 編：ガイドライン/ガイダンス 糖尿病 第2版，日本医事新報社，pp76-79，2010
3）日本糖尿病学会 編："糖尿病治療ガイド2014-2015"文光堂，pp73-75，2014
4）ビグアナイド薬の適正使用に関する委員会：ビグアナイド薬の適正使用に関するRecommendation 第2版

索 引

あ
喘ぎ呼吸 … 144
アセスメントツール … 210
圧窩 … 90
アナフィラキシーショック … 90, 199

い
意識障害 … 29, 47, 61, 234
異嗅症 … 55
痛みの尺度 … 73
飲酒歴 … 227

う
運動失調 … 234
運動麻痺 … 234

お
嘔気 … 117
黄疸 … 228
嘔吐 … 117
温痛覚障害 … 234

か
下位運動ニューロン … 25
外頸静脈怒張 … 14
咳嗽 … 139
喀痰 … 139
下肢バレー徴候 … 32
肩への関連痛 … 77
喀血 … 142
カリウム … 92
感音難聴 … 159
眼科救急 … 186

感覚障害 … 234
感覚路 … 234
肝硬変 … 228
肝性脳症 … 229
関節 … 75
関節リウマチ … 75
関連痛 … 77

き
客観的データ栄養評価法 … 168
嗅覚幻覚 … 55
嗅覚錯誤症 … 55
急性腎傷害 … 172
急性閉塞性化膿性胆管炎 … 228
キューゼルバッハ部位 … 157
胸痛 … 67
局所性 … 90
緊急度 … 61
筋トーヌス … 52

く
苦悶様顔貌 … 180
グルクロン酸抱合 … 108
クロール … 92

け
下血 … 124
血液浄化療法 … 225
血管透過性の亢進 … 90
血管内膠質浸透圧の低下 … 90
言語障害 … 37
倦怠感 … 127
原発性の不眠 … 162

こ
構音 … 37
構音障害 … 234
高カリウム血症 … 224
交感神経 … 106
口腔乾燥症 … 122
高浸透圧高血糖症候群 … 239
高張性脱水 … 92
行動の異常 … 182
行動療法 … 178
後方臓器のうっ血症状 … 217
コーヒー残渣様 … 120
呼吸器 … 11
呼吸困難 … 131
国外渡航歴 … 227

さ
左右差（瞳孔不同）… 61
残尿感 … 175

し
自覚的耳鳴 … 155
ジギタリス … 100
四肢疼痛 … 73
姿勢 … 52
姿勢異常 … 52
失語 … 234
失行 … 49
失神 … 47
失認 … 49
紫斑 … 199, 205
視野障害 … 234
重症度 … 61

241

修正版Borgスケール	131
重点的アセスメント	180
羞明感	166
主観的な情報	115
主観的包括的栄養評価法	168
出血傾向	205
循環血液量	14
上位運動ニューロン	25
上行感染	175
小脳性運動失調	35
静脈圧の上昇	90
初期アセスメント	180
食欲不振	113
食歴	227
徐呼吸	144
ショック指数	124
ショック徴候の5Ps	67
除脳姿勢	52
除皮質姿勢	52
徐脈	100
視力障害	186
視力低下	166
心因性呼吸困難	131
心筋梗塞	219
腎後性	224
腎性	224
振戦	163
腎前性	224
心拍出量	14, 217

す

睡眠時無呼吸症候群（SAS）	137, 161
睡眠障害	161
スキンケア	203
スクリーニング	210

せ

生理的呼吸困難	131
咳	139
前駆症状	40
全身性	90
前庭性	35
喘鳴	134
せん妄	43
全盲	234

そ

続発性の不眠	162
組織傷害	151
その他のめまい	152

た

タール便	120
対光反射	61
第5指徴候	32
体重減少	113, 129
体重増加	129
代償機転	180
他覚的耳鳴	155
多尿・頻尿	172
痰	139

ち

致死的疾患	219
着衣失行	49
中枢性めまい	152
陳述記憶	43

て

低血糖	106, 182, 239
低張性脱水	92
伝音難聴	159
てんかん	40
点状出血斑	205
転落対応マニュアル	190

と

瞳孔	61
凍傷	150
凍傷の部位	150
等張性脱水	93
糖尿病ケトアシドーシス	239
吐血	142
徒手筋力テストMMT	32
ドライアイ dry eye（角膜乾燥症）	197

な

ナトリウム	92

に

二次的運動失調	35
尿失禁	61
尿失禁質問票	177
尿毒症状	225
認知症	43, 182

は

パーキンソン病	45
排尿記録	177
排尿終末時痛	175
排尿痛	175
背部痛	71
跛行	45
発汗	106
鼻マスク式持続陽圧呼吸（CPAP）	137
バレー徴候	32
半盲	234

ひ

- ビア樽状胸 ……………………… 222
- 鼻炎 ……………………………… 193
- 膝関節痛 ………………………… 75
- 鼻出血 …………………………… 157
- 非心因性呼吸困難 ……………… 131
- 非陳述記憶 ……………………… 43
- 皮膚緊張度 ……………………… 92
- 皮膚掻痒症 ……………………… 203
- ビリルビン ……………………… 108

ふ

- 風味障害 ………………………… 55
- 複視 ……………………………… 166
- 腹水 ……………………………… 229
- 腹部膨満 ………………………… 110
- 不随意運動 ………………… 25, 163
- 不整脈 …………………………… 47
- 震え ……………………………… 163

へ

- 平衡バランス …………………… 92
- 閉塞性動脈硬化症（ASO） …… 45
- 変形性膝関節症 ………………… 75
- 便秘 ……………………………… 115

ほ

- 乏尿・無尿 ……………………… 172

ま

- 末梢血管抵抗 …………………… 14
- 末梢性めまい …………………… 152
- 末梢冷感 ………………………… 84
- 麻痺 ……………………………… 61
- 麻痺のタイプ …………………… 25

慢性腎臓病
（chronic kidney disease, CKD）
……………………………………… 224

め

- 眼 ………………………………… 186
- 迷走神経反射 …………………… 100
- めまい …………………………… 100

も

- 問診 ……………………………… 77
- 問診のポイント ………………… 29
- 門脈圧亢進症 …………………… 229

よ

- 腰痛 ……………………………… 71

り

- リンパ管閉塞 …………………… 90

る

- 涙液蒸発の亢進 ………………… 197
- 涙液分泌過多 …………………… 195
- 涙液分泌減少 …………………… 197
- 涙器 ……………………………… 195
- 涙道の閉塞 ……………………… 195

B

- Borgスケール ………………… 131

C

- Ca拮抗薬 ……………………… 100
- Cheyne-stokes呼吸 …………… 144
- COPD …………………………… 222

- CRT ……………………………… 84

F

- Forrester 分類 ………………… 218

H

- Hoover徴候 …………………… 32

I

- I：E比 …………………………… 146

J

- JCS ……………………………… 234

M

- Mingazzini徴候 ……………… 32

N

- NIHSS …………………………… 234
- Nohria-Stevenson 分類 ……… 218

O

- OPQRST ………………………… 14

S

- ST上昇 ………………………… 219
- stridor ………………………… 134
- Swan-Ganz カテーテル ……… 218

W

- wheeze ………………………… 134

記号

- β遮断薬 ……………………… 100

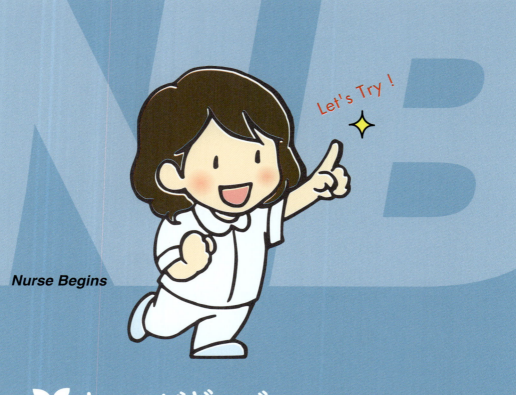

さあ、看護を始めよう

Let's Try !

Nurse Begins

🌱 ナースビギンズ

急変対応力10倍アップ！

臨床実践 フィジカルアセスメント

編集　佐藤憲明
B5判・182頁　2012.5.　ISBN978-4-524-26472-8
定価（本体2,400円＋税）

看護基礎教育で学ぶ ヘルス・フィジカルアセスメント は
なぜ臨床現場で生かしにくいのか？

🌱 ナースビギンズシリーズ

看るべきところがよくわかる **ドレーン管理**	初めての人が達人になれる **使いこなし人工呼吸器**	正しく・うまく・安全に **気管吸引・排痰法**	
B5判・174頁　2014.4. 定価（本体2,300円＋税）	B5判・158頁　2012.6. 定価（本体2,300円＋税）	B5判・126頁　2012.4. 定価（本体2,100円＋税）	

 南江堂　〒113-8410　東京都文京区本郷三丁目 42-6　（営業）TEL 03-3811-7239　FAX 03-3811-7230

Gakkenの好評関連書

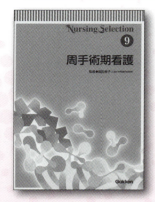

Nursing Selection ❾
周手術期看護

監修　森田孝子（横浜創英大学看護学部教授）
- B5判
- 536ページ
- ISBN：978-4-05-152155-4
- 定価：本体3,600円（税別）

周手術期看護の基本／周手術期看護に必要な基礎知識／他の問題を抱えている患者の手術とケア／術式別看護の展開／外科的治療の進歩と看護の対応／周手術期の看護記録と標準看護計画

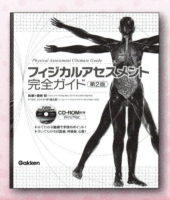

フィジカルアセスメント完全ガイド 第2版
CD-ROMつき

著　藤崎郁（長崎大学大学院医歯薬総合研究科統合看護学講座教授）
- AB判
- 208ページ
- ISBN：978-4-7809-1063-6
- 価格：本体3,800円（税別）

系統別の解剖生理とその診察の手技，重要な症状・徴候をリンクさせた統合学習ができ，CD-ROMで120もの動画や心音・呼吸音を確認できる

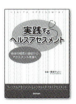

実践するヘルスアセスメント
身体の構造と機能からアセスメントを導く

監修：鎌倉やよい

- 定価：本体2,600円（税別）
- ISBN：978-4-7809-1055-1

「なぜ？」が根拠からわかる！
看護技術・ケア・アセスメント Q&A

監修：道又元裕
編集：尾野敏明

- 定価：本体1,800円（税別）
- ISBN：978-4-7809-1155-8

異変発生！
ナースならできておくべき
すぐ，やる技術
カード付き

監修：三上剛人

- 定価：本体2,500円（税別）
- ISBN：978-4-7809-1157-2

フィジカルアセスメント mini note

監修：小西敏郎

- 定価：本体1,200円（税別）
- ISBN：978-4-7809-1130-5

症状別
フィジカルアセスメントカードⅠ
呼吸・循環・消化器編

監修：小西敏郎

- 定価：本体1,400円（税別）
- ISBN：978-4-7809-1048-3

症状別
フィジカルアセスメントカードⅡ
脳・神経編

監修：小西敏郎

- 定価：本体1,400円（税別）
- ISBN：978-4-7809-1053-7

※2014年11月時点での情報です。品切れの節はご容赦ください。

学研メディカル秀潤社　〒141-8414 東京都品川区西五反田2-11-8
TEL: 03-6431-1234（営業部）　FAX: 03-6431-1790　URL: http://gakken-mesh.jp/

バックナンバー リスト

■AB判　■2色刷り（*4色刷り）

①	これだけは知っておきたい周手術期ケアQ&A	編集：天羽敬祐，岡元和文	144 頁	定価(本体 1,600 円＋税)
②	ひと目でわかる糖尿病ケアQ&A	編集：吉岡成人，久保田睦子	136 頁	定価(本体 1,800 円＋税)
④	救急ケアQ&A —初期対応の基本知識とポイント—	編集：松月みどり　他	128 頁	定価(本体 1,900 円＋税)
⑤	患者さんとあなたを守るための院内感染対策Q&A	編集：高野八百子，坂本史衣	128 頁	定価(本体 1,900 円＋税)
⑨	全科に必要な精神的ケアQ&A —これでトラブル解決！—	編集：上島国利，平島奈津子	256 頁	定価(本体 3,800 円＋税)
⑫	徹底ガイド排尿ケアQ&A 全科に必要な知識のすべて！	編集：後藤百万，渡邉順子	232 頁	定価(本体 3,800 円＋税)
⑬	院内急変と緊急ケアQ&A —このケースに，この対応！—	編集：岡元和文，森田孝子	232 頁	定価(本体 3,800 円＋税)
⑭	徹底ガイド排便ケアQ&A	編集：前田耕太郎	240 頁	定価(本体 3,800 円＋税)
⑮	これだけは知っておきたいモニタリングQ&A	編集：天羽敬祐，川村隆枝	208 頁	定価(本体 3,800 円＋税)
⑰	輸液管理とケアQ&A —こんなとき，どうしたらよいの？—	編集：岡元和文	272 頁	定価(本体 3,800 円＋税)
⑲	徹底ガイド肺がんケアQ&A	監修：加藤治文	252 頁	定価(本体 3,800 円＋税)
⑳	全科に必要な栄養管理Q&A —初歩的な知識からNSTの実際まで—〈改訂版〉	編集：東口髙志	248 頁	定価(本体 3,800 円＋税)
㉑	そこが知りたい糖尿病ケアQ&A —臨床現場からの質問に答えます—	編集：貴田岡正史，和田幹子	224 頁	定価(本体 3,800 円＋税)
㉒	モニター心電図Q&A —読み方と緊急ケアのすべて—	編集：今村　浩，岡元和文	248 頁	定価(本体 3,800 円＋税)
㉓	消化器外来で必要な検査・処置・治療Q&A	監修：炭山嘉伸，西崎　統	240 頁	定価(本体 3,800 円＋税)
㉔	これだけは知っておきたい周産期ケアQ&A	編集：太田博明，米山万里枝	208 頁	定価(本体 3,000 円＋税)
㉖	糖尿病療養指導に役立つ糖尿病と患者ケアQ&A	編集：真山　享，西崎　統	216 頁	定価(本体 3,200 円＋税)
㉗	認定看護師に学ぶ救急看護の手技Q&A	編集：森田孝子，岡元和文	280 頁	定価(本体 3,800 円＋税)
㉘	ガイドラインに基づく乳がんケアQ&A —チーム医療のために—	編集：中村清吾，金井久子	184 頁	定価(本体 3,200 円＋税)
㉛	これだけは知っておきたい脳神経外科ナーシングQ&A	編集：森田明夫	216 頁	定価(本体 3,500 円＋税)
㉜	一般病棟でできる緩和ケアQ&A〈改訂版〉	編集：堀　夏樹，小澤桂子	240 頁	定価(本体 3,800 円＋税)
㉝	これだけは知っておきたい手術室ナーシングQ&A〈第2版〉	編集：天羽敬祐，川村隆枝	224 頁	定価(本体 3,800 円＋税)
㉞	事例に学ぶ緊急時の初期対応Q&A —何を見る？ 何を考える？—	編集：川原千香子　他	244 頁	定価(本体 3,200 円＋税)
㉟	人工呼吸器とケアQ&A —基本用語からトラブル対策まで—〈第2版〉	編集：岡元和文	296 頁	定価(本体 3,200 円＋税)
㊱	そこが知りたい！がん化学療法とケアQ&A —臨床現場からの100の質問に答えます—	監修：佐々木常雄，岡元るみ子	240 頁	定価(本体 3,800 円＋税)
㊲	徹底ガイド 胃ろう(PEG)管理Q&A	編集：東口髙志	248 頁	定価(本体 3,800 円＋税)
㊳	ケアに役立つ！ 呼吸器疾患ナーシング	編集：山口哲生，山田嘉仁	240 頁	定価(本体 3,800 円＋税)
㊴	これだけは知っておきたい 小児ケアQ&A〈第2版〉	編集：五十嵐　隆	256 頁	定価(本体 3,800 円＋税)
㊵	全科に必要な 重症患者ケアQ&A〈第2版〉「全科に必要なクリティカルケアQ&A」改題	編集：岡元和文	272 頁	定価(本体 3,800 円＋税)
㊶	パーフェクトガイド 呼吸管理とケア —病態生理から学ぶ臨床のすべて—	編集：岡元和文，柳下芳寛	352 頁	定価(本体 3,800 円＋税)
㊷	徹底ガイドがん化学療法とケアQ&A〈第2版〉	編集：石岡千加史，上原厚子	216 頁	定価(本体 3,500 円＋税)
㊸	これだけは知っておきたい透析ナーシングQ&A〈第2版〉	編集：富野康日己	220 頁	定価(本体 3,400 円＋税)
㊹	そこが知りたい透析ケアQ&A —透析現場からの質問116—〈第2版〉*	編集：田部井　薫	232 頁	定価(本体 3,800 円＋税)
㊺	ナースの疑問に答えます！入院中のリハビリテーション —これだけは知っておきたいベッドサイドの知識と技術—*	編集：稲川利光	248 頁	定価(本体 3,200 円＋税)
㊻	ここまで知っておきたい くすりとナーシングQ&A〈第2版〉*	編集：西崎　統	286 頁	定価(本体 3,500 円＋税)
㊼	All in One! 脳卒中看護とリハビリテーション—急性期から在宅医療までのケアのすべて—*	監修：塩川芳昭	242 頁	定価(本体 3,400 円＋税)
㊽	徹底ガイド 口腔ケアQ&A —すべての医療従事者・介護者のために—〈第2版〉*	編集：吉田和市	200 頁	定価(本体 3,200 円＋税)
㊾	徹底ガイド 術後ケアQ&A〈第2版〉*	編集：岡元和文	288 頁	定価(本体 3,600 円＋税)
㊿	そこが知りたい！がん化学療法とケアQ&A —臨床現場からの100の質問に答えます—〈第2版〉*	監修：佐々木常雄，岡元るみ子	244 頁	定価(本体 3,400 円＋税)
(51)	これだけは知っておきたい循環器ナーシングQ&A*	編集：宇都宮明美	216 頁	定価(本体 3,200 円＋税)
(52)	これだけは知っておきたい脳神経外科ナーシングQ&A〈第2版〉*	編集：森田孝子	242 頁	定価(本体 3,400 円＋税)
別冊	徹底ガイド手術看護外回りQ&A	編集：菊地京子　他	302 頁	定価(本体 3,800 円＋税)

ナーシングケアQ&A 第53号

2015年 2月 23日発行　第1版 第1刷

救急・急変に役立つ
フィジカルアセスメント

編集：森田 孝子

ISBN 978-4-88378-453-0

発行者　渡辺 嘉之

発行所　株式会社 総合医学社

〒101-0061
東京都千代田区三崎町1-1-4
TEL 03-3219-2920
FAX 03-3219-0410
E-mail：sogo@sogo-igaku.co.jp
URL：http://www.sogo-igaku.co.jp
振替 00130-0-409319

組　版　ネクスト株式会社

印　刷　中央精版印刷株式会社

・本書の複製権・上映権・譲渡権・公衆送信権（送信可能化権を含む）は株式会社総合医学社が保有します.

・JCOPY ＜(社)出版者著作権管理機構 委託出版物＞

本書の無断複写は著作権法上での例外を除き禁じられています. 複写される場合は，そのつど事前に，(社)出版者著作権管理機構(電話 03-3513-6969, FAX 03-3513-6979, e-mail：info@jcopy.or.jp) の許諾を得てください.